DIE ARABISCHEN AUGENÄRZTE

NACH DEN QUELLEN BEARBEITET

VON

J. HIRSCHBERG
J. LIPPERT UND E. MITTWOCH

ZWEITER THEIL

MIT ZAHLREICHEN FIGUREN

LEIPZIG
VERLAG VON VEIT & COMP.
1905

ʿAMMĀR B. ʿALĪ AL-MAUSILĪ

DAS BUCH DER AUSWAHL VON DEN AUGENKRANKHEITEN

ḪALĪFA AL-ḤALABI

DAS BUCH VOM GENÜGENDEN IN DER AUGENHEILKUNDE

ṢALĀḤ AD-DĪN

LICHT DER AUGEN

AUS ARABISCHEN HANDSCHRIFTEN

ÜBERSETZT UND ERLÄUTERT

VON

J. HIRSCHBERG
J. LIPPERT UND E. MITTWOCH

LEIPZIG
VERLAG VON VEIT & COMP.
1905

Druck von Metzger & Wittig in Leipzig.

DEN HERREN

H. DIELS UND ED. SACHAU

ZUGEEIGNET

VON DEN HERAUSGEBERN

Inhalt.

ʿAmmār b. ʿAlī al-Mauṣilī's Buch der Auswahl von den Augenkrankheiten.

Seite

Einleitung 3

Vorrede 25
Kap. 1. Was ist das Auge? 28
Kap. 2. Beschaffenheit des Auges 28
Kap. 3. Vorzug des Auges 28
Kap. 4. Nutzen des Auges 29
Kap. 5. Zusammensetzung des Auges 29
Kap. 6. Von der Glas-Feuchtigkeit 30
Kap. 7. Von der Krystall-Feuchtigkeit 30
Kap. 8. Von der Eiweiss-Feuchtigkeit 30
Kap. 9. Von der Traubenhaut 31
Kap. 10. Von der Hornhaut 31
Kap. 11. Von der Bindehaut 31
Kap. 12. Beschaffenheit der Krystall-Feuchtigkeit 32
Kap. 13. Vom Sehgeist 32
Kap. 14. Der Ursprung der Sehnerven 33
Kap. 15. Die Bewegungs-Muskeln 33
Kap. 16. Nutzen der Häute und der Flüssigkeiten 35
Kap. 17. Die Aderhaut 35
Kap. 18. Die Spinngewebshaut 35
Kap. 19. Die Traubenhaut 35
Kap. 20. Die Hornhaut 36
Kap. 21. Die Bindehaut 36
Kap. 22. Nutzen der Feuchtigkeiten (der krystall-, der glas-artigen) 36
Kap. 23. Nutzen der eiweiss-artigen 36
Kap. 24. Ursprung der Häute 36
Kap. 25. Das Freiwerden des seelischen Geistes 36
Kap. 26. Ursprung der Bewegungs-Nerven 37

Seite

Kap. 27. Der Nutzen der Augenlider 37
Kap. 28. Nutzen der Wimpern 37
Kap. 29. Die Natur des Auges 38
Kap. 30. Farben des Auges 38
Kap. 31. Von den Stadien der Krankheit 38
Kap. 32. Erstens vom Anfang 39
Kap. 33. Zweitens vom Ansteigen 39
Kap. 34. Drittens von der Höhe 39
Kap. 35. Viertens vom Abfall 39
Kap. 36. Von der Heilung der verschiedenen Stadien 40
Kap. 37. Krankheiten der Augenlider 40
Kap. 38 u. 39. Von der Krätze (Trachoma) 40
Kap. 40. Das Hagelkorn 45
Kap. 41. Die Behandlung 45
Kap. 42. Die Steinbildung 47
Kap. 43. Die Behandlung der Steinbildung 48
Kap. 44. Die Verwachsung 48
Kap. 45. Die Behandlung der Verwachsung 49
Kap. 46. Die Blase 50
Kap. 47. Die Behandlung der Blase 50
Kap. 48. Die Entzündung des Lidrands 52
Kap. 49. Die Behandlung der Lidrand-Entzündung 52
Kap. 50. Die Lid-Verkürzung 54
Kap. 51. Behandlung 54
Kap. 52. Von Läusen 57
Kap. 53. Die Behandlung 57
Kap. 54. Der Wimper-Ausfall 58
Kap. 55. Die Behandlung 58
Kap. 56. Das überschüssige Haar 60
Kap. 57. Die Heilung 60
Kap. 58. Das eingestülpte Haar 63
Kap. 59. Seine Behandlung 64
Kap. 60. Das Gerstenkorn 64
Kap. 61. Die Behandlung 65
Kap. 62. Ueber Grind (Lidrand-Abschuppung) 65
Kap. 63. Behandlung 66
Kap. 64. Die Thränengeschwulst 67
Kap. 65. Behandlung 67
Kap. 66. Die Karunkel-Geschwulst 70
Kap. 67. ⟨Behandlung⟩ 70
Kap. 68. Das Thränen 71
Kap. 69. Behandlung 72
Kap. 70. Die Krankheiten der Bindehaut 73
Kap. 71. Das Fell (sabal) 73
Kap. 72. Die Behandlung 74

		Seite
Kap. 73.	Das Flügelfell	78
Kap. 74.	Behandlung des Flügelfells	79
Kap. 75.	Der Blutfleck	80
Kap. 76.	Die Behandlung	80
Kap. 77.	Die Anschwellung (Aufblähung)	81
Kap. 78.	Die Behandlung	82
Kap. 79.	Die Härte	84
Kap. 80.	Behandlung	84
Kap. 81.	Das Jucken	85
Kap. 82.	Die Behandlung	85
Kap. 83.	Die Phlyktaene (das Bläschen)	86
Kap. 84.	Behandlung	86
Kap. 85 u. 86.	Die Augen-Entzündung und ihre Behandlung	87
Kap. 87.	Die Krankheiten der Hornhaut	98
Kap. 88.	Die Pusteln und die Geschwüre	98
Kap. 89.	Die Geschwüre <der Hornhaut>	99
Kap. 90.	Behandlung	100
Kap. 91.	Von der Narbe und dem Fleck	102
Kap. 92.	<Behandlung>	102
Kap. 93.	Die Abschilferung der Hornhaut und Aehnliches und die Excoriation	104
Kap. 94.	Der Krebs	104
Kap. 95.	<Behandlung>	104
Kap. 96.	Die Farben-Veränderung der Hornhaut	104
Kap. 97.	Die Behandlung	105
Kap. 98 u. 99.	Der verborgene Eiter (Hypopyon)	105
Kap. 100.	Die Krankheiten der Traubenhaut	107
Kap. 101.	Vom Vorfall	108
Kap. 102.	Behandlung	108
Kap. 103.	Der Nagelkopf	109
Kap. 104.	Der Ameisenkopf	110
Kap. 105.	Der Hornhaut-Durchbruch	111
Kap. 106.	Die Krankheiten des Loches der Traubenhaut	111
Kap. 107.	Der Star	112
Kap. 108.	Art und Ausführung der Operation	118
Kap. 109.	Die Verengerung	131
Kap. 110.	Behandlung der Verengerung	134
Kap. 111.	Die Erweiterung <der Pupille>	134
Kap. 112.	Die Behandlung	135
Kap. 113.	Die Krümme und die Schiefe des Blicks	136
Kap. 114.	Behandlung	138
Kap. 115.	Erkrankungen der Eiweiss-Feuchtigkeit	139
Kap. 116.	Die Farben-Veränderung	139
Kap. 117.	Verdickung der Eiweiss-Feuchtigkeit	140
Kap. 118.	Verringerung der Eiweiss-Feuchtigkeit	141

		Seite
Kap. 119.	Behandlung	141
Kap. 120.	Die Krankheiten des hohlen Nerven	143
Kap. 121.	Erweiterung, Vertrocknung, Anschwellung	144
Kap. 122.	Verstopfung im Sehnerven	145
Kap. 123.	Behandlung der Erweiterung ⟨im Sehnerven⟩	146
Kap. 124.	Krankheiten des Krystalls	148
Kap. 125.	Die Nachtblindheit	149
Kap. 126.	Die Behandlung	149
Register der Recepte aus ʿAmmārs Auswahl		151

Ḫalīfa's Buch vom Genügenden in der Augenheilkunde.

	Einleitung	155
1.	Einleitung	158
2.	Figur des Gehirns und der Augen	161
3.	Die Instrumente zu Augen-Operationen	164
4.	Die Star-Tabellen	175
5.	Beschreibung der Operation mit der dreikantigen Star-Nadel	177

Ṣalāḥ ad-dīn's Buch „Licht der Augen".

	Einleitung	197
1.	Einleitung	203
2.	Das zweite Buch, die Lehre vom Sehen	206
3.	Buch acht, das fünfte Kapitel, vom Star	235

Abkürzungen.

A.	Arabischer Text, codex Escorialens. Nr. 894, fol. 39 bis 1.
A.$_1$	Arabischer Text, codex Escorialens. Nr. 894, fol. 55^v bis 42^r.
H.	Hebräischer Text, codex Parmens. Nr. 1344.
{}	Sätze oder Worte, die in A. stehen, in H. fehlen.
[]	Sätze oder Worte, die in H. stehen, in A. fehlen.
⟨⟩	Hinzufügungen in unsrer deutschen Uebersetzung.
()	Erläuterung eines übersetzten Wortes oder Begriffs.
K.	Kanon des Ibn Sina, nach unsrem Buche „Die Augenheilkunde des Ibn Sina", Leipzig 1902.
J. S.	Ibn Sina.
A. b. J.	Ali b. Isa, Erinnerungsbuch für Augenärzte, Leipzig 1904.
ʿA.	ʿAmmār.
A. M.	Abu Manṣūr's Pharmakologie, Halle 1893.
J. a. B.	Traité des simples par Ibn al-Baiṭar, Paris 1877—1883.

I

ʿAMMĀR B. ʿALĪ AL-MAUṢILĪ

DAS BUCH
DER AUSWAHL VON DEN AUGENKRANKHEITEN

Einleitung.

Den Inhalt des Werkes, dessen deutsche Uebersetzung wir dem wissenschaftlichen Publikum vorlegen, „der Auswahl von den Augenkrankheiten des ʿAmmār b. ʿAlī aus Mosul", können wir getrost als unbekannt bezeichnen. Wenigstens haben wir keine Nachricht darüber gefunden, dass in den letzten zweihundert Jahren, seitdem man die Geschichte der Heilkunde ernsthaft bearbeitet, abgesehen von den Verfassern der Handschriften-Verzeichnisse, jemals ein europäischer Gelehrter das Werk von Anfang bis zu Ende durchgelesen und darüber Richtiges mitgetheilt habe.

In der arabischen Zeit gehörte der Verfasser Abī'l-Qāsim ʿAmmār b. ʿAlī al-Mauṣilī zu den berühmtesten Aerzten. Er war, wie der Beiname al-Mauṣilī besagt, zu Mosul geboren; machte weite Reisen, auf denen er Augen-Operationen ausführte; lebte als Augenarzt erst im ʿIrāq und ging dann nach Aegypten, woselbst er sein Werk schrieb, und zwar zur Zeit des Sultan Ḥākim, der von 996 bis 1020 u. Z. regiert hat. Somit war ʿAmmār wohl noch ein Zeitgenosse des ʿAlī b. ʿĪsā, dabei der zweite Bekenner des Islam, dem wir unter den arabisch schreibenden Augenärzten begegnen, und, wie gleich hinzugefügt werden muss, der geistreichste, vielleicht der tüchtigste von Allen.

Uṣaibiʿa, der nahezu ein Vierteljahrtausend nach ihm lebte, widmet ihm (II, 89) die folgenden Zeilen: „Er war ein berühmter Augenarzt und ein vielgenannter Praktiker. Er besass Erfahrung in der arzneilichen Behandlung von Augenkranken und Geschicklichkeit in den Operationen. Er hatte sich nach Aegypten begeben und lebte dort in den Tagen des Ḥākim.

Dem 'Ammār b. 'Alī gehören von Büchern an: Kitāb al-muntaḫab fī 'ilāǵ al-'ain, Buch der Auswahl von den Augenkrankheiten, das er für Ḥākim verfasste." Die letztgenannte Bemerkung ist übrigens nicht in Uebereinstimmung mit den beiden allein vorhandenen Handschriften des Werkes. In der arabischen Handschrift (A., Cod. Escor. Nr. 894) wird das Werk „dem Richter der Richter, Mālik ibn Sa'īd" gewidmet. In der hebräischen Uebersetzung (H., Cod. Parmens. Nr. 1344) hat „der König der Gläubigen" den 'A. mit der Abfassung des Werkes beauftragt. Dass Mālik ibn Sa'id den Sultan Ḥākim bezeichnen könne, haben wir wenigstens nicht zu ermitteln vermocht.

Auch in den späteren arabischen Lehrbüchern der Augenheilkunde wird 'Ammār öfters erwähnt: so im „muršid (Director)" des al-Ġāfiqī, der zu Cordoba im XII. Jahrh. u. Z. lebte; so namentlich im „Licht der Augen" des Ṣalāḥ ad-dīn aus Ḥamā in Syrien, um 1296 u. Z. Der Letztere wiederholt in seinem ausführlichen Werk fast wortgetreu den ganzen Abschnitt 'Ammār's über die Star-Operation mit der Hohlnadel sammt den eingestreuten Krankengeschichten und schliesst mit den Worten: „Jetzt aber tadelt man nicht den gelehrten 'Ammār wegen seiner Operation des dünnen Stars mit der Hohlnadel, da er berühmt ist an Trefflichkeit und durch chirurgische Praxis am Auge."

Bemerkenswerth scheint allerdings, dass Ḫalīfa aus Aleppo, der um 1256 ein grosses Werk „Das Genügende in der Augenheilkunde (al-kāfī fī'l kuḥl)" verfasst und in der Vorrede zu demselben eine vollständige Liste von 18 arabischen Hauptwerken über Augenheilkunde uns überliefert hat, darin die Auswahl des 'Ammār überhaupt nicht anführt.

'Ammār, obwohl begabter und jedenfalls für den denkenden Arzt von heute gehaltreicher, als sein Zeitgenosse 'Alī b. 'Īsā, ist doch in den Augen der Araber von diesem überstrahlt worden. Vielleicht hat der Titel „Auswahl" und die dem entsprechende Kürze[1] der Behandlung die späteren Araber abgeschreckt, die ja immer auf Vollständigkeit den allergrössten

[1] Diese wird direct getadelt von dem vorher erwähnten al-Ġāfiqī.

Werth legen; von denen fast Jeder regelmässig damit beginnt, dass er selber durch Lücken in den früheren Werken dieser Gattung zur Abfassung seiner eignen Schrift veranlasst worden sei: während ʿAlī b. ʿĪsā's Erinnerungsbuch mit seiner grösseren Zahl von Kapiteln und der ausführlicheren Bearbeitung jeder einzelnen Augenkrankheit dem arabischen Ideal eines Handbuchs der Augenheilkunde weit mehr entsprochen haben mag.

Diesen Unterschied in der Werthschätzung seitens der eigenen Sprach-Genossen finden wir auch in der Thatsache ausgedrückt, dass von dem „Erinnerungsbuch" acht bis zehn Handschriften auf unsre Tage gekommen, bezw. bekannt geworden sind; während wir von der „Auswahl" nur eine arabische Handschrift besitzen. Es ist dies die jetzige Nr. 894 der arabischen Handschriften der Büchersammlung des Königlichen Klosters von S. Lorenzo vom Escorial in Spanien.

Der gelehrte Casiri[II] erwähnt in seiner berühmten Bibliotheca Arabico-Hispana Escorialensis, Matriti 1760—1770, I, p. 317 Nr. DCCCLXXXIX diesen Codex mit den folgenden Worten:

Codex literis Cuphicis[III] exaratus, foliis constans 130, quo continentur: 1° Anonymi tractatus de oculorum morbis, ubi remedia bene multa, praecipue vero collyria ad illorum curationem praescribuntur. 2° Tractatus alter de eodem argumento, inscriptus liber selectus, in cujus extremo aliquot desiderantur folia. Ibi oculi inprimis descriptio, compositio, anatomia exhibentur; tum de singulis oculorum morbis apparentibus et occultis, maxime de iis quae chirurgiae operâ curari solent, disseritur, auctore Abilcassem Omar ben Ali Muselensi.

Bei Wüstenfeld (S. 161) und Brockelmann (I, 240) finden wir nur den Namen des Verfassers und den Titel des Werkes.

Lucien Leclerc, welcher das Glück gehabt, etwa 100 Jahre nach Casiri die Bibliothek des Escorial zu besuchen und in

---

II Morgenländischer Christ, 1710 u. Z. zu Tripoli in Syrien geboren, in Rom erzogen, des Arabischen und Syrischen vollkommen mächtig, Director der berühmten Bibliothek des Escorial, gestorben zu Madrid im Jahre 1791.

III Er meint wohl nur die geringe Punktirung der Buchstaben.

ihren Schätzen wühlen zu können, bringt in seinem ausführlichen Abschnitt[IV] über 'Ammār die folgenden Sätze:

Le Mountekheb d'Omar ben Ali existe à l'Escurial, sous le Nr. 889 du Catalogue de Casiri. Ce manuscrit est malheureusement en mauvais état. Il a été relié à tort et à travers, après avoir été sans doute mis en javelle. Bien que Casiri ne l'annonce pas, une certaine feuille annonce un traité d'Ebn Ouafed, qui se trouve dans un autre volume.[V] Les deux ouvrages annoncés par Casiri ne nous paraissent pas autre chose que deux parties disloqués de Mountekheb, l'une afférente au traitement par les médicaments, l'autre rélative aux maladies et à leur traitement chirurgical. ... Le code contient 260 pages à 15 lignes.

L. Leclerc giebt selber zu, nicht viel Zeit für diese Untersuchung gehabt zu haben; aber dann hätte er nicht darüber schreiben sollen. Seine Schlussfolgerung ist verfehlt; 'Ammār's Auswahl besteht nicht aus zwei derartig getrennten Theilen, einem arzneilichen und einem wundärztlichen.

Da die Handschriften des Escorial nicht versendet werden[VI], so machten wir uns zunächst an die hebräische Uebersetzung der Auswahl des 'Ammār. Der berühmte Nathan ha-Meʾāthī, der Uebersetzer des Kanon von Ibn Sina, der um 1279—1283 in Rom sich aufhielt, hat für seinen geschätzten Freund R. Isak das Werk des 'Ammār in's Hebräische übersetzt; die Uebersetzung ist uns im Ms. Parma R. 1344 erhalten: dies wissen wir aus M. Steinschneider, Die hebräischen Uebersetzungen des Mittelalters, Berlin 1869, S. 667. Mit gütiger Unterstützung des Herrn Generaldirectors der Königlichen Bibliothek zu Berlin, Wirkl. Geh. Oberregierungsrath Dr. Wilmanns, dem wir bei dieser Gelegenheit unsren ergebensten Dank auszusprechen nicht verfehlen wollen, ist es uns gelungen, den Codex

[IV] Histoire de la médecine Arabe, I, S. 533—538, Paris 1876.

[V] Das ist ziemlich unklar. Wir finden auf dem ersten Titelblatt die Titel der beiden Werke des 'Ammār und des Ibn Wāfid. Der vollständige Codex hatte einst beide enthalten.

[VI] Weder die freundliche Bemühung Sr. Excellenz des Herrn v. Radowitz, kaiserlichen Botschafters in Madrid, noch der Einfluss der Real Academía de Medicina y Cirugía, deren correspondirendes Mitglied der eine von uns ist, vermochte die Entsendung der Handschrift nach der Königlichen Bibliothek zu Berlin in die Wege zu leiten.

aus Parma nach Berlin gesendet zu erhalten. Wir haben ihn genau abgeschrieben und sorgfältig und getreu in's Deutsche übertragen.

Der Codex enthält 43 Blätter, also 86 Seiten, in schöner, sorgfältiger Quadratschrift.[VII]

Die über diese hebräische Handschrift vorliegende Literatur besteht aus folgenden Bemerkungen:

1. Mss. Codices hebraici Biblioth. J. B. de Rossi, ling. orient. Prof., accurate ab eod. descr., Vol. III, Parmae 1803, p. 149: „Codex 1344. Abu Alkassem Liber de remediis oculi a Nathane Amathaeo hebr. versus, membr., rabb., fol., sec. XV."

2. P. Perreau, Boll. ital. degli studi orient., Firenze 1876/77, S. 286: „Il codice rabbinico N. 1344 ... contiene la traduzione ebraica del trattato di oftalmologia di Amar al-Musali che viaggio in Egitto e dedico il suo libro al sultano Hakim, che morira nel 1020. L'originale arabo trovasi nell'Escoriale sotto al n. 889. ...

Alle terza pagina citasi il capitulo VII del libro Almansor, circa la forma degli occhi ... Sue operazione consistevano nel trovar modo di liberare gli occhi dall'acqua in esso raccolta; l'operazione che cura l'idropisio dell'occhio."

Diese beiden letzten Bemerkungen sind nicht richtig.

3. Steinschneider, a. a. O.: „'Ammār b. Ali al-Mu'suli abu'l Kasim, Arzt in Aegypten, widmete dem Sultan 'Hakem (gest. 1020) eine Ophthalmologie, ‚Auswahl über Heilung des Auges', ms. Esc. 889 in schlechtem Zustand. Man erkannte weder Autor noch Werk in einer lateinischen, 1499 und 1506 gedruckten Uebersetzung unter dem Titel ‚Tractatus de oculis Canamusali'. Der lateinische Uebersetzer heisst in einem Manuscript in Padua ‚David Hermemus' (nicht Armenus), sonst unbekannt. Diese Uebersetzung beginnt: Ego Canamusali de

---

[VII] Freilich besteht für einige Buchstaben-Paare zu grosse Aehnlichkeit, einerseits für Daleth und Resch, andrerseits für Nun und Kaph. Dieser Umstand, sowie einige Verschreibungen haben uns bei der Feststellung von Heilmittel-Namen einige nicht unerhebliche Schwierigkeiten bereitet, die aber doch schliesslich vollkommen überwunden werden konnten.

Baldach sustinui maximum laborem in translatando de libris chaldaeorum et hebraeorum(!) medicorum Cabassi de india, qui fuerunt optimi medici, et de eorum dictis flores collegi, ex quibus hunc librum feci etc. Das Wort hebraeorum ist sehr verdächtig.

Nathan ha-Meati übersetzte das Buch ins Hebräische, Ms. Parma R. 1344, beschrieben von Perreau. Zwei mir mitgetheilte Seiten des Anfangs dienten zu einigen der folgenden Bemerkungen. Der Name des Verfassers ist sehr deutlich. Die hebräische Uebersetung hat keinen Titel. Die lateinische, oben citirte Stelle fehlt im Hebräischen. Der Verfasser hebt zu Anfang seine Operation mit dem Eisen hervor, es ist die mit der Hohlnadel, welche Leclerc im Original noch nicht gefunden. Er citirt eine Stelle aus Tract. VII (über Chirurgie) des Buches Almansur. Der Uebersetzer hat arabische technische Wörter beibehalten, denen er meistens eine Uebersetzung folgen oder vorangehen lässt, und zwar eine hebräische oder vernaculäre, welche nicht spanisch, sondern italienisch ist, wie er diese Sprache ⟨für Kunst-Ausdrücke⟩ auch selbstständig anwendet."

Da Steinschneider nur zwei Seiten des hebräischen Textes zur Verfügung hatte, so konnte er einige Irrthümer nicht vermeiden, die wir später richtig stellen werden.

Hieran möchten wir zwei eigne Erörterungen anschliessen, eine über die Sprache der hebräischen Uebersetzung, die zweite über den Inhalt der Handschrift.

I. Nathan, der in der Einleitung zu seiner hebräischen Uebersetzung des Kanon seine Grundsätze auseinander gesetzt, dass er viele Ausdrücke neubilden und sogar einige Stellen, an denen seine Vorlage ungenau gewesen, offen lassen musste, hat in der Uebersetzung der „Auswahl" des 'Ammār ein vortreffliches Werk geleistet. Abgesehen von einigen Kleinigkeiten, die wohl zumeist auf Rechnung des Abschreibers zu setzen sind, hat er uns einen bequem verständlichen Text geliefert. Der Styl ist knapp und klar, wie schon in der arabischen Vorlage.

Die Kunst-Ausdrücke, d. h. die Namen für anatomische Theile, Krankheiten, Heilmittel, sind in dreifach verschiedener Weise wiedergegeben:

1. Die arabischen Namen sind beibehalten, z. B. širnāq „Blase“, wardinaǵ „Chemosis“, barūd „Kollyr“.[VIIa]

2. Die arabischen Ausdrücke sind regelrecht in's Hebräische übertragen, wobei es natürlich ohne Neubildungen nicht abgeht. (So ʿakkābhišijjith = arabisch ʿankabūtijja, „Spinngewebs-Haut“; hith'abbᵉnūth = arabisch taḥaǵǵur, „Versteinerung“; qěṣěf[VIII] haj-jām = arabisch zabad al-baḥr, „Meeresschaum“.)

3. Viele Worte hat der Uebersetzer seiner Muttersprache, dem Italienischen, entnommen[IX], z. B. kristallina = Krystall-Feuchtigkeit; grandula = Carunkel; pilula = Pille.

Diese italienischen Worte kommen entweder für sich vor oder als erläuternde Zusätze zu arabischen oder hebräischen, z. B. K. 87: „Die Augen-Entzündung (ramad), sie wird genannt Ophthalmie.“ Der hebräische Text enthält auch noch andere kurze sprachliche (etymologische) Bemerkungen, die natürlich nur der Uebersetzung, nicht dem Urtext angehören.[X]

II. Der Inhalt des hebräischen Textes ist ganz gediegen und in sich abgerundet. Schon dies spricht dafür, dass er das Werk ʿAmmār's, und zwar vollständig, wiedergiebt. Dazu kommt noch der genaue und richtige Titel, den der hebräische Text enthält: „zu übersetzen das Buch über Augenheilkunde, welches der Gelehrte Abu'l-Qāsim ʿAmmār al-Mauṣilī verfasst und in seiner Muttersprache muntaḫab benannt hat“.[XI] Sodann stimmt die lange Entlehnung über Star-Operation mit der Hohlnadel, welche Ṣalāḥ ad-dīn aus dem arabischen Original-

---

VIIa Mitunter macht diese Uebernahme von arabischen Worten in den hebräischen Text Missverständnisse möglich. So wird das Wort širjān, das im Hebräischen „Panzer“ bedeutet, an einigen Stellen unsrer Uebersetzung im Sinne des arabischen širjān „Arterie“ gebraucht.

VIII Vgl. Hosea 10.7 und Gesenius, Hebräisches und aramäisches Handwörterbuch, s. v. qěṣěf.

IX Beispiele für italienische Ausdrücke bei ʿAmmār giebt auch Steinschneider a. a. O. S. 670 Anm. 123.

X Vgl. K. 67, Anm. 188. — Der arabische Text der „Auswahl“ ist frei davon. Doch enthalten die späteren arabischen Lehrbücher (von Ḫalīfa, Ṣalāḥ ad-dīn) wohl eine gelegentliche Bemerkung, z. B. über die Herleitung des Wortes mihatt oder miqdaḥ (Star-Nadel).

XI Der Uebersetzer deutet diesen Namen durch das hebräische mᵉšubbāḥ, „das auserlesene“.

Werk des 'Ammār in sein eigenes Buch übernommen, ganz genau mit dem entsprechenden Theil des hebräischen Textes überein, so dass sogar an einigen Stellen die eine Handschrift zur Richtigstellung der andern benutzt werden konnte. Eine weitere Bestätigung lieferte uns der Vergleich des hebräischen Textes mit der Abschrift der beiden ersten und der beiden letzten Seiten des arabischen Codex Nr. 894 aus dem Escorial, die uns auf unsre Bitte der Herr Archivar der genannten Bibliothek zukommen liess.[XII]

Aber wozu dieser Umweg über die hebräische Uebersetzung? Haben wir nicht die lateinische in dem Tractatus de oculis Canamusali? Diese Abhandlung ist 1497, 1499, 1500[XIII] zu Venedig gedruckt; zahlreiche Handschriften derselben sind noch in den Bibliotheken (zu Padua, Neapel, Paris, Besançon, Caen u. a. O.) aufbewahrt.

M. Steinschneider hat 1867[XIV] in der lateinischen Abhandlung des Canamusali das Werk und den Namen des Abu'l-Qāsim al-Mauṣilī wieder erkannt. Leider standen ihm nur die beiden ersten Seiten des hebräischen Codex aus Parma in Abschrift zur Verfügung, aus denen er nicht genügend erkennen konnte, dass dieser lateinische Text mit dem Werk 'Ammār's nichts zu thun hat; doch hebt er schon ganz richtig hervor, dass an dem Anfang der lateinischen Abhandlung „Ego Canamusali de Baldach sustinui maximum laborem in translatando de libris Chaldaeorum et Hebraeorum" das letztgenannte Wort sehr verdächtig[XV] erscheinen müsse.

L. Leclerc hat dann 1876 die Identität zwischen 'Ammār al-Mauṣilī und Canamusali noch einmal entdeckt und thut

---

[XII] Den endgültigen und vollständigen Beweis erlangten wir später durch Vergleich mit dem ganzen Codex 894 Escor. Darauf werden wir bald zurückkommen.

[XIII] Diese letztgenannte Ausgabe haben wir benutzt. Auf einen Neudruck aus dem Jahre 1904 werden wir sogleich noch eingehen.

[XIV] Virchow's Arch. B. 39, S. 313, Anm. Vgl. seine „Hebräische Uebersetzungen", S. 669, 1893.

[XV] Nicht minder verdächtig ist der Anfang des zweiten Buches: Ego C. d. B. collegi de dictis philosophorum Hyp. G. Alman. Joannis Damasceni, magni Macometti de arab. et aliorum philosophorum de india . . .

sich nicht wenig darauf zu gute.[XVI] Aber höchst verwunderlich ist es, dass dieser Forscher, der doch den arabischen Codex des Escorial in Händen gehabt, die folgende Behauptung hat aufstellen können: „Wenn wir auch bis jetzt noch nicht den entscheidenden Beweis für die Identität des Textes von ʿAmmār und des von Canamusali aufzeigen können ..., so finden wir doch eine gewisse allgemeine Aehnlichkeit zwischen der arabischen Handschrift und der lateinischen Uebersetzung.“[XVII] Es besteht nämlich gar keine.

ʿAmmār's Auswahl enthält, nach einer kulturgeschichtlich wichtigen Einleitung über die Abfassung seiner Schrift, zuerst die Anatomie des Seh-Organs, danach die Krankheiten der Lider, beginnend mit der Krätze (Trachoma), dann die des Thränenwinkels, der Bindehaut, der Hornhaut, der Pupille — hier wird der Star abgehandelt —, endlich die der Eiweiss-Feuchtigkeit und des Sehnerven. Nach der Beschreibung jeder einzelnen Krankheit folgt sofort die Behandlung derselben.

Die Anordnung ist eine streng logische, sowohl in Bezug auf die Reihenfolge der verschiedenen Krankheiten als auch für jede einzelne der letzteren. Zuerst kommt Namen und Erläuterung der Krankheit, dann ihre Ursache, endlich ihre Behandlung; hier zuerst die allgemeine, diätetische und arzneiliche des Körpers, dann die örtliche des Auges selber, — wenn nöthig, durch Operation. Dass strenge Ordnung in der Darstellung beabsichtigt ist, das wird im Text ausdrücklich hervorgehoben. Meist ist für eine Krankheits-Art auch nur eine Behandlung angegeben, wie es dem Titel „Auswahl“ vollkommen entspricht. Der Styl ist knapp und klar, wie wir bereits hervorgehoben, dabei die Beschreibung durchaus deutlich und lebendig. Dagegen enthält das erste Buch des lateinischen Canamusali ein wirres Durcheinander: Zahl der Augen-

[XVI] Mais il y a plus. Nous croyons positivement, qu'Omar ben Aly el Mously n'est autre chose que le Canamusali du moyen age. (Hist. de la méd. ar. I, 536.)

[XVII] A. a. O., S. 537. Und dabei strotzt seine Auseinandersetzung von Schmähungen gegen so sorgsame Forscher wie C. A. Hille und Wüstenfeld.

krankheiten[XVIII], über den Sabal, über die Natur des Auges, über die Ursache der Augenkrankheiten, über Bibergeil, über die allgemeine Behandlung der Augen, über die dem Auge nützlichen Mineralien, über die Gummi-Arten, über die Rinden, über die Kräuter: das sind die ersten zehn von den dreissig Kapiteln des ersten Buches. Das zweite Buch handelt vom Galmei, vom persischen Gummi und andren Mitteln, von den Augensalben. Das dritte von den Augenpulvern, das vierte von den Salben, das fünfte von den Kollyrien. Das sechste enthält die Behandlung der Augenkrankheiten in wenig geordneter Weise, — nachdem einzelne therapeutische Kapitel schon im zweiten Theil des ersten Buches voraufgeschickt worden. Die Star-Operation wird wohl erwähnt, aber nicht beschrieben. Nur wenige Sätze sind einigermaassen bemerkenswerth, z. B. dass die fliegende Mücke emporsteigt, wenn der Kranke nach unten blickt; dass man das Trachom mit einer Münze reiben soll, bis Blut herauskommt, zu zehn verschiedenen Malen.

Der ganze Inhalt des Canamusali hat nicht das Geringste gemein mit dem der „Auswahl“; doch erinnert an ʿAmmār's Werk eine Stelle in Canamusali, nämlich I, c. 4: Ego Canamusali fui in Baldach coram caliphi amiraglo et multis: et venit quidam homo ad me ex praedictis qui sabel i. e. cataractas in ambobus oculis habebat: et ... percussi cataractam ... in uno oculo. ... Et cum percusserim cataractam in alio oculo, infirmus statim spasmavit. Ego autem castoreum, quod in manu mea habebam, statim misi in nares ejus, et cessavit spasmus.

Diese grobe und prahlerische Erzählung erinnert offenbar an die dritte wunderbare Star-Heilungsgeschichte,

---

[XVIII] Non inveni nisi LXV; XXIV in palpebris, et in cornea <XIII et> in albedine XXVIII. Dass <XIII et> nach Adam Riese zu ergänzen ist, hat der neueste Herausgeber des lateinischen Textes, Herr P. Pansier (coll. ophth. fasc. IV, Paris 1904), ganz übersehen. Er schreibt in cornea i. e. in albedine. ʿAmmār beschreibt etwa 48 Krankheiten des Auges: er hat 13 Krankheiten der Lider, 8 der Horn-, 8 der Bindehaut. Jene Zahlen des Canamusali erinnern eher an die des ʿAlī b. ʿĪsā: Krankheiten der Lider 29, der Hornhaut 13, der Bindehaut 13. (Dazu noch 8 des Thränenwinkels, 5 der Pupille und 10 Kategorien verborgener Augenkrankheiten.)

welche 'Ammār in seiner Auswahl[XIX] so fein erzählt, und die sogar heutigen Tages ihre Anziehungskraft noch nicht eingebüsst hat. Nur sind alle Einzelheiten anders: es war eine Frau, sie wurde in ihrem Hause operirt, zugegen waren nur drei Gehilfen (Schüler) 'Ammār's, das Riechmittel gegen die Krämpfe war Paeonia; 'Ammār hatte es auch nicht in seiner Hand, sondern, während seine rechte Hand die Star-Nadel im Auge der Operirten fest hielt, nahm er mit der linken das Beruhigungsmittel aus seinem Beutel.[XX]

Der sonst unbekannte Verfasser des lateinischen Textes, der im Druck von 1497, sowie in den Handschriften, die Pansier verglichen, David Armenicus[XXI], in derjenigen zu Padua aber David Hermemus genannt wird, mag wohl von dieser Geschichte 'Ammār's gehört, aber die Fähigkeit oder Gelegenheit, dieselbe im Original einzusehen, nicht besessen haben. Offenbar hat der Ruhm des 'Ammār bis in die europäische Welt hinein sich verbreitet und dazu geführt, diesen lateinischen tractatus de oculis mit dem grossen Namen des Arabers zu schmücken.

Wir erklären das Machwerk „liber quem composuit Canamusali philosophus de Baldach supra rerum praeparationibus quae ad oculorum medicinas faciunt" für eine plumpe Fälschung, welche für die Beurtheilung von 'Ammār's Leistungen gar nicht in Betracht kommt. Ein arabisches Original „über die Herstellung der Augenheilmittel" brauchen wir nicht erst anzunehmen. Dass gar 'Ammār ein solches geschrieben, widerspricht den klaren Worten des so sorgfältigen Uṣaibi'a.

Alle Bemerkungen von A. Hirsch[XXII], L. Leclerc und Pansier über diesen lateinischen Text sind hinfällig.

Herr P. Pansier, der mit grossem Eifer die lateinischen Araber bearbeitet, hat im Jahre 1904 nach vier Handschriften[XXIII]

XIX Vgl. unten, K. 98.

XX Pansier hat allerdings manica, Aermel.

XXI Haeser macht gar den Canamusali zu einem „Armenier um 1285". Pansier bringt in der obigen Geschichte die Lesart: coram Caliph et multis aliis armenicis. Also der Khalif, von Armeniern umgeben, lässt sich an seinem Hof den Star vorstechen!

XXII Geschichte der Augenheilkunde S. 288, 1877.

XXIII Paris, a. f. lat. Nr. 10234; Neapel VIII, G. 100; Caen Nr. 93; Besançon Nr. 475.

aus dem XIII., XIV., XV. Jahrhundert eine neue Ausgabe[xxiv] des lateinischen Textes herausgegeben: Magistri David Armenici compilatio in libros de oculorum curationibus Accanamusali et diversorum philosophorum de Baldach, publiée pour la première fois[xxv] par le docteur P. Pansier, d'Avignon.

Dieselbe enthält vor dem Anfang der Venet. Ausgabe von 1500 „Incipit l. q. c. Canamusali ph. de Baldach" ... noch die folgende Vorrede: Incipit libri prologus super librum Accanamosali quem magister David Armenicus transtulit. Hic liber compillatus fuit ex diversis voluminibus philosophorum de Baldach a magistro Davide Armenico, qui ibidem longo tempore perseverans satis instructus linguarum arabicarum voluit edoceri, et cum transferret se ad partes citramarinas voluntate divina predictum librum ad communem utilitatem sequentium de arabico in latinum labore suo voluit translatari.

Dieser zweite, unklare Prologus ist nur noch eine andere Hülle für die Fälschung.

Im Text finden wir gar keine andren „Volumina", als das Buch von „Canamusali".

Somit schliessen wir diese kritische Erörterung, die länger ausfallen musste, als wir selber wünschten, mit den Worten: Canamusali ist abgethan.

Aber unsre eignen Studien über 'Ammār sind nur scheinbar zu einem Abschluss gelangt. In Wirklichkeit mussten wir, unsren Grundsätzen getreu, uns weiter um die Quellen bemühen. So ist es uns schliesslich doch noch gelungen, unter gütiger Befürwortung der Real Academía de Medicina y Cirugía zu Barcelona, von Don Pedro Blanco Soto aus dem Escorial eine vorzüglich gelungene photographische Wiedergabe des muntaḫab zu erhalten, die wir sofort übersetzt und Wort für Wort mit der hebräischen Handschrift verglichen haben.

Der arabische Codex (jetzt Nr. 894 des Escorial) enthält 39 Blätter, — also 78 Seiten, — die von moderner Hand be-

---

[xxiv] In seiner Collect. ophthalm. vet. auct. fasc. IV.

[xxv] Diesen Zusatz hält Herr Pansier für zulässig, weil der Druck vom Jahre 1500 ihm von keinem Nutzen gewesen. Wir nicht! Wir finden sogar den Druck von 1500 hier und da besser als den Text Pansier's. Vgl. Anm. xxi.

ziffert sind, jedoch verkehrt, so dass das letzte Blatt die Zahl 1, das erste die Zahl 39 trägt. Der Codex ist unvollständig, was ja schon Casiri bemerkt hat; es fehlt etwa das letzte Drittel, wie aus dem Vergleich mit der hebräischen Handschrift hervorgeht. Jede Seite enthält 15 Zeilen, jede Zeile etwa 8 Worte, so dass das ganze Werk des ʿAmmār nicht mehr als 1800 Zeilen oder 15000 Worte umfasst hat, — in der That ein kurzgefasstes Lehrbuch in der Literatur der als weitschweifig verschrieenen Araber.

Verschiedene arabische Randbemerkungen sind vorhanden, manche von ihnen aber von den Photographie-Rahmen theilweise verdeckt und für uns abgeschnitten.[xxvi] Ausserdem ist gelegentlich auf dem Rande auch ein lateinisches Wort später hinzugefügt, z. B. vitreꝰ bei der Anatomie des Glaskörpers.

Die Schrift ist magribisch, sehr deutlich und correct, und dürfte vielleicht aus dem VII. Jahrh. der H. stammen.

Hier und da ist ein Wort oder Sätzchen durch einen Tintenfleck verdeckt; doch konnte man nach Vergleich des hebräischen Textes meistens noch das Verdeckte entziffern.

Die Reihenfolge der Blätter ist vollkommen richtig, im Gegensatz zu der Behauptung von L. Leclerc.

Der Titel lautet: kitāb al-muntaḫab fī ʿilāǵ al-ʿain taʾlīf Abīʾl Qāsim ʿAmmār b. ʿAlī al-Mauṣilī al-Mutaṭabbib[xxvii] (d. h. Buch der Auswahl von den Augenkrankheiten, verfasst von Abūlqāsim ʿAmmār b. ʿAlī aus Mosul, dem Arzt).

Die Vorrede weicht ab von der in der hebräischen Handschrift. Dies braucht uns nicht Wunder zu nehmen, da die Abschreiber arabischer Handschriften gerade mit der Vorrede, wie auch mit den Schlussworten, ziemlich willkürlich umzugehen pflegten.[xxviii]

Vergleicht man nun den eigentlichen Inhalt des arabi-

[xxvi] Ein besonderer Schaden ist dadurch nicht angerichtet.

[xxvii] Darunter steht: wa-kitāb tadqīq al-naẓar fī ʿilal ḥāssat al-baṣar li-Abī Muṭarrif ʿAbd er-Raḥmān b. Wāfid (d. h. das Buch der genauen Einsicht in die Krankheiten der Seh-Empfindung von Ibn Wāfid). Ehe der Codex verstümmelt wurde, hat er auch noch dieses Buch enthalten.

[xxviii] Wir werden die Uebersetzungen der beiden Fassungen einander gegenüberstellen.

schen Textes mit dem des hebräischen, so findet man deutliche quantitative Unterschiede, aber fast gar keine qualitativen.

Der arabische Text ist kürzer. Eine Verkürzung ist zufällig. Der arabischen Handschrift fehlt etwas mehr, als das letzte Drittel.[xxix] Sie hört mitten im Satz auf, bei dem Kapitel (96) von den Farbenveränderungen der Hornhaut. Dieser Verlust ist zwar sehr beklagenswerth, doch wird er zum Glück dadurch wieder ausgeglichen, dass erstlich der Hauptabschnitt dieses letzten Drittels, 'Ammār's eigenstes Werk, nämlich seine Star-Operation mit der Hohl-Nadel, uns arabisch und ziemlich wörtlich im nūr al-'ujūn (Licht der Augen) von Ṣalāḥ ad-dīn (1296 u. Z.) erhalten ist; und dass wir zweitens, noch während der Drucklegung dieser Arbeit, im 3. Abschnitt des von Casiri als Anonymus bezeichneten Theiles der Handschrift Escor. Nr. 894 eine von andrer Hand angefertigte Abschrift[xxx] fast des ganzen fehlenden Drittels vom muntaḫab aufgefunden und natürlich für unsre Uebersetzung genau verglichen haben.

Die andren Kürzen der arabischen Handschrift sind organisch und wesentlich. Gleich in der anatomischen Einleitung fehlen ihr erstlich die vier ersten Kapitel des hebräischen Textes, — von der Natur, der Beschaffenheit, dem Vorzug und dem Nutzen des Auges; ferner zweitens K. 14, vom Ursprung des Sehnerven; sodann drittens K. 16 bis 30, vom Nutzen und Ursprung der Häute und Feuchtigkeiten, von der Farbe des Auges; und endlich viertens K. 31 bis 36, von den vier Stadien der Krankheit.

Es lässt sich nicht leugnen, dass der von diesen Hinzufügungen befreite, kürzere arabische Text weit gedrungener und dem Titel einer „Auswahl“ entsprechender scheint: die erste jener Hinzufügungen ist ganz entbehrlich, die dritte schliesst sogar einzelne, kleine Wiederholungen aus dem Voraufgegangenen in sich ein, die vierte ist eine ganz unvermittelte Unterbrechung des von der Anatomie des Auges zu der besonderen Pathologie

---

[xxix] Casiri sagt „aliquot desiderantur folia“. Aber das konnte er nicht abschätzen, da er die hebräische Uebersetzung (H.) nicht kannte. Kapitel fehlen 30 von 126 (nämlich Kap. 97—126). Vom Text der Handschrift H. fehlen 37 %. Doch ist zu berücksichtigen, dass A. im Ganzen etwas kürzer war als H.

[xxx] Diese arabische Handschrift bezeichnen wir mit A_1 und das lange Citat bei Ṣalāḥ ad-dīn mit A_2.

und Therapie der Augenkrankheiten vorschreitenden Textes durch ein Bruchstück aus der allgemeinen Pathologie. Wir werden kaum fehlgehen, wenn wir diese vier Abschnitte nicht auf 'A. zurückführen, sondern als spätere, wohl aus A. b. J. und andren entnommene Hinzufügungen eines ärztlichen Abschreibers ansehen.

In der eigentlichen Darstellung der Augenkrankheiten und ihrer Behandlung fehlt, bei vollkommen gleicher Reihenfolge, dem arabischen Text gegenüber dem hebräischen kein einziges ganzes Kapitel, sondern nur hie und da ein einzelnes Recept (Kapitel 41, 53, 63) oder eine Vorbehandlung mit Augensalben vor der chirurgischen (Kap. 41, 47, 56). Der arabische Text eilt rascher zur Operation, wo diese das wirkliche Hauptverfahren darstellt. Der überschiessende Theil des hebräischen wird durch solche Bemerkungen, wie „aber zuvor wollen wir der Arzneien gedenken", ganz deutlich als spätere Hinzufügung gekennzeichnet. (K. 57.) Der arabische Text begnügt sich öfters mit einer Operation, wo der hebräische mehrere beibringt (Kapitel 56, 57, 59, 65) und die überschiessenden wohl aus A. b. J. entnommen hat. Gelegentlich (K. 57) findet sich am Schluss der Einfügung in H. noch die ausdrückliche Bemerkung: „Das ist der erläuternde Zusatz, den ich machen wollte". Dem arabischen Text fehlen gegenüber dem hebräischen öfters auch kleinere Zusätze, wie zu einer verordneten Diät die erläuternden Beispiele, wie die (ja ziemlich überflüssige) Anmerkung zu verschiedenen Krankheits-Erklärungen: „sie hat nur eine Art"; wie endlich der Hinweis auf Figuren der Operations-Instrumente.

Diese Figuren fehlen auch in der hebräischen Handschrift; es finden sich in derselben nur die für sie bestimmten Lücken, gelegentlich noch eine Ueber- oder Unterschrift. Die Figuren sind natürlich nicht dem Erinnerungsbuch des A. b. J., das ja keine Abbildungen besitzt, sondern andren Werken über Augenheilkunde entnommen und in die arabische Vorlage von H. hineingekommen: denn dass Nathan, der Uebersetzer, sie erst eingefügt, ist nicht anzunehmen.

An einigen Stellen von A. kann man noch erkennen, wie der längere Text (von H.) aus dem kürzeren hervorgegangen. Es finden sich nämlich in A. Randbemerkungen, die auf ein in seinem Text fehlendes, aber in dem von H. vorhandenes Recept hinweisen; gelegentlich auch mit dem Zusatz: „In einer Handschrift findet sich noch“. Daraus folgt auch, dass der Schreiber (oder Besitzer) von A. andre Exemplare des muntaḫab mit dem seinigen verglichen[XXXI] hat.

Uebrigens ist doch auch A. nicht ganz frei von kleinen Ueberschüssen gegenüber H. Aber dieselben sind ganz unerheblich. Ein und das andre Recept in A. enthält wohl ein oder zwei Bestandtheile mehr; oder es kommt einmal in A. ein ganzes Recept vor, das H. fehlt. (K. 67.) Etliche ganz kleine Sätzchen, die zur Abtheilung des Stoffes dienen, wie z. B. „Zu Ende ist das Ganze der Behandlung des Flügelfells“, finden sich regelmässig in A. und fehlen meistens in H. Sie sind übrigens recht nützlich zur Uebersicht und tragen nicht auf.

Somit kommen wir zu dem Schluss, dass die Handschrift A., welche ja übrigens auch die ältere ist, dem ursprünglichen Text von A. entspricht und ihm vielleicht schon ganz nahe kommt. Deshalb haben wir diejenigen Kapitel und längeren Abschnitte, die nur in H., nicht aber in A. vorkommen, durch kleineren Druck ausdrücklich hervorgehoben. Der etwas längere Text von H.[XXXII] dürfte so entstanden sein, dass Abschreiber, namentlich arzeneikundige[XXXIII], welche das Buch für den eignen Gebrauch abschrieben, solche Zusätze eingefügt haben, die ihnen zur Abrundung des Gegenstandes zweckmässig erschienen.

Die qualitativen Unterschiede zwischen A. und H. sind ganz unwesentlich. Die Reihenfolge der behandelten Gegenstände, insbesondere der einzelnen Augenkrankheiten, ist genau dieselbe. Hat eine Krankheit mehrere Unterarten, wie die Anschwellung der Bindehaut (K. 77 und 78) deren vier zählt; so

[XXXI] Dies kennen wir für die griechischen Handschriften, z. B. des Hippokrates, aus den Commentaren des Galenos. Es ist interessant, dasselbe auch für arabische Handschriften ärztlichen Inhalts nachzuweisen.

[XXXII] H. enthält ausser den dem arabischen Text des muntaḫab allmählich zugewachsenen Hinzufügungen auch noch mehrere gar nicht dahingehörige Einschiebungen, die nur durch Versehen des Abschreibers hineingekommen sein können.

[XXXIII] Ein solcher war der Verfertiger der Pariser Handschrift „vom Genügenden in der Augenheilkunde“ des Ḫalīfa.

folgt bei A. wie bei H. erst die Beschreibung der einzelnen Arten, dann die der Behandlung einer jeden Art, der Reihe nach. So auch beim Wimper-Ausfall (K. 54 und 55), bei der Lid-Verkürzung (50 und 51); endlich bei der Lid-Verwachsung (44, 45), — hier mit der Begründung, dass alle drei Arten eine und dieselbe Behandlung erheischen. Nur bei zwei Krankheiten besteht eine Abweichung in dieser Reihenfolge zweiter Ordnung. Bei der Ophthalmie (K. 85 und 86) giebt H. erst die Beschreibung der vier Arten und sodann die der Behandlung jeder Art; A. hingegen fügt der Beschreibung jeder der vier Arten sofort die der besonderen Behandlung hinzu: dies letztere war die ursprüngliche Anordnung, wie aus einer Stelle des Textes beider Handschriften erschlossen werden kann. (Anm. 273.) Für das Trachom (K. 38 und 39) besteht die nämliche Verschiedenheit. Doch vermag man hier nicht mit Sicherheit zu erkennen, welche von beiden Anordnungen die ursprüngliche gewesen. Auch der Wortlaut der Beschreibung aller Krankheiten, ihrer Behandlung und Operation stimmt genau überein. Trotz der Verschiedenheit der Sprache kann man einen kleinen Schreibfehler, die Auslassung von einem Buchstaben oder von einem oder zwei Worten, die in der einen Handschrift vorkommen, durch die andre verbessern und richtig stellen. Sogar die langen Recepte — ein Stoff, der sowohl in der griechischen wie in der arabischen Ueberlieferung naturgemäss einen etwas schwankenden Charakter zur Schau trägt, — zeigen i. a. die merkwürdigste Uebereinstimmung und nur selten eine leichte Abweichung, indem in der einen von den beiden Handschriften ein oder mehrere Bestandtheile fortgelassen sind. Ob dies zufällig oder absichtlich geschehen, entzieht sich unsrer Beurtheilung. In den wenigen Fällen, wo kleine Text-Verschiedenheiten vorkommen, sind die Lesarten von A. meistens besser, als die von H., — jedoch nicht ausnahmslos. Dass gelegentlich der hebräische Text etwas wortreicher wird, dass er Namen-Erklärungen und auch italienische Kunstausdrücke hinzufügt, dass er die Anfangs- und Schluss-Formeln einzelner Abschnitte und Kapitel sowie die frommen Anrufungen etwas verschieden gestaltet, — das alles ist ja fast selbstverständlich und ohne jeden Einfluss auf die Darstellung der eigentlichen Lehr-Meinungen. Wir haben diese kleinen

Unterschiede allenthalben angemerkt, wo sie irgend von Interesse sein konnten.

Auch der Text von $A._1$ (Cod. Escor. 894, Bl. 55^v bis 40^v), der das letzte Drittel von 'Ammār's Auswahl enthält, stimmt gut mit der hebräischen Uebersetzung. Die kleinen Abweichungen werden wir bei der Uebersetzung einzeln am richtigen Ort anführen.

Uebrigens ist es unsre Pflicht, nach der genauen Vergleichung des arabischen Grundtextes mit der hebräischen Uebersetzung auch des Uebersetzers feines Verständniss der arabischen Sprache, grosse Sorgfalt und Treue in der Uebertragung und meisterhafte Handhabung der hebräischen Sprache rühmend anzuerkennen.[xxxiv] Diese hebräische Uebersetzung eines arabischen Werkes über Heilkunde ist unvergleichlich viel lesbarer, als alle die mittelalterlich-lateinischen Uebersetzungen, die uns im Continens und Kanon und in Jesu Hali de oculis gedruckt vorliegen. Die Verwandtschaft der hebräischen Sprache mit der arabischen war ja gewiss ebenso förderlich, wie die Rohheit des früh-mittelalterlichen Latein hinderlich gewesen.

Wir behalten uns vor, den hebräischen und den arabischen Text neben einander zum bequemen Vergleich zu veröffentlichen, zumal wir durch den Fund von $A._1$ jetzt den arabischen Text fast vollständig besitzen: es fehlen ja nur K. 98 bis 102 (Hypopyon, Iris-Vorfall) und die Schluss-Kapitel 125 und 126 (Nachtblindheit).

Ueber diese Handschrift $A._1$ aus dem Sammel-Band, Cod. 894 Esc., müssen wir noch einige kurze Bemerkungen hinzufügen.

Auf Blatt 55^v des Codex wird dieses letzte Drittel des muntaḫab mit folgenden Worten eingeleitet: „Im Namen Gottes ..., er segne unsren Herrn Muḥammed ... Beginn des 2. Theiles, Nagelkopf".

Aber die Auswahl 'Ammār's besteht nicht aus zwei Theilen. Wir müssen wohl annehmen, dass derjenige, welcher diesen Sammelband in neunzehnzeiligen Seiten geschrieben, sei es mit eigner Hand, sei es mit der eines Schreibers, und darin bereits

xxxiv Die kleinen Irrungen des Abschreibers der hebräischen Handschrift werden meist durch einen Blick auf den arabischen Text richtig gestellt.

den rein praktischen Anonymus II, „Kapitel über die Augen, gesammelt aus den Büchern der Früheren", sowie die ebenfalls rein praktische Recept-Sammlung, das 5. Buch des Alcoati, verzeichnet hatte, in den Besitz der defecten (15zeiligen) Handschrift des muntaḫab, d. h. unsres Codex A., gekommen und nunmehr aus irgend einer Bücher-Sammlung das fehlende Drittel abgeschrieben und einfach, ohne Titel und Verfasser-Namen, als zweiten Teil, für seinen eignen Gebrauch, bezeichnet hat. Ein Blatt mehr, als heute, dürfte A. damals gehabt haben: somit vermissen wir in $A._1$ Hypopyon und Iris-Vorfall. Ein Blatt weniger, als die Vorlage von H. dürfte die für $A._1$, und zwar am Schluss, gehabt haben: somit vermissen wir in $A._1$ die Nachtblindheit.

Aber die Vorlage von $A._1$ war keineswegs so gut, wie die Handschrift A. Wir verdanken ja unsrem Text von $A._1$ noch so manche bessere Lesart, als in H. zu finden; aber öfters sind seine Lesarten weniger gut. Im Ganzen entspricht $A._1$ mehr dem Charakter von H., als dem von A.: somit finden wir einige spätere Einschiebsel, ein Citat (von Rāzī), einen rein grammatischen Zusatz — ebenso in $A._1$, wie in H. Die Uebereinstimmung zwischen den beiden Texten ist recht genau, wiewohl nicht an allen Stellen ohne Ausnahme. Zwei Mängel sind noch an $A._1$ zu bemerken, erstlich das Fehlen der dritten wunderbaren Star-Heilungsgeschichte, die offenbar dem ʿAmmār selber angehört, und zweitens eine gewisse Unordnung in der Reihenfolge der behandelten Gegenstände, von Bl. 50^v bis 49^v: vielleicht war dieser Theil erst auf einzelnen Blättern abgeschrieben und ist dann nicht ganz geordnet in die Handschrift hineingelangt.

Der Inhalt von ʿAmmār's „Auswahl" stimmt sowohl in der Reihenfolge wie auch in der Darstellung der einzelnen Augenkrankheiten mit dem ziemlich gleichzeitigen, für die Araber klassischen „Erinnerungsbuch" von ʿAlī b. ʿĪsā soweit überein, dass man für diese Zeit, d. h. für den Anfang des XI. Jahrhunderts u. Z., das Vorhandensein eines Grundstocks oder Kanons der Augenheilkunde bei den Arabern vorraussetzen muss.

Die Uebereinstimmung ist aber doch nicht ganz vollständig. Es bestehen immerhin solche Unterschiede, dass man wohl annehmen darf, keiner von beiden habe den andren benutzt. 'Ammār hat jedenfalls den vorhandenen Lehrstoff auf Grund seiner eignen Erfahrung ausgewählt und dargestellt; 'Alī b. 'Īsā hat nur Einiges aus seiner eignen Erfahrung hinzugefügt.

Das Eigenthümlichste in 'Ammār's Buch sind seine (sechs) klar und packend beschriebenen Star-Operationsgeschichten, die sogar dem heutigen Leser noch in hohem Maasse anziehend erscheinen. In der griechischen Literatur ist uns nichts Aehnliches hinterlassen worden; in der neueren Literatur müssen wir bis zum 18. Jahrhundert vordringen, ehe wir wieder so genaue und merkwürdige Krankengeschichten antreffen.

Das Wichtigste bei 'Ammār ist seine Radical-Operation des weichen Stars durch Aussaugung, mittelst der von ihm selber erfundenen, metallischen Hohlnadel — ein Verfahren, das bei den Arabern eine sehr grosse Bedeutung erlangt hat.

Bemerkenswerth ist auch die Abtragung des Iris-Vorfalls mit Erhaltung der Sehkraft, während vor ihm Griechen wie Araber diese Operation nur zur Verbesserung des Aussehens, nicht des Sehens, vorgenommen haben. Ein kleines Kabinet-Stück ist seine Schilderung der Operation des Hagelkorns. Eigenartig erscheint auch seine Stellung bei der Operation des Flügelfells. Herzerfrischend, gegenüber den langathmigen, scholastischen Schilderungen der meisten seiner Sprachgenossen, ist seine unbefangene Schilderung des Stars — „der Star ist ein Körper, bedeckt mit einer Haut, wie der des Eies“. Praktisch bedeutsam ist die Prüfung der Licht-Reaction der Pupille zur Diagnose des operablen Stars, die er zwar nicht erfunden hat, die aber doch über das von seinen Zeitgenossen 'Alī b. 'Īsā und Ibn Sina einfach wiederholte Galenische[xxxv] Zeichen, dass bei Verschluss des einen Auges die Pupille des andren ⟨ein wenig⟩ sich erweitert, ganz erheblich hinausgeht.

Immerhin sind es nur etwa 48 Hauptkrankheiten des Auges, welche mit ihren „auserwählten Behandlungen“ in 'Ammār's „Auswahl“ genauer geschildert werden, allerdings trotz der knappen Darstellung für den damaligen Arzt vollkommen erkennbar; während „das Erinnerungsbuch“ des 'Alī

xxxv Galen VII, S. 89; J. S. S. 158; A. b. J., S. 221.

b. ʿĪsā gegen 130 Augenkrankheiten enthält, die meisten mit ausführlicherer Schilderung, vollständigerer Angabe der Therapie, mit eingehenden Kapiteln über die allgemeine Behandlung der Augenleiden und mit einer langen Liste aller (143) einfachen Augenheilmittel. So ist es begreiflich, dass die auf Vollständigkeit förmlich versessenen Araber das Werk des ʿAlī b. ʿĪsā zur Grundlage der Praxis gewählt und dem des ʿAmmār vorgezogen haben.

Aber aus dem Werk des ʿAmmār lernen wir — mehr, als aus irgend einem andren arabischen Lehrbuch der Augenheilkunde und auch aus irgend einem europäischen bis weit in die Neuzeit hinein, — den Verfasser kennen; es spricht aus ihm eine kraftvolle, selbstbewusste Persönlichkeit. Seiner eignen Leistungen auf dem Gebiete der Augen-Operationen ist er sich wohl bewusst. (Vorrede, sowie K. 108 von der Star-Operation.) Mit Selbstvertrauen tritt er an die Operation der Lid-Verwachsung heran. (K. 45.) Er fürchtet sich nicht vor der Blutung, bei der Operation der fleischigen Ausstülpung des Lides, auf Grund seiner Erfahrung. (K. 50.) Alle Mittel, die er in dem wichtigen Kapitel (96) von der Augen-Entzündung anführt, hat er in seiner langjährigen Praxis selber erprobt und bewährt gefunden; so auch (K. 90) das Blei-Kollyr gegen Hornhaut-Geschwüre. Statt vieler zweifelhafter Mittel empfiehlt er eines, neben und nach welchem man nichts anderes braucht.

Aber er stellt auch die höchsten Anforderungen an den Augen-Operateur, d. h. an sich selbst: mit scharfen Sinnen, mit sicherer Hand, mit grosser Erfahrung muss er ausgerüstet sein. Er braucht einen geübten Gehilfen und zahlreiche, gut gearbeitete Instrumente.

Dabei ist ʿAmmār gefühlvoll für das Schicksal seiner Kranken und begeistert für den Erfolg. Schauder, ja Verzweiflung packt ihn, wenn die Operation nicht nach Wunsch geräth; wird aber der End-Erfolg ein guter, so war Gott der Helfer und Arzt. (K. 108.) Lebhafte Freude ergreift ihn, wenn er einem Auge nach 3 jähriger Blindheit durch Star-Stich die Sehkraft wiederzugeben im Stande ist. (K. 98.) Mit schmerzvoller Entsagung steht er dem unheilbaren Krebs gegenüber.

Die alten Dogmen, die er durch eigne Erfahrungen nicht

prüfen kann, aber doch nicht zu verwerfen wagt, führt er kurz als Ueberlieferungen an; was er „eigenhändig“ erprobt hat, das soll der Leser und Schüler vertrauensvoll entgegennehmen. (K. 86.) Er hat sein Werk erst nach einer langjährigen Praxis verfasst; er spricht wiederholt (K. 86 und 90) von Mitteln, die er während seines ganzen, langen Lebens erprobt habe.

Uebrigens citiert er keinen Schriftsteller — weder Griechen noch Araber. Die wenigen Stellen, wo Galen in H. angeführt wird (K. 63 und 92), sind deutlich als unechte Einschiebsel zu erkennen; sie fehlen in A.

Abergläubische Mittel bringt er nicht. Auch die „heilsame Dreck-Apotheke“ ist ihm fremd, in der Aegypter, Griechen und Römer, sowie auch die meisten andren Araber zu schwelgen pflegen.

'Ammār hat grosse Reisen gemacht und in den verschiedensten Ländern beobachtet, prakticirt und operirt: in Ḫorasān bezw. Medien (K. 49); im 'Irāq (Diarbekr, K. 108; Kufa, K. 124); in Kanaan (K. 108; Tiberias, K. 108); im Nil-Delta und in Kaïro (Vorrede, K. 108); in Tunis (?, K. 107). Man könnte ihn mit Wenzel dem Aelteren († 1790 u. Z.) vergleichen, der als berühmter Star-Operateur die verschiedenen Länder von Mittel-Europa durchzogen hat. Als Frucht von 'Ammār's Reisen begrüssen wir den ältesten Versuch einer Star-Geographie. (K. 107.)

Kulturgeschichtlich sehr merkwürdig sind die beiden Schilderungen: erstlich, wie „der Beherrscher der Gläubigen“ Gelehrte aller Art um sich versammelte und unsren 'Ammār zur Ausarbeitung der Augenheilkunde auswählte (Vorrede, H.); und zweitens, wie 'Ammār am Lagerfeuer der nach Kufa ziehenden Karawane seine Beobachtungen über Heilung von Sehnerven-Leiden zu vervollständigen suchte (K. 124).

Somit gewinnen wir durch das Studium von 'Ammār's Schrift selber ein ziemlich klares Bild von seiner Person und seinem Wirken, während die bisherigen Darstellungen, auch die neueste von Pansier[xxxvi], nur einige dürftige und zum Theil unrichtige Bemerkungen geliefert hatten.

[xxxvi] Collect. ophth. vet. auct., fasc. II, Paris 1903, S. 59.

Vorrede.

A.

Im Namen Gottes, des Allbarmherzigen. Gott segne Muḥammad und seine Familie. Preis sei Gott, dem Spender von Vorzug und Wohlthun und grossen Gaben. Mein Preisen möge hinleiten zu seinem Wohlgefallen und mich nahe bringen seiner Wohlthat. Gott segne unsren Herrn Muḥammad, der seine Offenbarung getreulich überliefert.

Es sagt ʿAmmār ibn ʿAlī, aus Mosul, der Arzt: Anwesend war ich bei einer Sitzung meines Herrn, des Richters der Richter, Mālik ibn Saʿīd[1], — Gott lasse seine Gerechtigkeit lange leben. Versammelt hatte er eine grosse Zahl von Männern der Wissenschaft jeder Art, darunter auch viele Aerzte, in Folge seiner Liebe zu den exakten Wissenschaften. Da sah ich bei ihm auch viele Augenärzte, solche

H.

[Es sagt der Uebersetzer, Nathan ha-Meʿāthī[2]: Die Prüfung fliesst aus der Liebe, und das Auge der Freundschaft schaut aus dem Herzen, das voll ist von der Verpflichtung zur Freundschaft mit seinem getreuen Rabbī Jiṣḥāq, um als Entgelt für gewährte Fürsorge zu übersetzen]

das Buch über Augenheilkunde,

das der gelehrte Abu'l Qāsim ʿAmmār aus Mosul verfasst und in seiner Muttersprache „die Auswahl“ (muntaḫab) genannt hat.

Es sagt der Verfasser: Preis sei Gott, dem Gelobten und Gepriesenen, dem Starken, dem Furchtbaren, der seine Gnade bewahret denjenigen, die ihn fürchten, dem Schöpfer des All, dem Beständigen, Ewigen, der früher war, als alles Frühe, der uns Vernunft giebt, zu er-

[1] Vgl. den Anfang unsrer Einleitung.

[2] Derselbe hat in der sogleich folgenden Vorrede des Verf.s (ʿAmmār's) den mohammedanischen Charakter der Segenswünsche abgeändert.

A.

aus Krankenhäusern und andre. Unter ihnen waren solche, die nicht lesen und schreiben konnten; unter ihnen war auch ein Erfahrener, welcher sagte: „Hier ist ein Heilmittel, das ich von meinem Vater ererbte; er hat es im Traum erschaut.“

Stellte ich ihnen Fragen aus der Wissenschaft der Augenheilkunde, so verstand Mancher nicht die Frage und wusste nicht die Antwort, wegen seines mangelhaften Studium der Wissenschaften. Sie kannten nicht die specifischen ⟨Heilmittel⟩ und hatten keine Erfahrung am Menschen-Auge. Kranke, welche zurücktreibender Mittel bedurften, wurden mit lösenden von ihnen behandelt, und umgekehrt. Stets irrten sie, doch aus Eigenliebe und Selbstbewunderung hielten sie es für überflüssig, sich an einen Mann der Wissenschaft zu wenden.

Da erfasste mich das Verlangen, Gott mich zu nähern und seine Belohnung und reiche Gabe zu heischen und die Huld meines Herrn, des Richters der Richter, — durch ein treffliches Buch über das, was ich erlernt

H.

kennen und einzusehen. Er sende seine Gnade seinem Volke und bewahre seine Huld seinen Propheten, den Propheten der Wahrheit.

Es sagt Abu'l Qāsim ʿAmmār aus Mosul: Als Gutes erwies der König der Gläubigen[3], — Gott lasse dauern seinen Ruhm! — den Männern von guter tüchtiger Gelehrsamkeit; und auf sie schaute mit dem Auge seiner Huld und Gnade, und befahl, vor ihn zu bringen eine Schaar jeder Art und Kunstübung von seinen Dienern, welche forschen und suchen in der Arbeit der Wissenschaft: da waren zwar viele, welche in der Augenheilkunde forschten; mir aber gab seine Majestät hierbei den Vorzug. Er würdigte mich seines freundlichen Auftrags, — Gott verleihe Heil ihm und seinem Hause! — für ihn ein Buch zu verfassen über Augenheilkunde, ⟨über die Theile des Auges,⟩ über seine Feuchtigkeiten und Nerven und Muskeln, und über seine Krankheiten, und über die Fragen[3a], die hier in Betracht kommen, und ihre Beantwortung, und über jede einzelne Krank-

[3] Text nicht ganz in Ordnung: ha-melek al-mu'menin.

[3a] Fehlt in A. und weist darauf hin, dass für Kap. 1 bis 4 in H. wohl einiges aus Hunain's „Werk über das Auge in Frag' und Antwort“ entnommen sein dürfte.

A.

und erprobt von der Wissenschaft des Auges, seiner Zusammensetzung — aus Häuten, Feuchtigkeiten, Muskeln und Adern, — und von allen seinen Krankheiten und ihren Heilungen, mögen sie durch Arznei, mögen sie durch Operation geschehen. Darin will ich die Heilmittel deutlich beschreiben, die für das Auge passen, ihre Kräfte und Eigenthümlichkeiten und ihren Nutzen, indem ich die Hauptsachen hervorhebe und dem Verständniss jedes Einzelnen nahe bringe. Darin werde ich auch erwähnen, was ich selber geheilt habe, mit dem Eisen und mit andren Mitteln.

Nun fange ich an mit Hilfe Gottes des Höchsten und seiner trefflichen Unterstützung.

H.

heit und über ihre Heilung, sei es durch Operationen, sei es durch Arzneien. In diesem Werke werde ich die ausgewählten Arzneien klar hervorheben, welche bei der Heilung des Auges in Betracht kommen, und ihre Kräfte und Wirkungen und Vorzüge deutlich, aber kurz ⟨erörtern⟩, damit es leicht sei für den Begriff der Anfänger. Auch werde ich meine eignen operativen Heilungen schildern und, was ich darin geleistet habe.

Von meinem Gott erbitte ich Hilfe und Unterstützung, heute und immerdar.

Ich werde also darstellen die Häute[4] des Auges, seine Flüssigkeiten, Nerven und Muskeln, nach der Reihenfolge, und ihre Lagen und Ursprung-Stellen; danach ihre Erkrankungen und die Heilmittel der letzteren, — und zwar jede Krankheit und ihre Behandlung für sich, ohne dass eine andre Krankheit sich einmischt, damit alles für den Studirenden bequem zu finden und für einen Jeden leicht zu begreifen sei, und er nicht grosse Anstrengung und Ueberlegung nöthig hat. {Bei Gott, dem Höchsten ist die Hilfe.}

[4] H. Natur.

[Erstes Kapitel.[5]

Was ist das Auge?

Das Auge ist das Werkzeug des Sehens. Der Name desselben stimmt überein mit seiner Function, — in allen Sprachen. Auge wird dieses Organ genannt. In der arabischen Sprache heisst dies soviel wie Quelle[6], weil eben das Auge aus so vielen Theilen zusammengesetzt ist.

Im Auge wohnt die feinste aller Sinnes-Empfindungen: die Empfindung des Sehens ist feiner, als die des Hörens, Riechens und Tastens.

Zweites Kapitel.

Beschaffenheit des Auges.[7]

Das Auge ist ein Körper, der sich zusammensetzt aus Häuten und Hüllen, Feuchtigkeiten, Adern und Nerven.

Drittes Kapitel.

Vorzug des Auges.[8]

Die Vortrefflichkeit des Auges besteht darin, dass es diejenige Empfindung in sich birgt, mittelst welcher Körper, Farben und Gestalten wahrgenommen werden, — was von ihnen gross und was klein ist.

---

[5] Kap. 1 bis 4 fehlen in A. und dürften unecht sein, d. h. nicht von ʿA. herrühren.

[6] Der Text von H. ist hier in Unordnung. In A. fehlen überhaupt die sprachlichen Bemerkungen. Aber die beiden späten und umfangreichen Lehrbücher der Augenheilkunde von Ḫalīfa und Ṣalāḥ-ad-dīn verschmähen nicht derartige Gelehrsamkeit; sie bringen z. B. Ableitungen der Worte mihatt und miqdaḥ (Star-Nadel), — übrigens unrichtige! Der erstere hat auch eine lange Erörterung des Wortes ʿain (Auge), die aber mit der Bemerkung von H. sich nicht deckt. Am meisten stimmt mit H. der folgende Satz aus dem „Führer in der Augenheilkunde" von Ġāfiqī (I, 2): „Das Auge besitzt die Sehkraft. Sein Name hat Theil an der Thätigkeit des Sehens in allen Sprachen. Auge (ʿain) wird es genannt. Die Erklärung dieses Namens ist Quelle (janbūʿ). Sein Name ist ʿain; denn seiner Theile sind viele; es ist aufgebaut und zusammengesetzt aus vielen Theilen . . ." (Bekanntlich heisst ʿain 1. Auge, 2. Quelle.)

Aehnliche Sätze finden wir noch bei Alcoati und bei Šāḏilī.

[7] A. b. J. I, 1. [8] A. b. J. I, 2.

Viertes Kapitel.
Nutzen des Auges.[9]

Der Nutzen des Auges besteht darin, den Körper gegen Schädlichkeiten zu schützen, die ihn von aussen treffen könnten und ihn dahin zu geleiten, wohin er will. Deshalb ist es ⟨oben⟩ in den Kopf eingesetzt, wie ein Wächter, der den Garten behütet.]

Fünftes Kapitel.
Zusammensetzung des Auges.

Das Auge ist zusammengesetzt aus 7 Häuten, 3 Feuchtigkeiten, 9 Muskeln nebst feinen Nerven, welche mit denselben verbunden sind und ihnen die Bewegung mittheilen, wozu noch ausserdem der hohle ⟨Seh-⟩Nerv hinzukommt. {Dies ist übrigens der einzige hohle Nerv im ganzen Körper.}

Der Schöpfer — sein Name sei gepriesen! — hat die drei Feuchtigkeiten innerhalb der sieben Häute gesetzt, damit die letzteren von den ersteren jeden Schaden fern halten und ihnen jeden möglichen Nutzen zuführen.

Dies sind die Häute. ⟨Zuerst⟩ die Netzhaut. Sie wird so benannt, weil sie Schlag- und Blut-Adern enthält, welche derartig mit einander verflochten sind, wie das Netz der Fischer.

Nach aussen[10] schliesst sich daran die Nachgeburt-Haut (Aderhaut). Diesen Namen hat man ihr gewählt, weil sie sehr gefässreich ist. Sie umhüllt und umfasst die Netzhaut[11], welche hervorwächst aus dem Ende des hohlen Nerven.

Weiter nach aussen[10] von ihr schliesst sich die harte Haut an. Sie hat ihren Namen von ihrer Festigkeit. Denn der Schöpfer — sein Name werde gepriesen! — hat die harte Haut in die Tiefe der Augengrube gelegt und vorn an den Knochen angeschmiegt, um von dem Auge die Härte des Knochens abzuwehren und [vermöge ihrer eignen Härte] die Schädlich-

---

[9] A. b. J. I, 2.

[10] H. „innen“, -- ein Schreibfehler. A.: „Von dem, was darauf folgt, ist die Nachgeburt-Haut.“

[11] [und ist so zart, wie die Nachgeburt des Kindes (der Leibesfrucht)]: ein offenbares Einschiebsel in H., da diese Hinzufügung aus einem anatomisch richtigen Text einen unrichtigen machen würde.

keiten, die von jenem entstehen könnten. [Sie ist für das Auge, was die Säulenhalle für das Haus.][12]

Sechstes Kapitel.

Siehe, die Netzhaut umfasst die Glas-Feuchtigkeit. So wird die letztere genannt, weil sie dem klaren, geschmolzenen Glase gleicht.[13]

Siebentes Kapitel.

Daran schliesst sich nach aussen die Krystall-Feuchtigkeit. Durch diese geschieht das Sehen[, durch keinen andren von den sie umhüllenden Theilen des Auges]. Versenkt ist sie in's Innere ⟨der Glas-Feuchtigkeit⟩ bis zu ihrer Hälfte und bezieht ihre Nahrung von jener. Ihren Namen hat sie deshalb, weil sie an Durchsichtigkeit und Farblosigkeit dem Eise gleicht[, das aus klarem Wasser sich bildet]. Diese ⟨Krystall-⟩ Feuchtigkeit liegt in der Mitte des Auges, wie der Mittelpunkt in einer Kugel.[14]

Achtes Kapitel.

Was sich nach aussen zu daran anschliesst[15], ist diejenige Feuchtigkeit, welche die eiweiss-artige genannt wird. Zwischen beiden scheidet die dünne Haut, welche die spinngewebige heisst — wegen ihrer Reinheit und Weisse. Wäre

[12] A. b. J. I, 6 u. 7. [13] A. b. J. I., 9. [14] A. b. J. I, 8.

[15] Hier ist inmitten des Satzes, der nachher ganz richtig beendigt wird, das 8. Kapitel — es ist allerdings als das 7. bezeichnet, — aus dem ersten Buch des almansurischen Werks von ar-Rāzī, über die Anatomie des Auges, eingeschoben. Wie dasselbe so unorganisch in unsren Text H. gerathen, ist schwer zu sagen. Vielleicht hatte der Schreiber auch noch gleichzeitig das almansurische Werk abzuschreiben und hat sich in seinen Büchern vergriffen, oder es ist aus einem eingelegten, losen Blatt in den Text gerathen. Somit sind die folgenden beiden Bemerkungen zu berichtigen: 1. Perreau, Boll. ital. degli studi orient., I, S. 287, 1876/7: „alla terza pagina citasi il cap. VII del libro Almansor, circa la forma degli occhi." 2. Steinschneider, hebr. Uebersetzungen, § 427: „ʿAmmār citirt eine Stelle aus Tr. VII (über Chirurgie) des Buches Almansur."

sie nicht klar, so würde das Licht nicht durch sie hindurchgehen. Der Schöpfer — er sei gepriesen! — hat diese Haut als Scheidewand zwischen die beiden Feuchtigkeiten gesetzt, da ja die eiweissartige in der Länge der Zeit grosse Veränderungen in Bezug auf Quantität und Qualität erleidet.[16] Ihren Namen hat diese Feuchtigkeit, weil sie dem dünnen Eiweiss an [Aussehen und] Klarheit [und Weisse] gleicht.[17]

Neuntes Kapitel.

Nach aussen schliesst sich an diese Feuchtigkeit die Traubenhaut (Beerenhaut). Sie hat ihren Namen davon, dass sie die Gestalt einer halben Weinbeere darstellt. An der Innenseite ihrer Wölbung finden sich Zotten [und Rauhigkeiten], wie im Vormagen der Vögel[18], rings herum; aber an ihrer Aussenseite ist sie glatt. Ihre Ernährung erfolgt von der Eiweiss-Feuchtigkeit her. Sie hat ein Loch, {welches Gott, der Gepriesene, erschaffen,} damit das Licht nach aussen durchdringe, um auf den Sehgegenstand zu treffen. Es ist in Verbindung mit dem ⟨Seh⟩-Strahl.[19]

Zehntes Kapitel.

Nach aussen schliesst sich die Hornhaut an. Sie wird so benannt wegen ihrer Härte und Klarheit. Denn sie gleicht einer dünnen, geglätteten Hornschicht.[20]

Elftes Kapitel.

Nach aussen schliesst sich die Bindehaut an. Sie bildet das Weisse des Auges und liegt nach aussen von den erwähnten Häuten und Flüssigkeiten.[21]

---

[16] Zur Ergänzung dieses Gedankens diene der folgende Satz aus A. b. J. I, 13: Die Spinngewebshaut schützt den Krystall vor den Krankheiten, welche die Eiweiss-Feuchtigkeiten befallen.

[17] A. b. J. I, 14.

[18] ḥawāṣil.

[19] A. b. J. I, 14. [20] A. b. J. I, 15. [21] A. b. J. I, 17.

Zwölftes Kapitel.

Alle die erwähnten Häute und Flüssigkeiten sind nur erschaffen, um dem Krystall zu dienen, — entweder[22] um ihm Nutzen zuzuführen oder Schaden von ihm abzuwehren. Die Beschaffenheit dieser Feuchtigkeit ist weiss, klar und rund, aber [nicht vollkommen kugelrund, sondern] mit mässiger Abplattung. Der Schöpfer[23] hat sie derartig geschaffen, damit sie ⟨einerseits⟩ von den wahrgenommenen Gegenständen in grösserem Umfang afficirt werde, und damit sie ⟨andrerseits⟩ von Schädlichkeiten nicht betroffen werde.[24]

Dreizehntes Kapitel.

Der Sehgeist dringt vor zu jener ⟨Krystall-Feuchtigkeit⟩ vom hohlen Nerven her, durch welchen er hindurchgeht. Er eilt durch jenen.[25] Das Licht geht durch, bis es aus dem von mir bereits erwähnten Loch herausdringt, um auf den Sehgegenstand zu stossen. Es ist gegenüber dem Strahl{, damit er in Verbindung mit dem Licht der Sonne trete}[26]

---

[22] In H. sind die folgenden beiden Sätzchen umgekehrt.

[23] H. hat hier einen wortreicheren Text und noch zwei Zusätze: [Ihre Weisse und Klarheit ist deswegen vorhanden, damit sie rascher von den Farben afficirt werde. Ein weisser Körper, wie klares Glas, Saphir u. dgl., nimmt ja schnell die Farbe an.] Rund ist sie, damit sie nicht schnell Verletzungen und Schädigungen erleide. Jede eckige Figur ist ja dazu veranlagt, rascher Schädigungen anzunehmen, als die Kugel. Sie ist aber abgeplattet, damit sie von einer grösseren Menge von Sehgegenständen getroffen werde. Ein breiter (platter) Körper berührt mehr, als ein kugliger.

[Was darauf hinweist, dass durch diese Feuchtigkeit das Sehen erfolgt, — und nicht durch einen der übrigen Theile des Auges, — ist die ⟨Thatsache⟩, dass der Star, wenn er zwischen Krystall und Sehgegenstand sich einschiebt, das Sehen aufhebt; dass aber nach Beseitigung des Stars das Sehen wiederkehrt.]

[24] A. b. J. I, 8.

[25] A. wie H.: „er reitet auf ihm".

[26] A. b. J. I, 20.

[Vierzehntes Kapitel.

Der Ursprung der Sehnerven.[27]

Die beiden hohlen Nerven, durch welche das sehende Licht hindurchgeht, entspringen aus dem Gehirn, und zwar in folgender Weise. Die beiden Sehnerven wachsen aus den beiden Seiten des Vorderhirns hervor; sie gehen aber nicht gerade nach vorn, sondern schräg, durch die Knochen des Kopfes, bis sie sich mit einander verbinden, nahe vor der Nase. Ihre beiden Kanäle vereinigen sich zu einem einzigen. Wenn sie sich aber wieder von einander trennen, dann geht jeder von beiden zu demjenigen Auge, das seiner Ursprung-Stelle entspricht, der von der rechten Hirnhälfte herkommende Nerv zum rechten Auge, und der von der linken zum linken, damit nichts verloren geht von ihren Kräften. Ihre Figur entspricht dem beigefügten Bilde.[28]] (Siehe folgende Seite.)

Fünfzehntes Kapitel.

Die Bewegungs-Muskeln.[29]

Die Muskeln, welche das Auge drehen[30] und bewegen, sind neun an der Zahl, — abgesehen von denjenigen, welche an den Augenlidern sich befinden[, und das sind noch drei].

Von den erstgenannten sind drei an der Wurzel[31] des hohlen Nerven, durch welche der Sehgeist hindurchgeht, zum Auge hinein. Ihr Nutzen besteht darin, den Nerven kräftig festzuhalten, damit er sich nicht erweitere {und ausbreite}: denn dadurch würde das Licht sich zerstreuen.

Vier Muskeln sind aber ⟨rings um den Augapfel⟩ vertheilt: der eine am grossen Augenwinkel, der zweite am kleinen, der dritte oberhalb, der vierte unterhalb ⟨des Auges⟩. Dazu gibt es noch zwei schiefe; diese umfassen das Auge von rechts nach

---

[27] Man möchte dieses Kapitel für wichtig halten. Dennoch gehört es ʿA. nicht an, wenigstens nicht in dieser Form, da auf eine Figur hingewiesen wird. Vgl. A. b. J. I, 19.

[28] Das Bild fehlt, wie alle übrigen, in unsrer Handschrift H. Die Unterschrift unter der für das Bild freigelassenen Lücke lautet: „Dies ist das Bild des Auges und seiner Häute und seiner Flüssigkeiten und der hohlen Nerven." Als Ersatz geben wir umstehend die entsprechende Abbildung aus der Jeni-Handschrift „vom Genügenden in der Augenheilkunde" (Kāfi fi'l Kuḥl) des Ḫalīfa (um 1256 u. Z.).

[29] A. b. J. I, 18. [30] H. „umgeben".

[31] A. b. J. I, 18 „Einmündung".

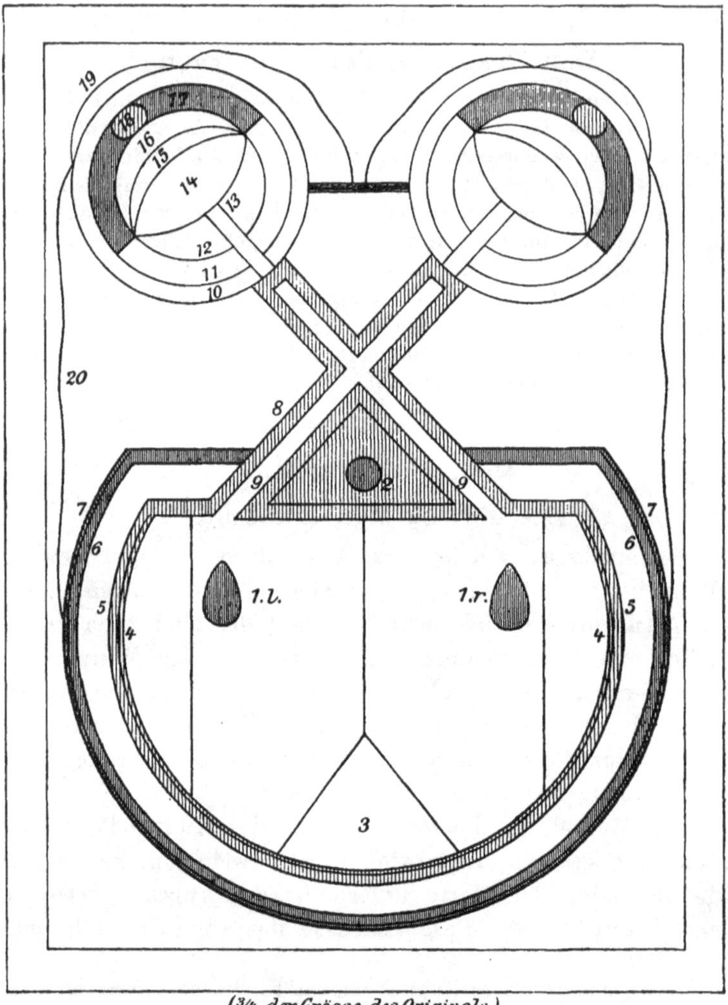

(3/4 der Grösse des Originals)

Erklärung der Figur:

1—3 Hirn-Kammern
4, 5 Hirn-Häute
6 u. 7 Knochen u. Knochen-Haut
8 Sehnerv
9 Kanal desselben
10 Lederhaut
11 Aderhaut
12 Netzhaut
13 Glaskörper
14 Krystall
15 Spinngewebshaut
16 Eiweiss-Feuchtigkeit
17 Traubenhaut
18 Pupille
19 Hornhaut
20 Bindehaut.

links, der eine oben, der andre unten. {Sie beide unterstützen den Gang der vier Augenmuskeln.}

Das Oberlid hat drei Muskeln. Durch diese geschieht die Bewegung desselben ⟨folgendermaassen⟩: zwei Muskeln bewegen es nach unten, einer hebt es nach oben. Aber das Unterlid hat keine Bewegung. [Denn es entbehrt der Muskeln.]

[Sechzehntes Kapitel.[32]

Nutzen der Häute und der Flüssigkeiten.

Die Netzhaut ist klar wie Glas; sie führt das Licht in die Krystall-Feuchtigkeit hinein, durch die Mitte der Glas-Feuchtigkeit, weshalb sie ja auch der letzteren benachbart ist.[33]

Siebzehntes Kapitel.

Die Aderhaut

ernährt die Netzhaut und schützt sie vor Schädlichkeiten; ihre Festigkeit behütet das Auge vor Schaden.[34]

Achtzehntes Kapitel.

Die Spinngewebshaut

liegt zwischen Eiweiss- und Krystall-Feuchtigkeit, damit diese sich nicht mit einander vermengen, und behütet den Krystall vor den Krankheiten, welche das Eiweiss betreffen. Von dem, was übrig bleibt von der Ernährung des Krystalls, wird die ⟨Spinngewebshaut⟩ gespeist.[35]

Neunzehntes Kapitel.

Die Traubenhaut

ernährt die Hornhaut und scheidet zwischen Krystall-Feuchtigkeit und Hornhaut, damit der ersteren nicht von der Festigkeit der letzteren ein Schaden zustosse. Auch hält sie die Flüssigkeit im Eiweiss zusammen, damit nicht das Licht sich zerstreue, wodurch das Sehen aufhören würde.[36]

---

[32] Der folgende Abschnitt von H. fehlt in A. und ist offenbar nicht von 'A: zumal er sogar Wiederholungen enthält. Vgl. Kap. 18 mit Kap. 8; Kap. 22 mit Kap. 7.

[33] A. b. J. I, 10. [34] A. b. J. I, 11. [35] A. b. J. I, 13.

[36] A. b. J. I, 15.

Zwanzigstes Kapitel.

Die Hornhaut

ist eine Hülle für die Traubenhaut und schützt sie von aussen, damit die Schädlichkeiten, welche von aussen neu entstehen, nicht rasch über sie kommen.[37]

Einundzwanzigstes Kapitel.

Die Bindehaut

ist die obere Hülle, welche das Weisse des Auges in sich hält. Siehe, sie festigt das Auge mit Kraft, von aussen. Von ihr ist es umgeben, wie von einem Zaum.[38]

Zweiundzwanzigstes Kapitel.

Nutzen der Feuchtigkeiten.

Durch die krystall-artige geschieht das Sehen[39], durch sie ⟨allein⟩ und durch nichts andres, wie wir bereits erklärt haben.

Die glas-artige ernährt die krystall-artige, die ihr benachbart ist, — mehr als jeder andre Theil.[40]

Dreiundzwanzigstes Kapitel.

Die eiweiss-artige schützt die krystall-artige, damit die letztere nicht austrockne durch die Luft von aussen; und ferner befeuchtet sie die Traubenhaut, damit diese nicht vertrockne durch die Wärme ⟨von innen⟩.[41]

Vierundzwanzigstes Kapitel.

Ursprung der Häute.

Die Bindehaut wächst hervor aus derjenigen Haut, welche dem Schädel aussen aufliegt.[42] Die Hornhaut wächst hervor aus der harten Haut[43], die Traubenhaut aus der Aderhaut[44], die Spinngewebshaut aus der Netzhaut.[45]

Fünfundzwanzigstes Kapitel.

Das Freiwerden des seelischen Geistes.

Derselbe entsteht aus dem ⟨Lebens-⟩Geist, der im Herzen wohnt, und zwar in folgender Weise. Aufsteigen vom Herzen zum Hirn zwei Adern, die, sowie sie unter das Hirn gelangen, in viele Zweige zerfallen

---

37 A. b. J. I, 16. 38 A. b. J. I, 17. 39 A. b. J. I, 8.
40 A. b. J. I, 9. 41 A. b. J. I, 14. 42 A. b. J. I, 17.
43 A. b. J. I, 16. 44 A. b. J. I, 15. 45 A. b. J. I, 13.

und ein Netzgeflecht bilden. Der Lebensgeist kreist fortwährend durch diese Verflechtung, bis er sich verfeinert hat und austritt. Danach geht er von diesen Adern zu solchen, die einem Netz ähneln, hinein in die beiden Kammern des Vorderhirns und hält sich hier eine Zeit lang auf, bis er noch weiter verdünnt ist. Hat nun die Natur von diesem Geist das, was sich ihm zugemischt von Absonderung und dicken Theilen, hinein in die Nase und den Gaumen abgesondert; dann geht er heraus aus den Adern und den beiden vorderen Kammern in die mittlere und verdünnt sich dort noch weiter; endlich von der mittleren Kammer in die hintere, durch einen Durchgang zwischen diesen beiden Kammern. Dieser Durchgang ist jedoch nicht zu jeder Zeit geöffnet, sondern durch einen wurmähnlichen Körper verschlossen, bis die Natur — durch die Kraft des Schöpfers — den seelischen Geist herausführt aus der mittleren Kammer: dann wird der wurm-ähnliche Körper ⟨zur Seite⟩ gestossen, der seelische Geist geht durch, darauf kehrt jene Bedeckung an ihre Stelle zurück.

Wenn nun dieser seelische Geist durch das Gehirn hindurchgeht bis an den Ort der Pupille, dann findet das Sehen statt.[46]

Sechsundzwanzigstes Kapitel.

Ursprung der Bewegungs-Nerven.

Siehe, die Nerven, von denen die Bewegung der Muskeln abhängt, die ihrerseits wiederum das Auge bewegen, wachsen aus dem Gehirn hervor hinter dem Ursprung des ersten Paares, d. h. der hohlen Nerven, durch welche der Sehgeist hindurchfliesst. Nämlich dieses zweite Paar verlässt den Schädel durch ein Loch[47] zur Augenhöhle und verbreitet sich über die Muskeln des Auges und spendet ihnen Bewegung.

Siebenundzwanzigstes Kapitel.

Der Nutzen der Augenlider

ist der folgende: sie schützen das Auge, zur Zeit des Verschlusses gegen Staub und Rauch und bewahren dasselbe gegen Hitze und Kälte; ferner halten sie auf dem Auge die natürliche Flüssigkeit fest, damit das Sehen vollkommen sei.[48]

Achtundzwanzigstes Kapitel.

Nutzen der Wimpern.

Siehe, sie schützen das Auge vor Rauch und Staub und Schmutz, und schützen es auch durch ihre Flüssigkeit; sie schützen die Pupille und stärken dieselbe. Beweis dafür ist ⟨die Thatsache⟩, dass derjenige, dessen Augenwimpern ausgefallen sind, schwachsichtig wird.[49]

[46] A. b. J. I, 20. [47] Fehlt bei A. b. J. I, 19.
[48] Vgl. A. b. J. I, 21. [49] A. b. J. I, 21.

Neunundzwanzigstes Kapitel.

Die Natur des Auges

ist warm, aber seine Mischung ist feucht. Beweis: wenn man das Auge betastet, findet man dasselbe warm und weich.[50]

Dreissigstes Kapitel.

Farben des Auges

giebt es vier: 1. die schwarze, d. h. die Farbe des Spiessglanzes; 2. die blaue; 3. die grüne; 4. die gefleckte.

Die schwarze Farbe entsteht aus sieben Ursachen: entweder aus Verringerung des Sehgeistes, oder aus Trübung desselben, oder aus Kleinheit des Krystalls, oder aus Versenkung desselben in die Tiefe, oder aus Schwärze der Traubenhaut, oder aus Menge der Eiweiss-Feuchtigkeit, oder aus Trübung derselben.[51]

Die blaue Farbe hat gleichfalls sieben Ursachen; dieselben sind entgegengesetzt denjenigen für die schwarze: also entweder Menge des Sehgeistes, oder Klarheit desselben, oder Grösse des Krystalls, oder Vorlagerung desselben, oder Verringerung der Schwärze der Traubenhaut, oder Verringerung des Eiweisses, oder Klarheit desselben.[52]

Verbindet sich ein Theil derjenigen Ursachen, welche Schwärze erzeugen, mit denjenigen, welche Bläue bewirken, so entsteht die graue und die gefleckte Farbe: nur dass in dem grauen Auge mehr Sehgeist sich befindet.]

Einunddreissigstes Kapitel.

Das ist[53] das Wesentliche über die Theile des Auges und über seine Zusammensetzung. Ich habe hierbei nur das Nächstliegende berücksichtigt, damit Jeder es verstehe und sowohl das Allgemeine wie auch das Besondere begreife. Denn dieses Buch ist eben eine Auswahl von der Wissenschaft des Auges und seiner Heilung.

Wir erörtern jetzt die Krankheiten jedes Theiles vom Auge, mit ihren Namen. Unsre Darstellung ist leicht für das Verständniss. Ich betone, welche Krankheit die Operation

---

[50] A. b. J. I, 3. [51] A. b. J. I, 3. [52] A. b. J. I, 5.

[53] H. kürzer: „Das ist das, was wir erklären wollten hinsichtlich des Auges, seiner Einrichtung und seiner Theile. Nun wollen wir beginnen mit der Erörterung von der Heilung seiner Krankheiten, nach der Reihenfolge."

erheischt, und wie sie stattfinden muss — ohne Schädigung des Kranken. Auch erwähne ich die nicht-operativen Heilmittel, in kurzer und leichter Darstellung.

[Zuvor aber[54] will ich die ⟨vier⟩ Abtheilungen (Stadien) der Krankheit namhaft machen; denn kein Mensch kann Heilung bewirken ohne Kenntniss dieser ihrer Abtheilungen.

Zweiunddreissigstes Kapitel.

Ich sage: siehe, der Abtheilungen der Krankheit sind vier, der Anfang, das Ansteigen, die Höhe, das Absteigen.[55]

Die Abtheilung des Anfangs besteht darin, dass der Schaden bereits die natürlichen Verrichtungen betroffen; jedoch die natürliche Kraft noch nicht begonnen hat, die Krankheits-wirkende Ursache zu reifen.[56]

Dreiunddreissigstes Kapitel.

Die Abtheilung des Ansteigens besteht darin, dass die Krankheit zunimmt und stärker wird; dass durch ihre Vermehrung die Kraft geschwächt wird, und dass die Natur bereits begonnen hat, mit der Krankheit sich zu beschäftigen, — nur dass ihre Wirkung ohne Ordnung und Vollendung von statten geht.[57]

Vierunddreissigstes Kapitel.

Die Abtheilung der Höhe besteht darin, dass die Krankheit in einem Zustand verharrt und nicht zunimmt; und dass die Krankheit bereits Zeichen erkennen lässt, welche hinweisen auf[58] den Sieg der Natur über die Krankheit, oder der Krankheit über die Natur.

Fünfunddreissigstes Kapitel.

Die Abtheilung des Absteigens besteht darin, dass die Krankheit bereits abnimmt, und dass die Natur bereits die Krankheit gereift hat und sie abstösst und alle ihre Knoten gelöst hat.[59]

[54] Diese Anfangsworte kennzeichnen das Folgende als Einschiebsel, gerade so wie im Kap. 97.

[55] A. b. J. II, 1 (S. 43).

[56] A. b. J. ebenso.

[57] A. b. J. ebenso.

[58] A. b. J. hat nur die zweite der beiden Möglichkeiten.

[59] A. b. J. ebenso.

Sechsunddreissigstes Kapitel.

Geheilt[60] wird die Krankheit in ihrem Beginn dadurch, dass man die Flüssigkeiten, welche sich in das Glied ergiessen, in Bewegung setzt; und im Ansteigen durch das, was beruhigt und sammelt; und auf der Höhe durch das, was reift und lockert und zieht; und im Absteigen durch das, was schmilzt und reinigt und ausspült.[61]]

Siebenunddreissigstes Kapitel.

Jetzt[62] mache ich den Anfang mit der Erörterung der Lidkrankheiten und ihrer Heilung. Erst kommen die Krankheiten, und nach Schilderung der Krankheiten und ihrer Ursachen folgen die Heilmittel, in geordneter Reihenfolge.

Krankheiten der Augenlider

giebt es dreizehn.[63] Es sind die folgenden: Krätze, Hagelkorn, Steinbildung, Verwachsung, Blase, Lidrand-Entzündung, Verkürzung, Läuse, Wimper-Ausfall, überschüssiges und eingestülptes Haar, Gerstenkorn, Grind.

Achtunddreissigstes und neununddreissigstes Kapitel.

Von der Krätze (Trachom)[64] giebt es vier Arten.

Die erste gleicht den Masern. Sie tritt auf bei Menschen, welche schon lange an Augen-Entzündung gelitten, und ent-

---

[60] Von hier ab fehlen in H. die Bezeichnungen der Kapitel; doch sind die Anfänge derselben gewöhnlich durch die Schrift angedeutet. A. hat keine Kapitel-Bezeichnungen, wohl aber grössere Schrift, wenn ein neuer Gegenstand begonnen wird. Wir haben die weitere Kapitel-Eintheilung so gemacht, dass wir jeder Krankheit sowie ihrer Behandlung ein neues Kapitel geben.

[61] Genauer, als A. b. J. II, 1 (S. 43).

[62] H. kürzer: „Jetzt beginnen wir mit der Aufzählung der Krankheiten." Und, nach der Liste der Lidkrankheiten: „Wir wollen sie erklären, eine nach der andren."

[63] A. b. J. hat 29, von denen aber nur 11 dem Lid allein angehören.

[64] Ebenso A. b. J. II, 7, der gleichfalls mit dieser Krankheit den Anfang macht. — H. hat genau den gleichen Text, wie A. (sogar in den so zusammengesetzten Recepten); aber eine andre Anordnung: in H. werden erst alle vier Arten beschrieben; dann folgt die Behandlung jeder der vier Arten, nach der Reihe. Darum haben wir die doppelte Kapitel-Zahl gewählt, um mit dem weiteren in Uebereinstimmung zu bleiben.

steht[65] in Folge von blutiger Mischung (Dyskrasie) mässigen Grades, und ferner vom Zaudern[66] bei der Behandlung der Augen-Entzündung.

Die Behandlung geschieht durch Aderlass an der Kephalica und durch Abführen. Nachher reibe man das Auge ein mit dem Wein[67]-Kollyr {oder dem Narden-Kollyr}.

Beschreibung des Wein-Kollyrs. Man nehme Blut-Eisenstein, gut zerrieben [auf einem Marmorstein], 5 Drachmen, arabisches Gummi 3, gebranntes Kupfer 2, Safran 1, gebrannten Kolkotar $1^1/_2$, Alaun aus Jemen 1, Grünspan 1 Drachme: diese Arzneien werden zerrieben, gesiebt, geknetet mit herbem Wein; man mache kleine Kügelchen daraus und trockne sie im Schatten; man reibe davon, zur Zeit des Gebrauchs, auf einem Wetzstein[68] und reibe damit ein das Innere des oberen Augenlids.

Mache aber nicht eine Einreibung nach der andren, denn das würde gar nichts nützen; sondern zweckmässiger Weise soll zwischen je zwei Einreibungen eine gewisse Zeit verstreichen: nämlich, sowie das Augenmittel durch die Thränen abgewaschen ist, dann reibe ein zum zweiten Mal, drei Sonden voll, am Morgen und am Abend[68a]: das nützt{, wenn Gott, der Erhabene, es will}.

Das Narden-Kollyr[, welches gleichfalls bei dieser Krankheit sehr nützlich ist,] werde ich in dem späteren Text bei der Behandlung der Augen-Entzündung beschreiben.

Das ist das Ganze von der Behandlung der ersten Art der Krätze. {Dies ist hinreichend.}

Die zweite Art ist rauher, als die erste, und stärker zerklüftet. Schmerz, Schwere und Thränen ist mit ihr verbunden, sowie eine Absonderung, die nicht gar dick ist. Sie entsteht

---

65 H. „wenn man bei der Behandlung der Augen-Entzündung das richtige Maass überschreitet". A. b. J.: „in Folge schlechter Behandlung".

66 H. Maasslosigkeit.

67 Nicht bei A. b. J., wohl aber bei Paul. III, c. 22 § 13 (G. d. A., S. 377). Recepte bei Paul. VII (S. 283).

68 H. [aus dem Lande Mascha]. — Ἀκόνη Ναξία. (Pindar. Isthm. 6, Thes. l. gr. I, 1243, μέγα λεξ. I, 89). Man sollte Nascha erwarten. Im Kap. 67 hat H. sogar Manscha (vgl. Anm. 195). — Bei A. fehlt dieser Zusatz an beiden Stellen.

68a Genauer, als bei A. b. J. II, 4 (S. 63).

in Folge einer reichlichen galligen und blutigen Materie (Dyskrasie).

Diese zweite Art erheischt eine ganz andre Behandlung, als die erste, und besteht darin, dass der Kranke, bevor das Auge ⟨örtlich⟩ mit dem scharfen Mittel behandelt wird, innerlich ein Mittel nehme, das nützlich ist gegen jene Dyskrasie, wie gelbe Myrobalanen mit Tamarinden-Abkochung.

Sein Recept ist folgendermaassen: Man nehme von entkernten Myrobalanen so viel, als der Natur des Kranken entspricht, zerstosse dieselben und weiche sie ein in Tamarinden-Abkochung, von Anfang der Nacht bis zum Ende, und kläre das Mittel. Der Kranke trinke davon[69], nach richtiger Gabe.[70]

Zwei Tage später entziehe Blut an der {senkrechten} Stirn-Ader. Siehe, durch diese ⟨Vor-⟩Behandlung werden die Materien kupirt. Danach {wende das Lid um mit dem Ende der Sonde und} reibe das Lid ein mit Zucker[71], bis du siehst, dass es bereits rein geworden, und die Rauhigkeit von ihm gewichen ist. Dann träufle in's Auge Eigelb, geschlagen mit Veilchen-Oel, und lege einen Bausch Baumwolle auf das Auge und verbinde dasselbe für die Zeit von 4 Stunden.

Dann wasche das Auge mit warmem Wasser und reibe beharrlich Morgens und Abends das folgende [Bluteisenstein-] Kollyr ein. Das ist das Recept desselben: Man nimmt Bluteisenstein und arabisches Gummi, je 10 Drachmen, gebranntes Kupfer 5, Opium 2, Safran und Grünspan je 1 Drachme: diese Arzneien werden vereinigt, zerrieben, {durch Seide} gesiebt, geknetet mit Wein; man mache Kügelchen daraus und trockne sie im Schatten. Die Behandlung damit geschehe in der soeben beschriebenen Weise.

Siehe, das ist eine hinreichende Behandlung, so dass dabei ein andres Mittel nicht erforderlich wird, — es sei denn im Auge noch eine andre Krankheit vorhanden. {Dies ist die Behandlung der zweiten Art der Krätze.}

Die dritte Art ist stärker und härter, als die beiden ersten; auch ist dabei die Rauhigkeit grösser. Bei dieser sieht

---

[69] In H. ist ein kleiner Ausfall, durch Schreibfehler.

[70] H. „nach Behütung und Behandlung“.

[71] A. b. J. (S. 64) bei der dritten Art.

man an der Innenseite der Lider Spaltungen, wie die einer ⟨geplatzten⟩ Feige. Deshalb heisst diese Art auch Feigenbildung. Verbunden ist mit ihr Schmerz, Schwere und Herabhängen des ⟨oberen⟩ Lids, und Stechen, wie von Dornen, und Röthe und Brennen und dicke Thränen.

Die Behandlung dieser ⟨dritten⟩ Art besteht darin, dass man — nach dem Aderlass an der Kephalica und Abführen [mittelst der Pillen] — das Lid umwendet und es mit dem Scalpell[72] schabt, — es ist dies ein verborgenes Messerchen, — bis eben das Lid gereinigt ist, und gar nichts übrig bleibt von jenen Rauhigkeiten. Hernach streue ein wenig Safran-Pulver auf die Spur des Reibens ein, — denn in diesem liegt specifische Kraft der Zusammenziehung[73] und Schmelzung; und träufle in's Auge Eigelb mit Veilchen-Oel und mache den Verband in der vorher beschriebenen Weise. Träufle ein Morgens und Abends und wiederhole den Verband für einen Tag, nicht länger.[74]

Die Nachbehandlung erfolge mit dem grünen[75] Kollyr. Das ist sein Recept: Man nimmt Bleiweiss, Ammon'sches Harz, arabisches Gummi, von jedem 2 Drachmen, Ammon'sches Salz[76] 1 Dr.{, Grünspan $3^1/_2$ Drachmen}: diese Arzneien werden vereinigt, zerrieben, durch Seide gesiebt und mit Rautenwasser geknetet; es werde getrocknet im Schatten, man mache ein Kollyr daraus; man reibe davon auf einem Wetzstein und behandle damit nach der für die erste Art gegebene Vorschrift

[72] H. „qamādīn, das ist ein krummes Messerchen. — A. „fanihas (?), das ist ein verborgenes Messerchen.“ Das ist wohl nur ein Schreibfehler. Denn nach Ḫalīfa (Fig. 5) heisst das gedeckte Messerchen qamādīn und sieht (nach der Jeni-Handschrift) so aus. (Die Pariser Handschr. hat eine andre Form, Abulqāsim eine dritte des gedeckten Messers überliefert.)

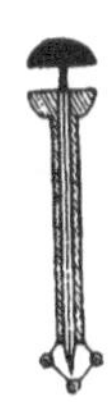

[73] A. ḥāṣir.

[74] So A. — H. ist hier nicht ganz correct.

[75] A. „folgendem“. — Das grüne Kollyr des A. b. J. II, 4 (S. 63) weicht ein wenig von dem des ʿA. ab.

[76] A. hat nicht nūšādir (Ammon'sches Salz), sondern naša (Stärke). Verwechselung ist möglich, da die Buchstaben d r in dem unmittelbar darauf folgenden Wort d r h m (Drachme) noch einmal vorkommen. — H. hat melaḥ Armoniak (Ammon'sches Salz). Vgl. Anm. 92.

und beharre bei der Behandlung, bis vollständige Genesung eingetreten. Aber vernachlässige den Kranken ja nicht; sonst würde Hornhautfell in seinem Auge entstehen. [Gott ist unser Arzt, Amen.] {Das ist das Ganze von der Heilung der dritten Art der Krätze.}

Die vierte Art ist noch härter, als die dritte{, welche voraufgegangen,} und rauher. Sie ist verbunden mit starker Härte und dicker Absonderung[77] und langwieriger, als alle die drei andren Arten. Denn sie ist bereits verhärtet und vertrocknet durch die schwarze Materie (die schwarzgallige Dyskrasie).

Für die Behandlung dieser Art giebt es nichts Besseres, als die Entleerung durch Aderlass an der Kephalica und die Darm-Entleerung durch Abführ-Pillen. Das ist ihr Recept.[78] Man nehme Fleisch (Pulpe) von Koloquinthen und Scammonium-Harz [aus Antiochia] und Press-Saft von Absinth, Aloë aus Sokotra[79] und Mastix, je 2 Scrupel: diese Arzneien werden vereinigt, zerrieben, gesiebt, mit Sellerie-Wasser geknetet; man mache Pillen daraus {und trockne sie im Schatten}; der Kranke nehme sie ein, mit {kaltem} Wasser, nach richtiger Gabe.

Hernach reibe das Auge ein mit Ammon'schem Steinsalz, bis es rein wird; danach träufle in's Auge Eigelb mit Veilchen-Oel und verbinde es nach der Vorschrift, die ich bei der Behandlung der beiden voraufgehenden Arten erwähnt habe.

Endlich reibe das Auge ein mit dem Kollyr aus Grünspan[80] und Ammon'schem Harz und Bleiweiss, — bis zur Zeit der Genesung. Sei ja nicht ungeduldig[81] bei der Behandlung. Denn diese Krankheit endigt erst nach langer Zeit. Vernach-

---

[77] H. [und Thränen, wie Eiter].

[78] In H. genau, wie in A.; nur ist die Reihenfolge der Arzneien ein wenig anders.

[79] H. hat für sokotri verschrieben sukari.

[80] H. „und das ist sein Recept. Man nehme Grünspan, Ammon'sches Harz und Bleiweiss zu gleichen Theilen" u. s. w. Also eine kleine Abweichung in der Formulirung und in der Stellung des Receptes.

[81] H. drückt dasselbe so aus: „Werde nicht kurzathmig". Die Bemerkung 'A.'s ist sehr vernünftig. Auch dass er die chirurgische Behandlung bei der dritten Art anwendet, nicht bei der vierten, im Gegensatz zu A. b. J., scheint recht zweckmässig.

lässige nicht[82] die [wiederholte] Entleerung, die ich erwähnt habe, [mittelst des Aderlasses und der Abführ-Pillen], sowie das ständige Einreiben des Augenmittels. Dies ist sein Recept. Man nehme Grünspan 5 Drachmen, Ammon'sches Harz 3 Drachmen, Bleiweiss 2 Drachmen; man verbinde den Grünspan mit dem Bleiweiss, nachdem man beide zerrieben und gesiebt hat, löse das Ammon'sche Harz in Rautenwasser, knete das Ganze und mache Kügelchen[83] daraus, trockne sie im Schatten und reibe damit ein.

[Wende dich nicht ab von der Behandlung. Denn auf der Beharrlichkeit in der Behandlung beruht die Genesung.]

{Dies ist das Ganze von der Heilung der vier Arten der Krätze, gemäss der erprobten Erfahrung. Weiche nicht ab von dieser Behandlung; denn sie ist sehr wirksam.}

Vierzigstes Kapitel.

Das Hagelkorn

[hat nur eine Art.[84] Es] entsteht aus einer dicken Flüssigkeit, welche in das Lid sich ergiesst und in seinem Inneren gerinnt und steinartig wird; dann ähnelt es einem rundlichen Hagelkorn.[85]

Einundvierzigstes Kapitel.

Die Behandlung

desselben besteht in[86] der Entleerung [durch Aloë-Pillen[87]. Ihr Recept. Man nehme Aloë 2 Drachmen, Rosen $^1/_2$, Mastix $^1/_4$, Kolo-

---

[82] H. hat dafür „durch die wiederholte Entleerung u. s. w." Sachlich ist es dasselbe. [83] H. „ein Kollyr".

[84] Diese fast überflüssige Bemerkung steht in H. vielfach, in A. fast niemals.

[85] A. b. J. II, 5 ebenso; auch in der gleichen Reihenfolge.

[86] A. „nach der Entleerung, darin, dass du das Lid umwendest". ... Aber eine Rand-Bemerkung, die leider von dem Photographie-Rahmen theilweise verdeckt worden, handelt von Aloë-Pillen und ihrem Recept. Diese Rand-Bemerkung dürfte später in den Text gebracht und zu den eingeklammerten Sätzen von H. verarbeitet worden sein.

[87] Weder bei A. b. J. noch bei J. S., auch nicht bei Aëtios oder bei Paulos.

quinthen $^{1}/_{3}$, Sellerie-Samen $^{1}/_{8}$ Dr., Traganth 4 Drachmen: diese Arzneien werden vereinigt, zerrieben, gesiebt und mit Rosenwasser geknetet; man bereite Pillen daraus, trockne dieselben im Schatten und lasse sie einnehmen in passender Gabe. Wenn du erkennst, dass der Körper bereits gereinigt ist, und du sicher bist, dass die Materie sich nicht mehr ergiesst; dann leg' auf das Auge das folgende Pflaster. Nimm Ammon'sches Harz, Galban-Harz, Balsambaum-Harz[88], gereinigtes und gewaschenes Wachs: alles dies wird in Lilien-Oel aufgelöst und dann auf die Stelle gethan, beharrlich, für einige Tage. Dies schmilzt das, was in dem Glied sich gesammelt hatte. Ist aber das Hagelkorn bereits hart geworden, und hast du keinen Erfolg mit der geschilderten Behandlung;] dann dreh' um das Lid, in welchem das Hagelkorn sitzt, mit dem Ende der Sonde[89] und lass' die Sonde nicht von ihrer Stelle an der Aussenseite des Lids, oberhalb des Hagelkorns. Denn nur dann ist es möglich, dasselbe zu öffnen, wenn die Sonde von hinten anliegt. Wenn du dies nun gemacht hast, und du siehst das Hagelkorn an der Innenseite des Lids, und wenn die Sonde dasselbe von der Aussenseite her festhält, und dein Finger sie stützt: siehe, dann spalte das Hagelkorn an der Innenseite des Lids. Die Spaltung geschehe nach der Länge des Lids und nicht nach der Breite.[90]

Sowie nun das Hagelkorn hervortritt, dann presse die Stelle mit deinem Daumen und Zeigefinger, während die Sonde immer noch von hinten her drückt und von der andren Hand gehalten

---

[88] H. hat dilio — oder rilio, da d und r schwer zu unterscheiden: so noch Kap. 47, 54, 78. Dies Wort hat uns viel Kopfzerbrechen verursacht, so lange wir nur H. besassen; zunächst wussten wir blos, dass es eine harzige Masse bedeutet.

A. hat das entsprechende Wort nur an einer der vier Stellen, Kap. 54, nämlich muql. Das bedeutet bdellium, das Harz von Balsamodendron Mukul. Die Italiener schreiben es allerdings bdellio, sprechen aber dellio, so dass in der hebräischen Schreibung dilio nicht der Anfangsbuchstabe b ausgefallen ist: wäre das Wort gebräuchlicher, so hätten vielleicht auch die Italiener schon lange die Schreibweise dellio eingeführt, wie tisi für ftisi. (H. schreibt schon dafür tiši, Kap. 99.)

In der (1491/2 zu Neapel) gedruckten hebräischen Uebersetzung des Kanon ist dem Wort muql die lateinische Erläuterung „bdellium" hinzugefügt.

[89] Diese sehr genaue Operations-Beschreibung ist nach A. — H. ist nicht ganz so klar, obwohl seine arabische Vorlage offenbar denselben Text gehabt.

[90] D. h. nach der grössten Ausdehnung des Lids, von rechts nach links, — die wir öfters als Breite bezeichnen.

wird. Nun wird die Stelle gereinigt von der geronnenen Materie, welche sich darin vorfindet.[91] Siehst du, dass sie gereinigt ist, dann streue etwas von dem {sogenannten} Königin-Pulver ein und lege auf die Stelle einen Verband und lass' sie drei Tage lang verbunden; erneuere aber den Verband an jedem Tag 2 Mal und streue jedes Mal das Pulver ein. {Begnüge dich damit, du brauchst bei dieser Behandlung keine andre.}

Hüte dich aber, von der Aussenseite des Lids her zu spalten. Denn das würde eine andre Krankheit hervorrufen.

Recept des [sogenannten] Königin-Pulvers. Man nimmt persisches Gummi und {weissen} Zucker und Stärke[92] und Meeres-Schaum zu gleichen Theilen, zerreibt es gut und siebt es durch Seide und hebt es auf in einem Gefäss und wendet es an bei Bedarf.

Zweiundvierzigstes Kapitel.

Die Steinbildung

rührt her von einem Ueberschuss (einer Absonderung) schwarzgalliger Materie, welche in das Lid sich ergiesst und dort erhärtet und ähnlich wird einem kleinen Korn, — an vielen Stellen ⟨der Innenseite⟩ des Lids, manchmal aber auch nur an einer Stelle.[93]

Der Unterschied zwischen dem Hagelkorn und der Steinbildung besteht darin, dass das erstere hart und rund ist, die letztere breit und porös.

---

[91] 'A. hat die Operation des gewöhnlichen Hagelkorns sehr anschaulich und sachgemäss beschrieben, besser als die Griechen Paulos (VI, c. 16) und Aëtios (c. 83, S. 189) und als die Araber A. b. J. (II, 5) und Abulqāsim (II, c. 9, S. 73). Doch berücksichtigt er das seltnere, nach aussen hervorragende Hagelkorn gar nicht, von dem diese auch handeln. Uebrigens ist dieses letztere von der Blase (Kap. 46) nicht verschieden.

[92] A. hat naša, nicht nūšādir; H. hingegen melah Armoniak. (Vgl. Anm. 76). — Bei A. b. J. II, c. 15 enthält das Königin-Pulver gleichfalls Stärke, überhaupt dieselben Bestandtheile, nur etwas andre Gewichts-Verhältnisse.

[93] A. b. J. II, 6 ebenso; auch in der gleichen Reihenfolge.

Dreiundvierzigstes Kapitel.

Die Behandlung der Steinbildung

besteht darin, dass der Kranke die Speisen aufgeben muss, welche schwarzgallige Materie erzeugen[, z. B. Kohl, Linsen, Oliven, Ochsen- und Kameel-Fleisch u. dgl.]; und dass man auf das Lid ein Mittel lege, welches die [erhärtete] Absonderung einschmilzt.

Recept eines Mittels, welches die Versteinerung einschmilzt. Man nehme [Myrrhe[94],] reinen Weihrauch, weissen Traganth, Aloë und Safran zu gleichen Theilen: diese Arzneien werden vereinigt, zerrieben, gesiebt, geknetet mit Kamillen-Abkochung, worin ein wenig Sagapen-Harz gelöst ist. Man bereite daraus ein Kollyr [und löse davon, zur Zeit des Bedarfs, ein wenig in Kamillen-Abkochung] und mache damit einen Umschlag auf die Lider.

Man salbe auch manchmal mit Sesam-Oel[95] nebst gelbem Wachs. Denn darin liegt Schmelzkraft für diese Abscheidung. Das ist das Ganze der Behandlung der Steinbildung.

Wird dabei der Kranke ganz gesund, so ist es gut. Wenn nicht, so heile ihn mittelst der ⟨operativen⟩ Behandlung des Hagelkorns.[96] Denn sonst würde vielleicht der Erguss sich eindicken und versteinern und nicht mehr schmelzen.

Vierundvierzigstes Kapitel.

Die Verwachsung

hat drei Arten.[97] Bei der ersten Art verwächst das Lid mit dem Weissen des Auges. Dies erfolgt nach der Operation des Fells (Pannus) und schlechter Behandlung dabei oder bei dem Abhäuten des Flügelfells.

Die zweite Art besteht darin, dass das Lid mit der Hornhaut verwächst. Dies geschieht in Folge eines eitrigen Geschwürs, welches an der Hornhaut hervortritt; während gleich-

---

[94] A. nur auf dem Rande.

[95] A. sīraǵ, H. šemen šumšemīn.

[96] A. b. J. II, 6, — ausführlicher.

[97] A. b. J. II, 7 ebenso und in der gleichen Reihenfolge. Doch ist 'A. besser und vollständiger.

zeitig auch an der Innen-Seite des Lids eine Excoriation und Entzündung besteht, in Folge des Uebermaasses von starkem Verbinden und in Folge zu vieler Behandlungen: dann verwächst eben das Geschwür mit dem Lid.[98]

Die dritte Art besteht darin, dass beide Lider mit einander verwachsen. Dies geschieht in Folge einer Entzündung der Lidränder, die so stark ist, dass Blut fliesst. Wenn diese Entzündung an den Lidrändern mit Blutung andauert und starkes Verbinden dazu, dann verwachsen sie mit einander: das ist ja selbstverständlich.

Fünfundvierzigstes Kapitel.

Die Behandlung der Verwachsung[99]

ist im Ganzen ein und dieselbe{, obwohl ja die Verwachsung selber nach drei verschiedenen Arten stattfindet}.

Der Arzt, welcher sich damit befasst, muss geschickt sein in der Anwendung des Messers. Mit ihm sei [ein gleichfalls erfahrener] Gehilfe, der ihm das Auge ⟨des Kranken⟩ festhalte.[100] Dann trete der Arzt heran voll Selbst-Vertrauen [und Zuversicht auf den Gehilfen] und löse die Stelle der Verwachsung mit dem breiten Messerchen[101][, das so aussieht,] und mache dies, bis das Lid zu seinem natürlichen Zustand zurückkehrt.

Danach kaue er Salz und Kümmel {und thue dies in ein Läppchen} und presse ⟨den Saft⟩ in's Auge, bis die Blutung aufhört. Danach schlage er Eigelb mit Veilchen-Oel und tauche Baumwolle hinein und lege dieselbe zwischen das Lid und diejenige Stelle, an welcher es von innen her mit dem Auge verwachsen war; und wiederhole nach der Vorschrift, Morgens und

[98] Hiervon hat Paulos (VI, 15) nichts, Aëtios (c. 66) das Geschwür, A. b. J. (II, 7) Geschwür und Lid-Schluss; aber ʿA. die drei Momente: Geschwür an der Hornhaut, Excoriation an der Innenfläche des Lids, übermässiges Verbinden.

[99] Die Beschreibung der Operation ist besser und vollständiger bei A. b. J. II, 7.

[100] H. „öffne“.

[101] A. mibḍaʿ, H. ismīl (= σμήλη). Die Figur fehlt immer in H., wie wir schon erwähnt. Wir geben deshalb, nach Ḫalīfa (Fig. 15) das Bild des mibḍaʿ.

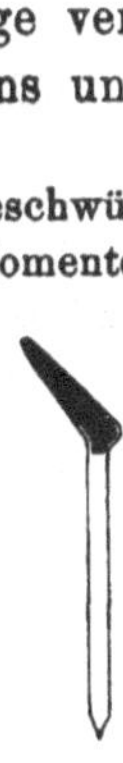

Abends, Salz und Kümmel, sowie Eigelb und Veilchen-Oel[102], bis drei Tage verflossen sind. Danach streue auf die Stelle das Königin-Pulver, dessen Beschreibung voraufgegangen, bis zur Genesung. Man braucht kein andres Heilmittel. Die Genesung wird eine vollständige. Das ist das Ganze der Kur der Verwachsung{, — durch Eisen und durch Arzneien, — das Sicherste, was es hierfür giebt}.

Sechsundvierzigstes Kapitel.

Die Blase[103]

[hat nur eine Art. Es ist] ein Gebilde, ähnlich dem Fett, und hat einen dicken Körper und entsteht im Inneren des Oberlids, netzartig verflochten mit den daselbst vorhandenen Sehnen. Es entsteht in Folge einer schleimigen Materie, welche klebrig geworden. Die Blase hindert den Kranken, sein Oberlid zu erheben. Er kann auch in der Sonne sein Auge nicht öffnen, in Folge der überhandnehmenden Thränen-Menge. Das Volk nennt deshalb diese Krankheit „das Thränen". Meistens kommt sie in den Augen der Kinder vor und in denen der Frauen, wegen der Feuchtigkeit ihres Körpers.[104]

Siebenundvierzigstes Kapitel.

Die Behandlung der Blase[104a]

geschieht durch das Messer. Art und Weise dieser Behandlung.

[102] Merkwürdiger Weise steht hier sowohl in A. als auch in H. „Rosen-Oel".

[103] A. b. J. II, 21 ziemlich ebenso. Aber die Reihenfolge der Kapitel ist nicht mehr dieselbe geblieben, wie bei 'A.

[104] H. hat noch das Folgende, das wegen der Wiederholungen als Einschiebsel zu bezeichnen ist: [Sie beschwert das Auge. Viele Thränen befallen dasselbe. Die Lider ihrer Augen unterhalb der Augenbrauen sind feucht und schlaff. Die Kranken vermögen die Lider nicht gehörig zu erheben und werden oft von Augen-Entzündung heimgesucht.]

[104a] H. hat hier folgendes Einschiebsel: [erheischt Aderlass, gemäss dem Alter und dem Kräftezustand und Abführen des Schleims: und danach einen Lid-Umschlag in folgender Weise. Man nehme Balsambaum-Harz (Bdellion) von der feinsten Sorte, Ammon'sches Harz, persisches Gummi, Safran, je einen Theil: es werde zerrieben und gut gemischt, im Mörser, mit Essig; nachher werde darauf einmal Lilien-Oel, einmal Essig

Du legst[105] den Kranken auf seinen Rücken. Dann mache eine Wieke aus einem leinenen Läppchen, von der Dicke eines Fingers und ziehe das obere Lid nach unten und lege das untere Lid unter jenes, damit der äussere Theil des oberen Lids höher sei und lege die Wieke an das ⟨freie⟩ Ende des Oberlids. Hierauf[106] befehle dem Gehilfen, dass er sie kräftig festhalte; und lege in die Nachbarschaft des kleinen Augenwinkels einen Bausch von Baumwolle, und befehle jenem, den letzteren gleichfalls mit seiner Hand kräftig festzuhalten: alsdann sammelt sich die Blase in der Nachbarschaft des grösseren Augenwinkels am Oberlid unterhalb der Braue. Wenn du nun siehst, dass die Stelle bereits hervortritt, dann[107] befehle dem Gehilfen, dass er die Braue des Kranken nach oben gegen die Stirn hin ziehe, während seine andre Hand die Wieke und den Baumwollen-Bausch festhält, dann spalte die Stelle mit dem Messerchen. Hüte dich aber auf das Sorgfältigste, dass der Schnitt nicht {durch das Lid hindurch} in das Auge hineindringe.[108]

Wenn nun die Blase ausgetreten ist und nach aussen hervorragt, dann fasse sie mit einem {dünnen} Läppchen, damit sie

---

geträufelt, bis daraus eine Art von Salbe wird, die Mangitum (?) heisst. Hernach werde dieselbe ausgebreitet und auf ein Läppchen gethan und dies auf die Stelle aufgelegt, — drei Wochen hindurch. Dann hat sie vielleicht ⟨die Blase⟩ geschmolzen und beseitigt. Ist sie aber verhärtet, so muss man sie herausnehmen, in folgender Weise.]

105 A. tunauwim, „du lässt schlafen“; H. taškīb, „du legst“. Der Vergleich ʿAmmār's mit ʿAlī b. ʿĪsā macht doch eine Correctur unsrer Darstellung von der Narcose (Erster Theil, S. XXXII) nothwendig.

106 H. hat eine andre Lesart: Hierauf erfasse die Wieke mit deiner linken Hand und lege sie herum um die Blase von allen Seiten und drücke sie mit deiner Hand: alsdann sammelt sich die Blase in der Mitte der Wieke, am grösseren Augenwinkel im oberen Lid, bis zur Braue.“

Aëtios hat die Blase ausgelassen. Paul. (VI, 14) drückt sie zwischen Daumen und Zeigefinger (Celsus, VII, 7 ebenso), J. S. ebenso (Kap. III, 20); A. b. J. (II, 21) legt die Wieke auf die Wimper-Grenze des Oberlids und dehnt damit das Lid nach unten. ʿAbulqāsim (II, 10) empfiehlt dasselbe Verfahren, welches H. beschreibt.

107 H. kürzer „dann eröffne sie mit dem Messerchen“.

108 H. hat noch einen erklärenden Zusatz: [Das Maass des Eindringens vom Messerchen in die Tiefe sei nicht mehr, als beim Aderlass. Denn die Blase liegt zwischen den beiden Häuten des Lids. Die Er-

dir nicht entgleite und spanne[109] sie nach rechts und nach links, nach oben und nach unten, — alles[110] langsam, denn sie ist verstrickt mit den Sehnen des Lids, — bis ein Gebilde hervorkommt, das dem Rindertalg ähnlich sieht. Nimm dich aber sorgfältigst in Acht, dass du nicht stark ziehest. Denn ich habe schon viele ⟨Kranke⟩ gesehen, bei denen das Ziehen der Blase übertrieben wurde, und die dadurch von Lid-Lähmung betroffen worden sind, welche nicht zur Norm zurückkehrte, ausser nach der Operation der Schürzung.[111] Sieh' also auf deine Hände.

Wenn du das Herausziehen der Blase vollendet hast, dann leg' auf süsse Mandeln, Granatapfel-Blüthen und Rosen, zerrieben und gesiebt, geknetet mit Eigelb. Bedecke damit die Stelle drei Tage lang und wechsle es Morgens und Abends.[112] Du brauchst hierbei kein andres Heilmittel, falls nicht eine andre Krankheit hinzutritt.

Das[113] ist das Ganze von der Behandlung der Blase.[114]

Achtundvierzigstes Kapitel.

Die Entzündung des Lidrands.

Diese Krankheit hat nur eine Art.[115] Sie entsteht in Folge einer salpetrigen, salzigen Absonderung. Daraus erfolgt Röthe, Thränen, wegen der Schärfe der Absonderung und ihres Fressens.[116]

Neunundvierzigstes Kapitel.

Die Behandlung der Lidrand-Entzündung

besteht [nach Entleerung der schädlichen Materien, in der Einreibung des Auges mit dem Sumach-Kollyr.[117] Recept des-

---

öffnung betreffe die äussere Haut und die Hülle der Blase. Wenn du dies gemacht, — siehe, dann ist die Blase nach aussen gekommen.]

[109] H. [sie sanft empor und dehne]. [110] H. [ruhig und].

[111] H. [die weiter unten erklärt werden wird.]

[112] H. [siehe, das ist hierbei das wirksamste Heilmittel].

[113] H. „Zu Ende ist die B. d. B.“ [114] A. b. J. II, 21.

[115] Ausnahmsweise auch in A. [116] A. b. J. II, 16.

[117] A. hat, wenigstens auf dem Rande, eine Andeutung davon: „In einer Handschrift. Sumach-Blätter 30 Drachmen. Man giesse $^1/_2$ Pfund Wasser darauf.“ ... A. b. J. hat dieses Recept nicht.

selben. Bleiweiss-Pulver und Stärkemehl, je 5 Drachmen, arabisches Gummi und Weihrauch, je 3 Drachmen: diese Arzneien werden zerrieben, gesiebt und geknetet mit dem geronnenen Saft von Sumach.[118] Folgendermaassen ist seine Herstellung. Man nehme 30 Drachmen Sumach⟨-Blätter⟩, giesse darüber $^1/_2$ Pfund Wasser und koche dies bei gelindem Feuer, bis $^1/_4$ davon geschwunden. Dann werde es umgerührt, durchgeseiht und noch einmal gekocht, bis es die Beschaffenheit einer Augensalbe annimmt; hierauf 1 Scrupel Kampfer hinzugesetzt: damit werden jene Arzneimittel geknetet. Man bereitet ein Kollyr daraus und trocknet es und wendet es an. Die Behandlung besteht ferner] in beständigem Einreiben mit dem weissen Kollyr, in welches Sarcocoll nicht eingeht. Sein Recept. Man nehme Bleiweiss-Pulver 5 Drachmen, arabisches Gummi, {weissen} Traganth, je 3 Drachmen, Stärke 2 Drachmen, Kampfer[119] 1 Scrupel: diese Arzneien werden {vereinigt,} zerrieben, gesiebt, mit Eiweiss geknetet; man mache ein Kollyr daraus, trockne dasselbe {im Schatten} und gebrauche es, zur Zeit des Bedarfs, mit Rosenwasser. Das ist ein genügendes {Heilmittel gegen diese Krankheit}.

Wird aber die Erkrankung chronisch, so wende auf den Kranken das folgende Recept an, {kein andres.}[120] Sein Recept. Man nehme 10 Drachmen persischen Rosen-Oels, 3 von geläutertem Wachs, 3 Drachmen gelbe Myrobalanen: alles werde verbunden und bei [gelindem] Feuer gekocht, bis die Myrobalanen röthlich[121] werden. Nachher thue man es in einen Mörser und zerreibe es gut, bis es die Beschaffenheit einer Salbe annimmt, bewahre es in einem Glasgefäss und lege es auf die wunde Stelle. Mit diesem Mittel sah ich in Ḫorāsān einen Arzt die Lidrand-Entzündung heilen. Es ist wunderbar. [Du brauchst es nicht länger, als drei Tage.] Dies genügt zur[122] Schilderung der Lidrand-Entzündung und ihrer Heilung.

---

[118] H. [Der letztere heisst zaafa.]

[119] A. b. J. II, 38 (S. 138) hat dafür Opium.

[120] H. [dessen Anwendung ich in Medien beobachtet.]

An der richtigen Lesung dieses Wortes in H. ist nicht zu zweifeln, denn A. hat nach dem Recept die Bemerkung, dass er es in Ḫorāsān anwenden sah.

[121] jatawarrad. H. hat „schwarz“. [122] H. „Zu Ende ist“ . . .

Fünfzigstes Kapitel.

Die Lid-Verkürzung.[123]

Diese zerfällt in drei Arten. Die erste entsteht in Folge eines Geschwürs, das an der Aussenfläche des Oberlids herauskommt: wenn dies chronisch wird, dann schrumpft allmählich das Lid bis zur Vernarbung des Geschwürs; das Lid wendet sich dabei um und bedeckt nicht mehr das Weisse des Auges.

Die zweite Art sitzt im unteren Lid. Der Zustand dabei ist ebenso wie im oberen. Die ⟨Krankheit⟩ entsteht in Folge eines Geschwürs, welches ⟨das Lid⟩ nach unten zieht, oder in Folge einer Wunde, welche es an der Stelle betroffen hat: dann zieht das Lid sich nach unten und heftet sich an die Wange.[123a]

Bei der dritten Art wenden die Lider sich nach aussen in Folge des wilden Fleisches, das innen in ihnen wächst; das erfolgt bei chronischen[124] Krankheiten des Lids, wie bei der Krätze [Trachoma], wenn schliesslich das Glied schwer wird, und Materien sich hinein ergiessen.

{Das ist die Gesammtheit der Ursachen, welche die Lid-Ausstülpung hervorrufen.}

Einundfünfzigstes Kapitel.

Behandlung

der ⟨verschiedenen⟩ Arten der Lid-Verkürzung. Die Behandlung der ersten Art geschieht mit dem Eisen, und zwar folgendermaassen:

Nimm drei Haken in deine rechte Hand und hänge[125] einen an den Rand des Lids bei den Wimpern, den zweiten in die

---

[123] H. hat „šitra, die Erhebung des oberen Lids nach oben". Das stimmt aber nicht, da die zweite Art der hier beschriebenen Krankheit am unteren Lid sitzt. A. b. J. II, 8 hat auch drei Arten der š., aber die erste ist das Hasen-Auge, die zweite eine mässige Verkürzung des Oberlids, die dritte ist die Ausstülpung. J. S. in Kap. III, 12 ebenso. Hingegen ist hier bei 'A. — um die heutige Sprache der Aerzte zu reden, — das angeborene und das paralytische Hasen-Auge nicht abgehandelt, sondern nur erstlich das mechanische Hasen-Auge am Oberlid, zweitens dasselbe am Unterlid, drittens die sarcomatöse Ausstülpung.

[123a] A. bi'l waǵna, H. pānīm.

[124] H. unklar. [125] H. verschrieben.

Mitte ⟨des Lids⟩, den dritten daneben. Dann nimm die Haken in deine linke[126] Hand und spanne dieselben nach unten gegen die Wange zu und befiehl dem ⟨Gehilfen⟩, welcher die Hände des Kranken hält, dass er diesen sich nicht rühren lasse mit den Händen. Dann schäle du ab die Stelle ⟨der Narbe⟩ mit dem Scalpell{, welches dem Kopf des Scheermessers gleicht,} [das folgendermaassen aussieht[127]], bis das Lid [an seine Stelle und] zu seiner natürlichen Form zurückkehrt.

Hierbei[128] ergiesst sich viel Blut. Fürchte dich nicht davor. Wenn du nun siehst, dass das Lid bereits zu seiner [Stelle und] Begrenzung zurückgekehrt ist; dann lege auf ⟨die Wunde⟩ zwei grosse Compressen und befestige dieselben durch einen starken Verband, damit ⟨das Lid⟩ nicht in die Höhe gehe und emporsteige. Löse den Verband einmal an jedem Tage und klebe auf ⟨das Lid⟩ ein Pflaster aus schwarzer Salbe und Fett; denn in diesen {beiden} liegt Erweichung der Sehnen. Nimm die Compresse[129] nicht ab, bis die Wunde heil ist.[130]

Für die zweite Art, welche am unteren Lid entsteht, beruht die Behandlung darin, dass du die Haken reiten lässt, wie du es am oberen Lid gemacht hast. Darauf ziehst du die Haken mit deiner linken Hand nach oben, gegen die Stirn hin; nachher präparirst du das Lid frei, wie du es bei dem oberen Lid gemacht, bis es zu seiner Begrenzung zurückkehrt.

Manchmal entsteht bei einer derartigen Krankheit im Laufe der Zeit wildes Fleisch an der Innenfläche des Lids. Wenn du dann die Lid-Verkürzung lösest, so kehrt das Lid doch nicht richtig zum ebenmäßigen Zustand zurück {eben wegen dieses

---

[126] A. „rechte", ein leicht erklärlicher Schreibfehler. Ueberhaupt ist der Text von A. hier etwas weniger befriedigend, als der von H. „Dann nimm die Haken in deine linke Hand und löse die Ausstülpung mit deiner ⟨rechten⟩ Hand; und wenn du sie lösen willst, dann spanne die Haken nach unten; und derjenige, welcher die Hand des Kranken festhält, mache es so, dass dieser nicht rühre."

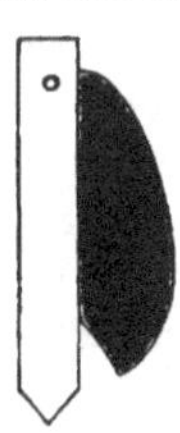

Man vergesse nicht, dass die erste Art der Ausstülpung am oberen Lid sitzt.

[127] qamādīn. — Das Scheermesser (mūs) hat bei Ḫalīfa (Fig. 12) die beistehende Form.

[128] H. „Wenn du dies ausführst."

[129] H. „das Mittel". [130] 'A. ist hier genauer, als A. b. J. II, 8.

Fleisches}. Wenn die Sache so ist, so musst du dieses wilde Fleisch mit drei Haken erheben und es abschneiden mit der Scheere, [mit welcher das Fell operirt wird,] damit deine Heilung vollkommen sei. War die Sache so, und hast du die Umstülpung gelöst und das Fleisch an der Innenfläche des Lids abgeschnitten[131]; so träufle ein in das Auge das Wasser von Salz und Kümmel. Hernach träufle in's Auge Gelb-Ei mit Veilchen-Oel und mache eine Compresse unterhalb des Lids auf das Auge mit zwei {grossen} Läppchen, damit die Verkürzung nicht zurückkehre und sich wieder befestige. Erneuere [den Verband] und das Heilmittel an jedem Tage; und, wenn du nicht {Fleisch} abzuschneiden hattest, dann alle zwei Tage.[132]

{Das ist das Ganze der Behandlung der zweiten Art.}[133]

Die Behandlung der dritten Art{, deren Ursache ich bereits erwähnt habe,} besteht darin, dass du die Stelle, an welcher die Verdickung sitzt, — an der Innenseite des Lids, — emporhebst: es ist dies hartes Fleisch, wie Knorpel. Fürchte dich nicht davor und hebe es empor mit Haken, von dem einen Augenwinkel bis zum andren. Danach schneide ein in der Nachbarschaft der Wimper⟨-Reihe⟩, unterhalb der Stelle, an welche du die Haken gehängt hast. {Und schneide einen zweiten Schnitt innerhalb (oberhalb) der Haken.} Diese beiden linearen Schnitte seien kräftig. Darauf schneide ab das Fleisch mit der Scheere, von dem einen Augenwinkel zum andren.

Dann ergiesst sich reichlich Blut von der Stelle; du siehst sogar klaffende Adern. Doch fürchte dich nicht davor. Kaue Salz und Kümmel{, thue es in ein Läppchen} und träufle daraus in das Auge. Das mach' drei Mal[134], bis die Blutung aufhört.

Hierauf mische Eigelb mit Veilchen-Oel und träufle es in's Auge und lege zwischen die Stelle[, an welcher du geschnitten,]

---

[131] Die Abtragung des wilden Fleisches ist also Zusatz zur Operation der ersten und zweiten Art. — In H. ist dieser Satz ein wenig anders: „Hast du dies alles gethan, und ist das Lid zu seinem natürlichen Zustand zurückgekehrt; so kaue Salz und Kümmel und träufle ⟨den Saft⟩ in's Auge."

[132] Hier zeigt jeder der beiden Texte eine kleine Lücke, so dass nur aus dem Vergleich beider das Richtige herauskam.

[133] Wildes Fleisch ensteht hauptsächlich bei der zweiten Art, d. h. am unteren Lid.

[134] H. „zu wiederholten Malen".

und die Bindehaut Baumwolle, welche in Eigelb und Veilchen-Oel getaucht ist. Mach' dies drei Tage lang und nimm' die Bäuschchen nicht ab bis zur Vollendung der Heilung. Nach diesen drei Tagen träufle in's Auge das bereits erwähnte Grünspan[135]-Kollyr. Diese Behandlung übe beständig. Denn sie bewirkt schnelle Genesung. Rasch kehren die Lider zu ihrem ⟨natürlichen⟩ Zustand zurück.[136]

Zweiundfünfzigstes Kapitel.

Von Läusen

giebt es eine Art. Sie entstehen an den Wurzeln der Lider und sehen eben aus, wie kleine Läuse. Befestigt[137] sind sie an den Wurzeln der Wimpern; — gerade so wie die Kameel-Laus sich anheftet. Sie entstehen von Mühsal und Anstrengung und zu seltenem Baden des daran Gewöhnten und von[138] dicken Speisen.

Dreiundfünfzigstes Kapitel.

Die Behandlung

besteht darin, die Haarwurzeln zu reinigen, bis in ihnen nicht das Geringste mehr ⟨von den Läusen⟩ übrig bleibt.

Danach wasche die {Wurzeln der Brauen[139] und der Wimpern} mit einer Auflösung von Alaun aus Jemen und von Natron. Der Kranke gehe beständig in's Bad.

[Wird er dabei gesund[140], so ist es gut; wenn nicht, so

---

135 H. „grüne“. 136 A. b. J. II, 6, S. 76.

137 Diese wichtige Thatsache steht weder bei den Griechen noch bei den andren Arabern, z. B. bei J. b. J. II, 14 und K. III, 1. Ersterer unterscheidet breite und gewöhnliche Läuse.

138 H. „vom Essen der dicken Speisen. Es erfolgt durch dieses ⟨Uebel⟩ Schwund in den Lidern und Haarwurzeln, indem manchmal Geschwüre entstehen in Folge des starken Anhaftens.“

139 Dieser Zusatz von A., der bei H. fehlt, ist praktisch wichtig, da bekanntermaassen diese Läuse von den Wimpern auf die Brauen übergehen.

140 A. hat am Rande die Spur eines Receptes aus Quecksilber und Oel. H. hat für Quecksilber „Staub von lebendigem Silber“; A. zaibaq.

Im Continens wird bereits Quecksilber-Salbe (sief ex argento vivo extincto) gegen Lid-Läuse empfohlen.

bringe das folgende Pflaster auf die Lider. Recept. Fein vertheiltes Quecksilber, Alaun aus Jemen, rother Arsen, Salpeter, Salz, Erd-Oel, je ein Theil: alles werde zusammengeknetet, unter Wasserzusatz; man mache ein Pflaster davon auf die Lider und hüte sich sorgsam, dass nichts davon in's Auge kommt. Denn dies ist schädlich.]

{Lass nicht aufhören das Waschen mit der Alaun-Lösung, bis die Wimpern-Wurzeln gesund und rein werden. Das ist das Ganze von der Behandlung der Läuse, nach der besten Art.}

Vierundfünfzigstes Kapitel.

Der Wimper-Ausfall

zerfällt in zwei ⟨Haupt-⟩Arten. Die erste ⟨Haupt-⟩Art entsteht entweder in Folge einer heissen, beissenden Materie, wie es bei der Fuchs-Krankheit der Fall ist; oder durch mangelhafte Ernährung ⟨der Haare⟩, wie bei der Kahlköpfigkeit.

{Es giebt auch noch eine zweite ⟨Haupt-⟩Art, bei welcher ausserdem noch Härte und Röthe und Dicke an den Lidern auftritt.[141]}

Fünfundfünfzigstes Kapitel.

Die Behandlung

der beiden ersten ⟨Unter-⟩Arten ist eine und dieselbe. Nämlich der Kranke nimmt die folgenden Pillen. Sie nützen bei dem Schwund der Wimpern und bei der Fuchs-Krankheit und bei der Kahlköpfigkeit. Ihr Recept. Man nimmt Turpet $1/2$ Drachme, blaues Balsambaum-Harz[142] $1/4$ Drachme, Armenischen Stein $1/4$ Drachme, Lärchenschwamm 3 Drachmen, Bittermittel $1/2$ Dr., {Safran 1 Scrupel, Naphtha-Salz $1/4$ Drachme, Sellerie-Samen $1/8$ Drachme[143],} Traganth und Scammonium-Harz je $1/4$ Drachme: diese Arzneien werden vereinigt, zerrieben, gesiebt, mit Rosen-

---

[141] Dieser Satz von A., welcher in H. fehlt, ist unentbehrlich; so dass wir denselben bei unsrer ursprünglichen Uebersetzung von H. aus A. b. J. II, 12 ergänzten.

[142] A. muql, H. dilio, — also Bdellium. Vgl. Anm. 88.

[143] In diesem Recept hat A. 3 Mittel mehr, als H., — und auch eine etwas andre Anordnung. Das Recept findet sich nicht bei A. b. J.

wasser geknetet; man mache Pillen daraus und trockne sie im Schatten. Sie werden eingenommen in passender Gabe.

Nach der Entleerung {bereite man das folgende Heilmittel und} mache einen Umschlag {auf die Köpfe der Wimpern}. Recept. Man nehme Veilchen-Russ 1 Drachme[144], Glasbecher-Russ[145] $^1/_2$ Drachme, Weihrauch-Russ, Bleiweiss-Pulver je 1 Drachme, Wolfsmilch $^1/_6$ Drachme: diese Arzneien werden vereinigt, gerieben und gesiebt, geknetet in Wasser, in welchem Kastanien erweicht sind; man mache Kügelchen daraus, sie werden getrocknet und ⟨zur Zeit des Bedarfs⟩ auf dem Schleifstein zerrieben. Davon lege ⟨der Kranke⟩ auf die Stelle, an welcher das Haar geschwunden, an jedem Tag zwei Mal; und thue dies lange Zeit, denn es nützt.

Auch höre er nicht auf mit der Entleerung, an jedem Tage; denn dies ist noch nützlicher. {Das ist das Ganze der Behandlung der beiden ersten ⟨Unter-⟩Arten des Wimper-Ausfalls.}

Aber für die dritte[146] Art besteht die Behandlung im Aderlass [an der Kephalica] und im Einnehmen der vorher erwähnten Pillen; und im Verbinden der Stelle mit dem folgenden Kollyr, welches das Beste ist für das Wiederwachsen der ausgefallenen Wimperhaare. Man nehme bellirische Myrobalanen 10 Drachmen; sie werden gut zerrieben und mit 5 Drachmen Veilchen-Oel geknetet: man mache davon einen Docht und zünde ihn an; darüber werde ein Glasbecher gestülpt; er sei kurz[147], dass der Rauch aufsteigen kann, und der Docht ganz verzehrt wird. Danach sammle diesen Russ und bewahre ihn in einem Schmink-Töpfchen[148] und reibe damit ein, Morgens und Abends; und gelegentlich mache damit einen Umschlag auf die Wurzeln der Wimpern. Das lässt die Haare wachsen und beseitigt die Röthe und Härte und erwirbt den Wimpern reichlichen Haarwuchs. {Es ist dies ganz vorzüglich.}[149]

---

[144] H. hat „Theil".

[145] Wörtlich „Glas-Rauch". Vgl. A. b. J., S. 305 und den Schluss unsres Kapitels.

[146] H., denn der letzte Satz fehlt, hat zweite Art. Gemeint ist die zweite ⟨Haupt-⟩Art. Sachlich kommt dies also auf dasselbe hinaus.

[147] H. „er bleibe darüber gestülpt, bis . . ." [148] H. „Glas-Gefäss".

[149] Mäuse-Dreck und Ziegen-Kötel (A. b. J. II, 12) verschmäht 'A.

Sechsundfünfzigstes Kapitel.

Das überschüssige Haar[150]

entsteht in Folge von reichlicher Augen-Entzündung[151] und reichlichem Erguss der Materien in's Auge: dauert dies an, werden die Flüssigkeiten überreichlich; so wird dadurch das Wachsthum des überschüssigen Haares hervorgerufen.

Erkannt wird diese Krankheit daran, dass neben der Linie der natürlichen Wimpern überschüssige Haare sichtbar werden, welche an der Innen-Seite der Wimpern hervorgewachsen sind. Du siehst, sie sind regellos, nicht in gerader Linie angeordnet. In wessen Auge diese Krankheit sitzt, den trifft grosser Schmerz durch das Stechen von Seiten des Haares[152]; er findet keinen Genuss am Leben, in Folge des stechenden Schmerzes.[153]

Siebenundfünfzigstes Kapitel.

Die Heilung

ist nur möglich durch das Eisen; nämlich diejenige Operation, welche Schürzung heisst, wird nothwendig. {Es darf aber die Schürzung nicht anders gemacht werden, als auf die folgende Weise, welche ich jetzt beschreibe.}[154]

---

[150] H. [Davon giebt es nur eine Art.]

[151] H. [und von Lässigkeit in ihrer Behandlung].

[152] H. [er schläft nicht,].

[153] A. b. J. II, 10 ähnlich; 'A.'s Beschreibung ist zutreffender.

[154] H. hat hier noch eine Erörterung über arzneiliche Behandlung, die mit dem Wortlaut des unmittelbar vorhergehenden in Widerspruch steht, auch einen thatsächlichen Irrthum enthält und somit als Einschiebsel zu betrachten ist. [Aber zuvor wollen wir der Arzneien gedenken, welche das Wachsen <des überschüssigen Haares> verhindern. Dazu gehört, dass man Arsen, das rothe Operment, nehme und es knete mit dem Saft von frischem Bilsenkraut und damit einen Umschlag mache auf die Stelle, an welcher das <überschüssige> Haar wächst. Jedes Mal mache man es, wenn man das Haar ausgerupft hat; siehe, jedes Mal wird es dünner, bis es vollständig aufhört. Nach dem Ausrupfen streiche man Froschblut auf, drei Mal; dann wächst es nicht mehr. Nachher nehme man die Rebe von einem frischen Weinstock . . . (Text-Lücke) und rupfe das Haar aus und streiche die Flüssigkeit auf diese Stelle; und dies mache man sieben Tage hintereinander. Das ist sehr gut. Wenn aber der <falschen> Haare viele waren, und dies Heilmittel nichts nützt;

Lass vor dir den Kranken auf seinem Rücken liegen. Dann drehst du das Oberlid um[, in welchem das ⟨falsche⟩ Haar sitzt[155],] und machst neben (hinter) der Ursprungstelle des Haars einen grossen Schnitt, von dem einen Augenwinkel zum andren. Danach wischst du das Blut ab. Hierauf mache mit Tinte auf der Aussenseite des Lids ein Zeichen, das einem Myrtenblatt gleicht; nachher lege einen Haken ein in das eine Ende dieser markirten Stelle, einen zweiten in ihre Mitte, einen dritten in ihr andres Ende. Sodann vereinigst du die drei Haken in deiner linken Hand und legst die Haken gleich⟨laufend⟩ und schneidest die überschüssige Haut ab, welche du mit den Haken festhältst, und legst Baumwolle auf das Auge, bis das Blut getrocknet ist.

Du musst auch eine Nadel bereit halten, in der ein [rother Seiden-]Faden sich befindet.[155] Danach fängst du an zu nähen, von dem einen Augenwinkel zum andren, und zwar mit fortlaufender Naht. Bist du mit dem Nähen fertig, so legst du auf die Stelle, nachdem du sie mit Sarcocoll und Drachenblut bestreut, ein Stück Papier, so gross wie die Stelle; {und entferne nicht das angeklebte,} bis Genesung erfolgt ist. Dann führe den Kranken in's Bad. Eine andre Behandlung ausserdem ist nicht nothwendig, mit Gottes Hilfe.

{Das ist das Ganze der Behandlung des überschüssigen Haars.}[156]

[Die zweite Art der Schürzung geschieht mit dem Rohr. Sie besteht in Folgendem. Du nimmst zwei Rohrstäbchen und richtest sie ein

---

dann muss man eilig die Schürzung vornehmen. Davon giebt es 3 Arten, die ich nun erwähnen will. Die erste Art besteht im Schneiden und Nähen, die zweite ⟨im Abklemmen mit dem⟩ Rohr, die dritte im Aetzmittel. Ich beginne mit dem Schneiden und Nähen und erkläre:]

[155] A. hier etwas kürzer und weniger klar. Der Text von H. ist einwandsfrei.

[156] Dies beweist, dass der nunmehr in H. noch folgende Theil dieses Kapitels ein Einschiebsel darstellt. Eine Bestätigung liegt in den Schlussworten dieser Hinzufügung: „Siehe, das ist der erläuternde Zusatz, den ich machen wollte.“ Uebrigens werden vier Arten der Schürzung beschrieben, während in dem vorigen Einschiebsel (Anm. 154) nur drei verheissen worden sind. Somit dürfte dieser Zusatz im Laufe der Zeit noch vermehrt worden sein. Vgl. A. b. J. II, 10, woraus wohl diese Text-Erweiterungen entnommen sein mögen.

nach der Grösse des Lids; und zwar seien sie ein wenig grösser, als das letztere. Ihre Beschaffenheit wird alsbald, mit Gottes Hilfe, noch genauer beschrieben werden. Nun knüpfe das eine Ende der beiden Rohre zusammen. Dann ergreife mit ihnen ⟨die Haut⟩ des Lids, soviel du von demselben abtrennen willst, und führe dies ein zwischen die beiden Rohre. Jetzt knüpfe auch das andre Ende der beiden Rohre zusammen, mit fester Verschnürung, und lass es so, bis der überschüssige Theil ⟨der Haut⟩ abfällt. Es wird nämlich das Ueberschüssige seiner Nahrung beraubt und stirbt und fällt ab. Bei dieser Art der Schürzung bleibt gar keine Narbe. Man braucht daneben keine andre Behandlung.

Die dritte Art der Schürzung geschieht mit Aetzmitteln. Sie besteht in Folgendem. Du nimmst Aetzkalk 1 Theil, Lauge, die Seife genannt wird, 1 Theil, Natron 1 Theil: dies wird zerrieben und geknetet mit Laugen-Wasser und aufbewahrt. Willst du nun diese Operation ausführen, so befiehl dem Kranken, dass er vor dir liege; dann nimm etwas von dem Aetzmittel auf mit der Spitze des Schminkstiftes und thue es auf die zu entfernende Stelle, und zwar in der Gestalt eines Myrtenblatts. Hüte dich aber, wenn du diese Behandlung auf das Lid anwendest, dass nicht das Geringste davon in's Auge falle. Denn das könnte das Auge zerstören.

Hast du es aufgelegt, so lass es eine Stunde liegen. Danach wische es ab und betrachte die Stelle. Siehst du nun, dass sie bereits schwarz geworden und verbrannt ist; so ist es gut. Wo nicht, so wiederhole es zum zweiten Male; und, wenn nöthig, zum dritten Male. Ist die Haut verschorft, so bestreiche die Stelle mit Oel und lass den Kranken in's Bad gehen und übergiesse ihn, bis die veränderte Hautpartie abfällt und die Stelle roth und gereinigt von dem verbrannten Fleisch zurückbleibt. Dann heile sie mit der Bleiweiss-[157]Salbe, bis sie vollständig gesund wird. Wenn im Lid danach Schrumpfung eintritt, so gebrauche die erschlaffenden Mittel, wie Diachylon-Pflaster. Wenn Umstülpung desselben erfolgt, so wende es wieder zurück.

Man übt auch noch eine vierte Operations-Weise, und zwar dann, wann die überschüssigen Haare sparsam sind, zwei oder drei oder höchstens fünf. Halte dazu eine feine Nadel bereit und fädle in dieselbe eines von den dünnsten ⟨Frauen-⟩Kopfhaaren. Knüpfe in dies Haar, welches gedoppelt wird, einen Knoten, so dass zwischen diesem und der Nadel ein Finger breit bleibe; nachher mache oberhalb einen zweiten Knoten in derselben Entfernung. Darauf lass den Kranken vor dir liegen, wende das Lid um und steche die Nadel in die Wurzel des überschüssigen Haars und führe sie heraus mit dem natürlichen ⟨Frauen-⟩Haar. Sodann ergreife das überschüssige Haar mit dem Instrument, das Rabenschnabel[158]⟨-Pincette⟩ genannt wird,

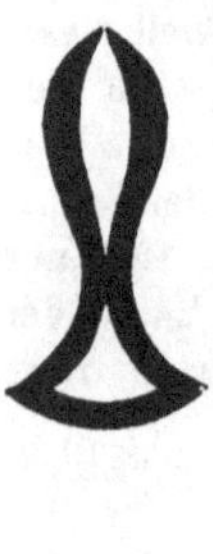

[157] Nach J. b. A., S. 86. — H. hat „vierte" oder „Frühlings"-Salbe, offenbar verschrieben.

[158] ǵaft. Vgl. A. b. J. II, 40 und beistehende Fig. 24 der Instrumenten-Tafel des Ḫalīfa.

und führe es ein in die Schleife, welche an dem ⟨Frauen-⟩Haar gemacht ist und ziehe die Nadel nach aussen. Geht das falsche Haar mit heraus beim ersten Schleifen, so ist es gut. Wo nicht, so wiederhole dies zum zweiten Male, bis es herauskommt. So mache es bei allen ⟨den falschen⟩ Haaren, bis du sie herausbringst, mittelst des natürlichen ⟨Frauen-⟩Haars. Dann kleb' fest ein Haar an das andre ⟨benachbarte⟩ mit Gummi oder Mastix oder Harz und lass es so, zehn Tage lang. Denn dann hat sich das Fleisch geschlossen und niemals tritt ein Rückfall ein.

Das ist die Behandlung jedes überschüsssigen Haars, in vollkommener Weise.

Nunmehr will ich die Abbildung der Instrumente anführen, deren man bei der Behandlung des überschüssigen Haars sich bedient. Es sind das die Scheeren und die Haken und die Röhren und das Modell des Myrtenblatts, das man aus dem Lid ausschneidet. Diese Geräthe seien aus indischem Eisen, leicht gekrümmt, von vollkommener Gestalt, so dass sie sich nicht umwenden, bevor man den Ausschnitt aus dem Lid gemacht, und von der beifolgenden Gestalt.

Bild der Scheere. Auch diese sei aus indischem Eisen und so gearbeitet, dass, wenn sie im Ganzen 10 Theile besitzt, 9 davon auf die Hüften (Seiten) kommen, ein Theil auf die Spitze.[159] So wird ihr Schnitt hervorragend leicht und ergiebig sein.

Aber die Rohre[160] seien in dieser Form und in dieser Art im Körper und am Ende. Sie sollen Kerben an beiden Enden besitzen, so dass der Knoten in diese hineinkommen kann.[161]

Siehe, das ist der erläuternde Zusatz, den ich machen wollte.

Zu Ende ist die Behandlung des überschüssigen Haars.]

Achtundfünfzigstes Kapitel.

Das eingestülpte Haar.[162]

Du siehst das Wimperhaar nicht in einer geraden Linie, vielmehr hat es sich nach der Innenseite des Auges zu ein-

---

159 Die Scheeren bei Ḫalīfa (Figg. 1 bis 3) haben andre Verhältnisse.

160 Sie sind bei Ḫalīfa (Fig. 31) abgebildet; allerdings ein wenig anders.* Ihre Kerben sieht man in Fig. 42 der Chirurgie des Abulqāsim. Im Anonym. Escor., arab. Cod. No. 876 fol. 66. v., findet sich noch das Bild von zwei gefensterten „Brettchen“ zur Abschnürung.

*

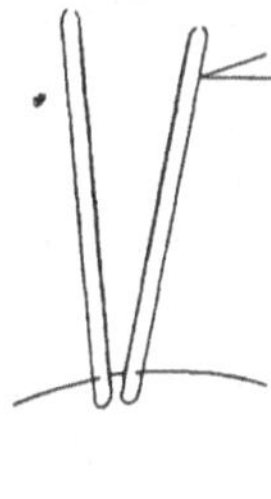

161 Das Myrtenblatt ist nicht besprochen. Es war wohl, in der Vorlage von H., abgebildet.

162 H. [Davon giebt es nur eine Art. Sie besteht in Folgendem].

gestülpt.[163] In Folge dessen befällt Röthung und Reibung den ⟨Kranken⟩, und manchmal auch Hornhautfell. Die Ursache dieser Zufälle liegt darin, dass das {eingestülpte} Haar das Auge sticht{, so oft das Lid sich bewegt}; daher entstehen im Auge die genannten Zufälle.[164]

Neunundfünfzigstes Kapitel.

Seine Behandlung[165]

ist ebenso wie diejenige des überschüssigen Haares, nämlich die Schürzung, nur dass man hierbei nichts vom Lid auszuschneiden braucht. Freilich muss man nach der Schürzung für einige Tage mit dem weissen Kollyr einreiben, bis die Röthe vom Auge weicht.

{Das ist das Ganze der Behandlung des umgestülpten Haars.}[166]

Sechzigstes Kapitel.

Das Gerstenkorn[167]

gleicht in seiner Gestalt einem[168] ⟨natürlichen⟩ Gerstenkorn. Es entsteht zwischen den Wimpern und manchmal in ihrer

---

[163] H. „Du siehst, wie das Wimperhaar, welches bei dem natürlichen Zustand in gerader Richtung geht, nunmehr ganz gegen das Auge zu sich eingestülpt hat, so dass es den Augapfel sticht. In Folge dessen tritt Belästigung und grosser Schmerz auf."

[164] A. b. J. II, 11 ebenso.

[165] H. [besteht darin, dass man das umgestülpte Haar an den Rücken des Lids festklebt, mittelst solcher Arzneien, die Festigung und Klebrigkeit in sich bergen, wie Leim und Harz und Mastix und die Flüssigkeit aus dem Eigelb u. dgl. Wenn ferner dieses Haar ganz ausgerissen wird, so wächst es nachher gerade. Hat man aber keinen Erfolg bei dieser Behandlung, so wende man] diejenige des überschüssigen Haares an.

[166] Der weitere Zusatz von A., der auch am Schluss des folgenden Kapitels sich findet, „{Es nützt ferner Blut-Austritt im Anfang der Krankheit,}" dürfte nicht von ʿA. herrühren, der solche Bemerkungen stets an den Anfang, nicht an den Schluss der Kapitel von der Behandlung zu setzen pflegt.

[167] A. b. J. II, 9 ebenso. — H. [Auch dieses hat nur eine Art. Es ist ein Knoten und].

[168] H. [länglichen].

Nachbarschaft. Es entsteht aber aus einer schwarzgalligen Materie, welche {an dieser Stelle} in das Lid sich ergiesst und dort eingeschlossen wird und gerinnt. [Manchmal entsteht es aber aus reichlichem Blut, das gleichfalls an dieser Stelle eingeschlossen wird.[169]]

Einundsechzigstes Kapitel.

Die Behandlung.[170]

Bestreiche diese Stelle mit weissem Wachs, verbunden mit {dem Oel von} geschältem Sesam. Schmilzt es aber nicht, so verreibe man ein wenig Sagapen-Harz mit Essig und lege es auf die Stelle. Dieses Heilmittel nützt auch, mit Gottes Hilfe, bei Steinbildung im Lid. {Das ist das Ganze der Behandlung des Gerstenkorns}.[171]

Zweiundsechzigstes Kapitel.

Ueber Grind (Lidrand-Abschuppung).[172]

Du siehst zwischen den Wimpern, an den Wurzeln derselben, etwas wie dünne Kleie. Manchmal wird die Stelle geschwürig und nimmt Materie an, wird aber danach schnell wieder geheilt. Ist die Farbe der Erkrankung weiss, so war sie aus verschimmeltem Schleim entstanden. Ist die Farbe dunkel, so war sie aus Verschimmelung der Flüssigkeiten im Magen entstanden, indem der Dunst davon zum Kopf aufsteigt, und die Natur ihn gegen die Lider hintreibt.

---

169 A. hat die erste Hälfte dieses Satzes, am Rande.

170 H. [dieser Krankheit besteht in der Entleerung der sie erzeugenden Materie, mittelst eines dafür passenden Verfahrens. Nachher]

171 A. {Es nützt auch ferner das Herauslassen des Blutes, im Anfang der Krankheit.} Vgl. Anm. 166. — 'A. ist in der örtlichen Behandlung des Gerstenkorns einfacher und kürzer, als A. b. J., und verschmäht solche Dinge, wie das Einreiben mit Fliegen, das übrigens schon bei Galen, Aët., Paul. vorkommt.

172 A. b. J. II, 26 ebenso. — H. [Diese Krankheit hat gleichfalls nur eine Art. Sie besteht in Folgendem].

Dreiundsechzigstes Kapitel.

Behandlung.

Man gebe dem Kranken {im nüchternen Zustand} an jedem Tage eine grosse Drachme des Bittermittels. Er esse nicht vor der Mittags-Zeit. Seine Speise sei Spargel.[173] Beständig nehme er das Bittermittel zehn Tage lang, wenn seine Natur es verträgt, an jedem zweiten Tag.[174]

[Recept des heiligen Bittermittels, welches Galen[175] zusammengesetzt hat, um Kopf und Magen zu reinigen von überflüssigem Schleim und Blut. Es wird mehr gepriesen, als das gewöhnliche Bittermittel, und reinigt mehr und stärker, in Hinsicht der Auflösung. Man nehme Safran und indische Narde, Veilchen-Blüthen, römischen Absinth, Blüthen von Rohr, Schalen holziger Kassia, Haselwurz (Asarum), Mastix, Balsamkörner, Kalmus und Zimmt, je einen Theil; Aloë und braunen Zucker, soviel wie alle andren Arzneien zusammen: sie werden zerrieben und durch Seide gesiebt, und das Pulver in einer Flasche aufbewahrt. Das Einnehmen geschehe in zwei Gaben.

Wenn aber der Kranke beständig einnehmen will, dann knete man die Arzneien mit Endivien-Wasser und bereite Pillen daraus; der Kranke nehme zur Schlafenszeit davon eine grosse Drachme, in heissem Wasser.

Nimmt er aber nur zeitweise ein, so füge man zu obigem Recept noch einen Theil Scammonium-Harz: davon nehme man zwei grosse Drachmen, knete sie mit Fenchelwasser und bereite Pillen daraus; der Kranke nehme davon in passender Gabe.

Ist aber der Kranke, welcher einnehmen soll, reich an Flüssigkeit, dann füge man zu jenem Recept mit dem Scammonium noch weiter Tamarinde und Koloquinthen-Pulpe und Lärchen-Schwamm und weissen Turpet je einen Theil: ⟨der Kranke nehme es⟩ in einem neuen Rohr, das an jedem der beiden Enden eine Oeffnung besitzt. Es sei die Aloë in dem Gewicht von allen ⟨andren Arzneien⟩. Das Einnehmen geschehe in zwei Portionen. Hat der Kranke das Bittermittel genommen,] dann nehme er noch die folgenden Pillen. Ihr Recept.[176] Bittermittel 1 Drachme, armenischer Thon, Lasurstein, Traganth, je $^1/_2$ Drachme, gelbe Myrobalanen 1 Dr., Scammonium-Harz $^1/_4$ Dr.: es werde alles

[173] H. [ispīr hängt zusammen mit aspīr, d. i. Bleiweiss. Dieser ⟨Spargel⟩ ist von schleimigem Geschmack.] Das ist nicht von ʿA.

[174] A. ġibban = einen Tag um den andren, — (wie beim Fieber, wie vom Trinken der Kameele). — H. bedillūg.

[175] Vgl. Galen, Heilkunst, VII, c. 11 (Bd. X, S. 515); ferner Bd. XIII, S. 136 u. 158. Nach Inhalt und Form kennzeichnet sich dieser Absatz als eine spätere Hinzufügung.

[176] Dies Recept ist in A., wenigstens auf dem Rande, angedeutet.

zerrieben und mit Rosenwasser geknetet. Der Kranke nehme es, wenn seine Natur es verträgt. Er gehe auch beständig in's Bad.

Ferner mache er einen Umschlag auf die Wurzeln der Wimpern mit Ingwer, Bleiweiss und Rosen-Oel.

Er gebe die Speisen auf, welche die schwarzgallige Absonderung erzeugen, sowie die Dinge, welche im Magen leicht und schnell sich verändern.

Zu Ende sind die Krankheiten der Lider, mit dem Grind. {Es folgen die Krankheiten des Thränenwinkels, in richtiger Reihenfolge.

Krankheiten des Thränenwinkels,

nämlich Thränenfistel, Karunkelgeschwulst, Thränen.}

Vierundsechzigstes Kapitel.

Die Thränengeschwulst.[177]

Es ist das Hervortreten eines Knotens, zwischen dem {grösseren} Augenwinkel und der Nase. In den meisten Fällen öffnet sich diese Hervorwölbung zum grösseren Augenwinkel hin. Wenn du die Stelle drückst, kommt der Eiter aus dem Innern des Auges hervor.

Wenn du es vernachlässigst, so entsteht daraus eine Fistel und schädigt den Knochen. Manchmal findet das Thränen der Flüssigkeit hin zu den Nasenlöchern statt, aus dem Kanal[178], welcher zwischen dem Auge und der Nase sich befindet. Manchmal geschieht das Fliessen unter die Lidhaut.[179]

Fünfundsechzigstes Kapitel.

Behandlung.[180]

Neigt sich das Hervortreten nach aussen, so schneide es auf und reinige den ganzen Inhalt von dem verdorbenen Fleisch. Findest du den Knochen bereits verändert, so raspele denselben

---

[177] H. [hat eine Art].

[178] Wörtlich „Loch“.

[179] A. b. J. II, 24 ähnlich.

[180] 'A. ist hier wunderbar einfach. Er verschmäht alle die Schmierereien, die wir bei den Griechen und andren Arabern finden. — Der Milch-

und fülle die Stelle mit einem Teig, der mit Feigenmilch geknetet ist. Lass diesen bis zur Genesung liegen, denn du brauchst nichts andres.

Ist aber, ohne Schneiden, bereits Eröffnung eingetreten; und willst du wissen, ob der Knochen bereits angefressen ist, oder nicht: dann nimm die folgende Wieke {und bringe sie an die Stelle, denn das wirkt so, wie das Schneiden}. Ihr Recept. Man nimmt Grünspan aus dem Iraq {und Spiessglanz je einen Theil, Gummi $^1/_2$ Theil,} geröstetes Salz 1 Theil, Armoniak-Salz $^1/_2$ Theil: man löse es in Rautenwasser soweit, dass die Arzneien[181] darin geknetet werden können. Nunmehr nehme man eine Wieke von mittlerer Grösse und spitzem Ende ⟨und tränke sie mit den gekneteten Arzneien⟩. Wenn du nun zur Anwendung derselben schreitest, so stosse die Wieke kräftig hinein, bis sie an den verdorbenen Ort gelangt, und lasse sie dort und nimm sie nicht fort, bis nach Verlauf von zweien Tagen. Die Compresse, welche darüber befestigt wird, sei in Rosen-Oel getränkt. Wenn du dann die ⟨Wieke⟩ fortnimmst und die Stelle rein findest, dann behandle die letztere mit einem Mittel, welches Fleisch wachsen macht und austrocknet, — bis zur Schliessung der Wunde. Ist aber der Knochen bereits schadhaft geworden, so giebt es kein Mittel dafür, ausser der Blosslegung und Brennung.

Beschreibung der Blosslegung und Brennung nach richtiger Art. Willst du die Fistel brennen, so legst du den Kranken auf seinen Rücken und führst die Sonde in die Wunde[182], bis

saft der Feigen enthält ein peptonisirendes Ferment, Cravin. Drag. S. 172. — Die Trepanation (Durchbohrung) hat ʿA. nicht. Die Eingiessung von geschmolzenem Blei findet sich nur in H.

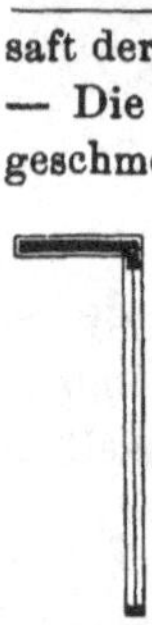
Figur des Brenners.

[181] So hat H.; A. „der Grünspan“. Nimmt man diese letztere Lesart an, so muss man die Klammer {Spiessglanz} als Einschiebsel aus dem Text entfernen. Salz ist leicht löslich, Spiessglanz unlöslich.

[182] H. hat hier ein Einschiebsel, das als solches leicht zu erkennen: kein Wort des Satzes von A. ist geändert, aber der Zusatz sehr geschickt eingefügt. Also H. [, das Bild derselben sieht so aus; sie ist von rothem Kupfer, und ihre Grösse und Form nach beistehender Art, und ihr Ende sei gleichfalls nach beistehender Länge und Dicke, und das Ende sei zugeschärft; nunmehr führe sie allmählich ein,].

du den Knochen spürst. Dann stosse das Werkzeug mit grösserer Kraft[183], als beim ersten Einführen, bis die Stelle blossgelegt ist.

Wenn du nun sondirt hast, lass die Sonde an ihrer Stelle. Du musst aber schon am Feuer zwei[184] Brenner, von der Grösse der Sonde, bis zur Rothgluth erhitzt haben. Sowie du nun brennen willst, legst du auf das Auge eine grosse Compresse, die in kaltes Wasser und Rosen-Oel getaucht ist. Dann nimmst du die Sonde heraus und bringst sofort einen Brenner ⟨aus dem Feuer⟩ an ihre Stelle. Sowie dieser sich abkühlt, nimmst du den zweiten; und ist es nothwendig[185], so bringe von Neuem die beiden Brenner an die Stelle, — drei Mal: bis der Rauch aus der Nase entweicht. Darauf befiehlst du dem Kranken, dass er seine Nase verstopfe[186] und dann schnaube. Geht nun der Athem von dem Augenwinkel heraus aus durch die blossgelegte Stelle, so ist es gut. Wenn nicht, so wiederholst du das Blosslegen und das Brennen, bis eben der ⟨Athem⟩ zur andren (oberen) Seite durchgeht. {Denn dies ist dein Zeichen am Ende des Brennens, ob dasselbe durchbohrt hat, oder nicht.}

Hierauf legst du in den Ort eine harte Wieke, deren Grösse der Wunde entspricht und die in altes Oel getaucht worden, ⟨und lässt dieselbe,⟩ bis die Spur des Brennens schimmelig wird; nachher heilst du sie aus mit Salben bis zur völligen Genesung. Erfolgt nach dem Brennen Anschwellung und Erhitzung der Stelle, so führe den Kranken ab mit Pflaumen-Abkochung und lass ihn zur Ader an der Kephalica.

{Das ist[187] das Ganze von der Heilung der Thränenfistel, das Sicherste, was es giebt; man braucht dabei nichts andres.}

---

[183] So H.; A. hingegen „mit milderem Stossen“.

[184] H. „mehrere“

[185] H. „einen dritten zu nehmen, so nimm auch diesen“.

[186] ⟨und den Mund schliesse⟩, sollte man erwarten, da dann der Versuch bequemer ist.

[187] H. hat noch ein Verfahren, das nach seinen eignen Anfangsworten, sowie nach den Schlussworten von A. wohl nicht aus A.'s „Auswahl“ stammt. [Es giebt noch eine andre Art des Brennens. Sie besteht darin, dass du die Fistel mit einem Messerchen eröffnest, und durch die Oeffnung das ⟨spitze⟩ Ende eines trichterförmigen Geräthes einführst, das so aussieht. Aus Kupfer werde es gemacht, damit es leicht sei, und das Ende dünn, dass es in die Fistel eindringe: dort halte es fest. Blei

Sechsundsechzigstes Kapitel.

Die Karunkel-Geschwulst.[188]

Es ist dies eine Vermehrung[189] des Fleisches im grossen Augenwinkel. Mit dieser Krankheit ist Röthung, Schmerz, Füllung der Adern verbunden.

Siebenundsechzigstes Kapitel.

Behandlung[190]

dieser Krankheit geschieht mit dem Eisen[191], — übrigens nach dem Aderlass und der Abführnng.

Der Arzt, welcher mit dieser Behandlung sich beschäftigt, muss geschickt, scharfsichtig und erfahren in der Operation sein; sonst könnte er einen Fehler beim Schneiden machen und eine andre Krankheit verursachen.

Du musst nun die Karunkel-Geschwulst mit einem Häkchen erheben; danach schneidest[192] du die fleischigen Theile ab, mit einem breiten Messerchen und mit der — bei der Operation der Schürzung erwähnten — Scheere. Hüte dich, dass du nicht zu weit schneidest, so dass etwas von dem natürlichen Fleisch-

---

werde geschmolzen, bis es flüssig und heiss wird, und in den Trichter gegossen: man halte ihn mit der Hand fest, so lange, bis das Blei sich abkühlt. So wird die Fistel ausgebrannt; was von dem verflochtenen Fleisch anhaftet, wird abgeschnitten. Hierauf beschäftigst du dich mit seiner Behandlung bis zur Genesung, nach der Vorschrift, die voraufgegangen.

Soviel über Fistel und Thränengeschwulst, mit Hilfe Gottes, des bewährten Arztes.]

188 H. „garad [d. i. grandula“. Sie hat nur eine Art]. 'A. „ǵudda“, wie A. b. J. II, 35.

189 A. im Text irrthümlich „Materie“, am Rande das richtige.

190 H. [So lange jene klein ist, besteht die Behandlung in der Anwendung des grünen und des rothen scharfen Kollyrs. Es werde auch ein wenig Alaun aus Jemen in Essig gelöst und davon auf die Karunkel-Geschwulst gegossen. Ebenso wende man die Lauge an. Diese Mittel werden zerrieben und davon in's Auge gegossen und auf die Geschwulst gelegt. So mache man es einige Tage hintereinander. Wenn es dann schmilzt und weicht, so ist es gut. Wo nicht, so behandelst du es]

191 Diese Operation fehlt bei A. b. J.

192 H. ist klar; A. nicht ganz, doch scheint er dasselbe zu sagen.

wärzchen fortgenommen wird: denn dann würde ein Thränen entstehen, für das es keine Heilung giebt. Bleibt hingegen von der Karunkel-Geschwulst etwas übrig, dann kehrt der frühere Krankheitszustand zurück.

Nach dem Schneiden kaue Salz und Kümmel und träufle davon auf die Stelle. Darauf schlägst du Eigelb mit Rosen-Oel und träufelst es [in's Auge]. Du verbindest zwei Tage lang und wechselst <den Verband> Morgens und Abends. Hierauf reibst du das Auge ein mit austrocknenden Kollyrien, bis die Stelle heil ist. Vernachlässige nichts[193], {denn mitunter kehrt es wieder und wächst von Neuem}. Dann reibe ihn ein mit dem folgenden[194] Kollyr. Recept. Man nehme entkelchte, frische Rosen 4 grosse Drachmen, Safran 2, arabisches Gummi 1: diese Arzneien werden vereinigt, zerrieben, mit Rosenwasser geknetet; man mache Kügelchen daraus, trockne sie im Schatten, zerreibe davon auf einem Wetzstein[195] und reibe damit ein, Morgens und Abends. Denn das ist ein nützliches Heilmittel; es nützt auch gegen das Verbrennen des Augenwinkels.

{Das ist das Ganze der Behandlung des Thränenwärzchens mit dem Messer und dem Heilmittel.}[196]

Achtundsechzigstes Kapitel.

Das Thränen.[197]

Es ist ein Thränen, das beständig [vom Auge] fliesst und entsteht in Folge vom Fehlen des Fleischwärzchens, das im

[193] H. [von dem gebräuchlichen].

[194] H. „Rosen-Kollyr“.

[195] H. [aus dem Lande Manscha]. Vgl. Anm. 68.

[196] Hier folgt in A. ein Zusatz, der in H. fehlt, und wohl nicht von 'A. herrührt. {Und, wenn du etwas brauchst, das noch stärker austrocknet, so behandle mit dem folgenden Recept. Nimm Blut-Eisenstein 5 Drachmen, arabisches Gummi ebensoviel, Kolkotar desgleichen, gebranntes Kupfer $1^1/_2$ Drachmen, Safran und Alaun aus Jemen und Opium, von jedem einzelnen 1 Dr.: vereinige diese Arzneien, zerreibe sie, siebe sie durch Seide und knete sie mit Wein und mache Kollyrien daraus, wie Linsen und zerreibe davon <eines> bei Bedarf auf einem Schleifstein und reibe damit ein die Stelle des Schneidens.}.

[197] H. „hazzālāh“ [hat eine Art]. A. „sajalān“, — wie bei A. b. J. II, 36. 'A.'s Darstellung ist genauer.

grossen Augenwinkel sich befindet. {Ist dieses Wärzchen defect,} so öffnet sich das Ende des Kanals, der zwischen Auge und Nase besteht, so dass die Flüssigkeiten nicht mehr davon zurückgehalten werden, in das Auge zu fliessen.

Dies tritt ein, wenn die Aerzte zu weit gegangen sind im Abschneiden des Flügelfells oder zu reichlich die scharfen Arzneien bei der Behandlung der Krätze (des Trachoms) [und des Hornhautfells] angewendet haben.

Manchmal entsteht das Thränen auch spontan.[198] Zwischen jedem Auge und der entsprechenden Nasen-Höhle besteht ein Kanal.[199] Wenn nun das Fleischwärzchen im grossen Augenwinkel normal ist, dann hindert dasselbe die Absonderungen in das Auge zu fliessen und bringt sie zurück in die Nase und von der Nase in den Mund. Ist aber jenes Fleischwärzchen defect, so hält es die Absonderungen nicht davon zurück, in's Auge zu fliessen: dann thränt das Auge beständig.

Neunundsechzigstes Kapitel.

⟨Behandlung.⟩

Das Beste, was bei dieser Krankheit angewendet werden kann, besteht in denjenigen Arzneien, welche Zusammenziehung und Austrocknung in sich bergen. Recept des Kollyrs gegen das [beständige] Thränen. Man nehme Kerne von schwarzen Myrobalanen; sie werden soweit gebrannt, dass sie zerreiblich geworden; davon nehme man einen Theil; von Emblica und Gall-Aepfeln ebensoviel: alles werde zerrieben, durch Seide gesiebt, nach dem Sieben noch einmal gut zerrieben und in ein [gläsernes] Gefäss gethan, und damit eingerieben. Dies ist ausgezeichnet. {Beharre dabei.}

Ein andres Kollyr gegen das beständige Thränen. Man nimmt Blut-Eisenstein, Zink-Asche, Feuerstein, gebranntes Kupfer, zu gleichen Theilen; Korallen und Perlen, je $^1/_2$ Theil; Schöllkraut-Kollyr und Aloë, je $^1/_4$ Theil: diese Arzneien werden ver-

---

[198] H. [durch die Adern und Wege, welche ausserhalb des Schädels belegen sind. Die Sache ist so].

[199] H. [und auch von der Nasenhöhle nach dem Munde hin ist ein Kanal].

einigt, zerrieben, durch Seide gesiebt, aufbewahrt und zur Zeit des Bedarfs angewendet. Denn das ist sehr gut. {Das ist das Ganze von der Behandlung des Augenwinkels, durch Operation und durch Arzneien.}

Siebzigstes Kapitel.

Jetzt kommen

die Krankheiten der Bindehaut,

[es sind acht][200]: das Fell (sabal), das Flügelfell, der Blutfleck, die Anschwellung, die Härte, das Jucken, die Phlyktaene und die Bindehaut-Entzündung.

Einundsiebzigstes Kapitel.

Das Fell (sabal)[201]

zerfällt in zwei Arten. Die Entstehung der ersten Art erfolgt von den innerhalb des Schädels befindlichen Adern; die der zweiten Art von den ausserhalb des Schädels befindlichen Adern. Ich will jetzt den Unterschied zwischen beiden erklären.

Für diejenige Art, welche von dem Inneren des Schädels her entsteht, von den dort befindlichen Wegen[202], wird als Zeichen überliefert die Röthe der Adern, die man auf der Hornhaut beobachtet, wie eine Wolke, welche dieselbe bedeckt; verbunden ist damit Beissen und Niessen, beides anhaltend, {und Wimper-Ausfall} und Klopfen in der Augenhöhle.[203] Wer davon befallen ist, kann nicht in die Sonne oder in eine helle Kerze blicken. {Die Behandlung dieser Art ist schwierig; ich werde sie alsbald erörtern, so Gott will.}

Die zweite Art, die aus den Adern entsteht. welche oberhalb ⟨des Schädels⟩ sich befinden, hat das folgende Zeichen: der Kranke verspürt Hitze in den Augenbrauen und Röthe in

[200] A. b. J. (II, 37) hat dreizehn; nämlich noch dazu: Thränenfluss, schmutziges Geschwür, überschüssiges Fleisch, Maulbeere, Trennung des Zusammenhangs.

[201] Vgl. A. b. J. II, 45. Daselbst ist auch der Name sabal erklärt.

[202] Bei A. auf dem Rande, jedoch von derselben Hand.

[203] H. [und in der Stirn und Erweiterung der Augenlider].

den Wangen; manchmal klopfen die Schläfen-Adern; diejenigen Adern, welche über der Hornhaut und der Bindehaut sich befinden, füllen sich an; bei dieser Art sieht man oberhalb der Hornhaut und der Bindehaut Adern, die mit einander verflochten sind, dicke und dünne; das Auge erscheint dir wie ein Blut-Klumpen.[204] Manchmal wächst daselbst Fleisch[205], wenn die Zeit ⟨der Krankheit⟩ lange währt; und der Befallene sieht dann nur wenig. Tritt er gegen das Licht[206], so kann er seine Augen nicht öffnen und erkennt nichts. Die Thränen stürzen über ihn hin, wenn er gegenüber der Sonne sich befindet. {Das ist die Beschreibung der zweiten Art des Fells.}

Pflicht des Arztes ist es, die erwähnten Zeichen zu beachten, damit er zwischen den beiden Arten unterscheide; sonst kann er nicht heilen: denn, wer die Krankheiten und ihre Ursachen nicht kennt, versteht auch ihre Heilungen nicht.

Zweiundsiebzigstes Kapitel.

Die Behandlung

der ersten Art, welche innerhalb des Schädels entsteht, erfordert sehr lange Zeit. Hüte dich, dieser Art das Eisen nahe zu bringen. {Denn das Auge würde dann zu Grunde gehen.[207] Vielmehr besteht die Behandlung dieser Art in dem Folgenden.}

Gieb dir Mühe, die Flüssigkeiten {nach unten} abzuziehen, durch Abführmittel, durch scharfes Klystir, durch Gurgelmittel[208], welche die Feuchtigkeit nach unten ziehen, durch Aderlass an der Saphena, durch Einreiben des Auges mit dem Wein-Kollyr.

Sei nicht ungeduldig, die erwähnte Behandlung ständig anzuwenden. Denn für den von dieser Materie Befallenen giebt es keine Behandlung, ausser der genannten. Es ist dies eben eine sehr schwere Krankheit.[209]

---

204 Der dicke Pannus ist treffend geschildert.

205 A. nur auf dem Rande.

206 A. „Sonne"; darüber geschrieben „Licht".

207 Ganz richtig. Die Beschreibung der ersten Art passt auf constitutionelle Hornhaut-Entzündung u. dgl.

208 A. ġarġara, H. 'ir'ūrīm.

209 Auch in der Prognose ist 'A. dem A. b. J. II, 45 sowie auch dem J. S. (Kap. II, 19) überlegen.

Die Behandlung der zweiten Art, welche von den äusseren Theilen des Schädels her entsteht[210], geschieht durch das Eisen und durch die Arznei. Pflicht des Arztes ist es, bevor er zum Messer greift, den Körper des Kranken zu entleeren.

Beschreibung des Sammelns[211] vom Sabal.

Vor der Operation muss der Kranke entleert werden, durch Aderlass und durch Abführung mittelst der bereits erwähnten Pillen, bis du sicher bist, dass die Materie nach der ⟨operativen⟩ Behandlung nicht weiter sich ergiessen werde. Ist aber rasender Kopfschmerz damit verbunden, dann lass zur Ader an den beiden Schläfen-Adern, welche das Thränen bewirken, und zerstückele dieselben; denn diese Behandlung beruhigt den Kopfschmerz.[212] Dann sammle den Sabal aus des ⟨Kranken⟩ Auge {genau} auf die folgende Art und Weise.[213]

{Das Sammeln des Sabal.}

Du lässt den Kranken auf seinem Rücken liegen. Der Arzt sitzt gegenüber dem Auge, aus welchem er den Sabal sammeln will. Du befiehlst einem Gehilfen, dass er dir das Auge öffne; dieser sitze dir gegenüber: er sei [scharfsichtig und] erfahren im Oeffnen ⟨des Auges⟩. Denn manchmal dreht sich das Lid um und hindert dich in deiner Arbeit. Nach der Oeffnung des Auges beginne damit, zwei Haken an dem Fell von oben her zu befestigen und zwei von unten her und einen vom grossen Augenwinkel und einen vom kleinen her.

Alles in Allem seien es sechs Haken.[214] Halte sie mit deiner Linken.

---

[210] H. ein wenig anders: „ist ⟨zunächst⟩ dieselbe, wie bei der ersten Art. Aber, wenn die ⟨Krankheit⟩ sich in die Länge zieht; so geschehe ihre Behandlung durch das Eisen“.

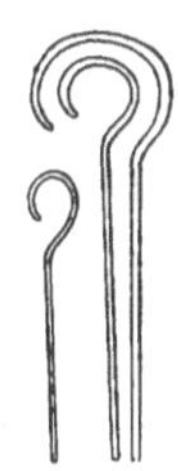

[211] A. laqṭ, H. lᵉqīṭāh. Vgl. A. b. J., S. 164, Anm. 14.

[212] H. [und sichert den Kranken vor Unfällen].

[213] Keine Spur dieser Operation ist bei den Griechen zu entdecken.

[214] H. [nach der folgenden Anordnung. — Das ist die Figur des Sabal und der Haken, deren du dich bedienst, zu seiner Beseitigung.]

Die Figur der Haken ist bei Ḫalīfa (Fig. 6) überliefert;

Die Scheere (miqaṣṣ)[215], mit der man das Fell einschneidet, sei dickköpfig, damit die Bindehaut[216] nicht zerschnitten werde.[217]

Mit dem Schneiden beginne man am kleinen Augenwinkel. Sowie irgend eine Stelle des Fells sich geöffnet hat, so führe ein zwischen Fell und Bindehaut die Star-Nadel (mihatt) und trenne das Fell von der Bindehaut, — oben wie unten. Hast du dies gethan, so schneide durch mit der ⟨feinen⟩ Scheere (miqrāḍ): leicht sei deine Hand; nähere dich nicht dem Umkreis der Hornhaut, bis du geendigt, oben wie unten.[218] Bei alledem lass nicht los die Haken aus deiner linken Hand. Endlich schneidest du das, was rings um die Hornhaut sich befindet, mit der Spitze der ⟨feinen⟩ Scheere (miqrāḍ) durch[219], {und zwar recht sanft, bis du zum grösseren Augenwinkel gelangst: dort schneide ab mit der Spitze der ⟨abgerundeten⟩ Scheere (miqaṣṣ)}. Gehe nicht über den ⟨Hornhaut-Umfang⟩ vor;

---

ebenso (Figg. 1—3) die von drei Scheeren (1. miqaṣṣ; 2. miqrāḍ; 3. kāz). Von 2 und 3 sagt Ḫalīfa, dass sie zum Abschneiden des Fells benutzt werden.

3. 2. 1.

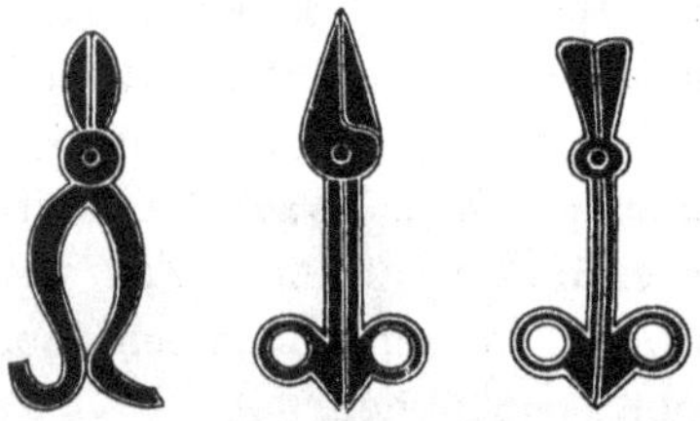

Bei Abulqāsim (Figg. 45 und 46) ist ein einfacher und ein doppelter Haken und (Fig. 41 = 47) eine Scheere für diese Operation abgebildet. Die Scheere gleicht der zweiten des Ḫalīfa.

[215] A. hat hier miqaṣṣ, an den beiden folgenden Stellen miqrāḍ, an der vierten wieder miqaṣṣ. Die erste Scheere ist vorn abgerundet, die zweite spitziger. Möglicherweise sollte mit dem Instrument gewechselt werden. Vom chirurgischen Standpunkt aus könnte man dies billigen. Andrerseits wird öfter in den arabischen Handschriften zwischen den beiden Namen für Star-Nadel, mihatt und miqdaḥ, die doch eigentlich zwei verschiedene Formen des Instruments bedeuten, in demselben Text kurz nach einander ohne ersichtlichen Grund abgewechselt. — Vgl. auch A. b. J., S. 166.

[216] Es ist eine Fiction der Araber, dass das Fell auf der Bindehaut liegt. In der That liegt es darin. Es ist die veränderte Bindehaut selber. Vgl. A. b. J., S. 165.

[217] H. [und sie sei breit an den Seiten, kurz und dünn an der Spitze, nach beistehendem Bilde].

[218] Dies ist der periphere Einschnitt in der Augapfel-Bindehaut.

[219] Dies ist der zweite Einschnitt der Augapfel-Bindehaut, dicht bei dem Hornhaut-Umfang.

sonst könnte eine andre Krankheit entstehen. Siehe, auf diese Weise geht das Fell fort, in einem Stück, ringförmig.[220]

Der Kranke kann sicher sein, dass es nicht wiederkehrt; der Arzt kann auf diese Behandlung vertrauen.

Nach der Operation kaue Kümmel und Salz und träufle davon in's Auge: drei Mal, zur Zeit des Sammelns. [Nachher schlage Eigelb mit Veilchen-Oel und träufle es in's Auge].[221] Befiehl dem Kranken, dass er sein Auge nicht ruhig halte, sondern dasselbe bewege, damit nicht Verwachsung eintrete.

Verwende auch ständig Salz und Kümmel, Eigelb und Veilchen-Oel, drei Tage lang, an jedem Tage zwei Mal. Nach dem dritten Tage bestreue das Auge mit weissem Pulver [Morgens und Abends], drei fernere Tage.[222] Recept. Man nehme glänzendes Sarcocoll, raffinirten Zucker[222a] und Stärkemehl je 1 Theil, Meeres-Schaum $^1/_2$, Safran $^1/_4$, Aloë $^1/_6$: diese Arzneien werden vereinigt, zerrieben, {durch Seide} gesiebt; man streue davon in das Auge, von welchem das Fell abgeschnitten worden.

Nach diesem Einstreuen gehe der Kranke am siebenten Tage in's Bad. Nach dem Bade reibe ihn ein mit dem [rothen] Kollyr, dessen Recept folgendermaassen lautet. Recept des [rothen] Kollyrs.[223] Man nimmt vom Blut-Eisenstein, der [auf einem Marmor-Stein] zerrieben worden, 10 Drachmen, arabisches Gummi 10, gerösteten Vitriol 5 Drachmen, Grünspan, Alaun, Armoniak-Salz, Safran und Opium je 2 Drachmen: diese Arzneien werden vereinigt, fein zerrieben, gesiebt und mit Wein geknetet; man mache Kügelchen daraus, die im Schatten getrocknet werden; man verreibe davon etwas auf einem Schleifstein ⟨unter Wasserzusatz⟩, bis es dicklich wird und reibe davon in's Auge drei Sonden voll des Morgens und drei des Abends; zwischen je zwei Einreibungen (Sonden) bleibe eine Zwischenzeit, damit die Wirksamkeit grösser sei.

---

220 Vgl. A. b. J., S. 165.

221 Dieser Zusatz von H. wird durch den folgenden Text gefordert.

222 H. [Das ist das Bild der Scheere].

222a A.: s. nabät. — H. hat Zucker-Kant.

223 Aehnlich A. b. J., S. 59. H. hat zwei kleine Abweichungen in diesem Recept: Bei „Gummi" fehlt die Zahl, und zum Schluss steht „je 1 Dr."

Befiehl auch dem Kranken, alle drei Tage in's Bad zu gehen, und reibe das Auge ein und zwar nach dem Bade; denn dann ist er näher der Gesundung.

Sind über den Kranken 50 Tage hinweggegangen, so reibe ihn ein mit dem folgenden Kollyr[, welches „Kollyr der zehn Bestandtheile" genannt wird,] {und zwar ständig, denn darin liegt Stärkung des Auges und Bewahrung seiner Gesundheit}. Recept. Man nehme Blut-Eisenstein 5 Drachmen, grüne Zink-Asche ebenso viel, Spiessglanz aus Isbahan und Feuerstein, je 3 Drachmen, goldfarbenen Galmei 2 Drachmen, Dornstrauchsaft (Lycium) 1 Drachme, gebranntes Kupfer 1 Drachme, Perlen, Korallen und Korallen-Wurzeln je $^1/_2$ Drachme: diese Arzneien werden vereinigt, zerrieben, [durch Seide] gesiebt, und in ein [Glas-]Gefäss gethan. Damit reibe man beständig ein{, so Gott will; es hilft jedem, der damit eingerieben wird; es ist wunderbar.

Das ist das Ganze der beiden Arten des Fells und ihrer sichersten Behandlung}.

Dreiundsiebzigstes Kapitel.

Das Flügelfell

ist eine Neubildung, welche zur Bindehaut sich hinzugesellt, sehnenartig und meist am grossen Augenwinkel beginnend. Doch geht es auch bei manchen Menschen vom kleinen aus, aber nur selten. {Die Behandlung ist dieselbe⟨, für beide Fälle⟩.} Manchmal dehnt es sich aus, über die Bindehaut hin bis zur Hornhaut, und manchmal sogar bis zur Pupille und bedeckt dieselbe. Mitunter sind auch zwei Flügelfelle vorhanden, die von den beiden Augenwinkeln herkommen und einander begegnen.[224]

So lange das Flügelfell dünn ist, musst du es mittelst der scharfen Arzneien beseitigen und ausrotten. Wenn es aber dick geworden und hart, so giebt es nur ein Mittel, die Operation.

---

224 Aehnlich A. b. J. II, 41.

Vierundsiebzigstes Kapitel.

Behandlung des Flügelfells.[225]

Nach Aderlass und Abführen liege der Kranke auf seinem Rücken. Der Gehilfe, welcher das Auge des Kranken öffnet, sitze am kranken[226] Auge; der Arzt sitze gegenüber dem gesunden Auge. Denn es ist unmöglich, die Operation anders auszuführen, als in der von uns beschriebenen Weise. Wenn der Gehilfe das Auge öffnet, befehle er dem Kranken, nach der Seite des kleinen Augenwinkels[227] hin zu blicken. Dann hängst du einen Haken in die Breite des Flügelfells und einen andren in seine Länge. Sie seien verschieden.[228]

Hast du die beiden Haken befestigt, so beginne mit dem Abschälen über der Hornhaut, ganz langsam, mit einer Star-Nadel (mihatt), die an der Spitze scharf ist. Wenn du bis zur Bindehaut gelangt bist, so schneide mit der Scheere (miqaṣṣ)[229]

---

[225] H. [besteht also im Aderlass an der Kephalica und dem Einreiben des Auges mit der grünen Salbe und der scharfen, rothen Salbe. Das folgende Augenpulver ist ... ⟨das wirkliche Heilmittel⟩ für diese Krankheit. Nimmt man von geröstetem Salz 1 Theil, von Steinsalz und Mastix je 1 Thl., $^1/_2$ Thl. Alaun aus Jemen, und verreibt dieses alles und siebt es durch Seide und sprengt es auf das Flügelfell; dann wird das letztere ganz ausgerottet. Wird Lakritzen dabei angewendet, dann heilt es ohne Stechen. Wenn dies genügt, und die Schmelzung bewirkt; so ist es gut. Wenn nicht, so geschehe die Behandlung mit dem Eisen, nach der folgenden Weise. Beschreibung der Operation des Flügelfells.] Bei ... scheinen zwei Worte zu fehlen, die wir entsprechend ergänzt haben.

[226] A. hat „bei dem gesunden Auge. Denn“ ... Der Schreiber hat hier die Worte zwischen „Auge“ und „Auge“ — durch ein leicht begreifliches Versehen — ausgelassen. Der Text von H., dem wir folgen, ist auch chirurgisch der allein mögliche, da das zu operirende Auge nach seinem kleineren Augenwinkel (schläfenwärts) blicken muss, damit das im grösseren (nasenwärts) befindliche Flügelfell operirt werden könne.

Diese Anordnung des Arztes und des Gehilfen ist A. eigenthümlich.

[227] A. „Gehilfen“. Sachlich dasselbe.

[228] Vgl. Anm. 214. — H. [vertheilt auf diese Weise].

[229] Vgl. Anm. 214. H. hat einen längeren Text [schneide nunmehr ab, was auf dieser sich befindet und zwar mit dem Scalpell, das breit an seinem Ende ist: bis du zum Augenwinkel gelangst. Dann schneide mit der Spitze derjenigen Scheere, mit welcher der Pannus operirt wird, ganz langsam und hüte dich]. Chirurgisch ist beides möglich. Die Vorschrift in A. ist einfacher.

langsam und hüte dich, dass du im Schneiden nicht das Maass überschreitest, — wenn eben das Flügelfell im grossen Augenwinkel sich befindet: denn dann könnte eine andre Krankheit entstehen. Falls aber das Flügelfell im kleinen Augenwinkel sitzt, so gehe bis zum Ende desselben mit dem Schneiden.

Hast du die Operation vollendet, so kaue Salz und Kümmel und träufle [den Saft] davon in's Auge, bis die Blutung aufhört. Danach träufle Eigelb mit Veilchen-Oel ein und behandle den Kranken auf diese Weise drei Tage lang, Morgens und Abends. Während dieser Zeit lasse der ⟨Kranke⟩ sein Auge nicht ruhen, sondern bewege dasselbe nach rechts und nach links, damit nicht Verwachsung eintrete. Nachher streue in's Auge das für die Pannus-Kranken bestimmte[230] Pulver, 3 Tage lang, nach der Vorschrift; darauf reibe ein mit dem Kollyr, mit welchem der Pannus eingerieben wird, und das ich bereits bei dieser Krankheit erwähnt habe.

{Es ist ja die Behandlung des Pannus und die des Flügelfells eine und dieselbe. Das ist das Ganze der Behandlung des Flügelfells.} [Von Gott kommt die Heilung.]

Fünfundsiebzigstes Kapitel.

Der Blutfleck.[231]

Er entsteht aus Blut, welches in die Bindehaut sich ergiesst, beim Stoss gegen das Auge, und in der Bindehaut gerinnt. Manchmal wird dabei auch die Bindehaut zerrissen. Manchmal liegt es nur an den Adern.[232]

Sechsundsiebzigstes Kapitel.

Die Behandlung[233]

besteht in Folgendem. Eiligst[234] träufle man in's Auge Blut einer jungen Taube, noch warm[, wie es aus ihrem Körper

---

[230] H. „das im Kapitel vom Pannus Erwähnte“.

[231] A. b. J. II, 39, ausführlicher.

[232] H. [Bei dieser Krankheit erscheint dir das Auge roth, als ob es ein Stück Blut wäre].

[233] Kurz, geordnet klar. — A. b. J. hat weit mehr Recepte.

[234] H. [lässt man zur Ader an der Kephalica, wenn die Vorbedingungen

kommt,] und verbinde mit Compressen. Wenn du dich beeilst mit der geschilderten Behandlung, so brauchst du keine andre.

Wenn aber der Zustand in die Länge sich zieht, und Schmerz im Auge auftritt; dann lasse man den Kranken zur Ader an der Kephalica[235], und verreibe rothen Arsen mit der Milch einer jungen Frau und träufle davon in's Auge, drei Tropfen, Morgens und Abends.

Ist er aber bis zur Zerreissung vorgeschritten, so bestehe die Behandlung im Eigelb mit Rosen-Oel. Die Compresse werde nicht gelöst von seinem Auge ⟨bis zur Heilung⟩. Halte ihn auch zurück vom Schreien [und von der Aufregung] und vom Tragen schwerer Lasten und führe ihn ab. Denn dies genügt, so dass man nichts weiter braucht.

Siebenundsiebzigstes Kapitel.

Die Anschwellung (Aufblähung)

zerfällt in vier Arten.[236] Die erste entsteht vom Wind. Sie entsteht plötzlich und beginnt {meistens} am grösseren Augenwinkel, ähnlich wie die Folge des Bisses einer Fliege oder des Stichs einer Mücke.[237] Meist befällt sie Greise und zwar im Sommer. Ihre Farbe ist ähnlich wie diejenige der Anschwellungen, die aus schleimiger ⟨Dyscrasie⟩ entstehen. {Diese Art endigt schnell. Ihre Heilmittel werde ich alsbald erwähnen.}

Die zweite Art der Anschwellung {entsteht aus einer schleimigen Materie, die nicht sehr dick ist}. Sie hat eine schlechtere Farbe, als die erstere. Die Schwere ist dabei stärker {und die Kälte bedeutender}. Drückst du darauf mit dem Finger, so bleibt sein Eindruck[238] eine Zeit lang zurück.

Die dritte Art hat die gewöhnliche Farbe des Körpers. Der ⟨drückende⟩ Finger sinkt darin schnell ein, aber seine Spur

---

dazu passen. Nachher]. Das scheint ein Einschiebsel zu sein, wie aus dem weiteren Text folgt. Vgl. aber A. b. J., S. 136.

235 H. [nach Vorschrift].

236 Ebenso A. b. J. II, 42. Daselbst sind auch die griechischen Quellen angeführt.

237 H. [oder einer Wanze].

238 H. [und seine Spur].

füllt sich sogleich wieder an. ⟨Ihre Ursache ist wässrige Absonderung.[239]⟩

Bei der vierten Art besteht Härte und Dicke. Ihre Farbe ist dunkel. Hierbei schwillt das Auge zusammen mit den Lidern {schnell} an. Dies entsteht in Folge einer ⟨schwarz-[239]⟩galligen Materie.

Achtundsiebzigstes Kapitel.

Die Behandlung

dieser vier Arten ist ziemlich ähnlich. Die Behandlung der ersten Art erfordert, dass man die Augenlider mit dem folgenden Kollyr bestreicht. Recept des Kollyrs für die erste Art der Anschwellung. Man nehme arabisches Gummi und Traganth, je 3 Drachmen; getrocknete Rosen, rothen Sandel, Dornstrauchsaft (Lycium) {und Aloë} je 2 Drachmen; Safran, Weihrauch und Bibergeil, je 1 Drachme[240]: diese Arzneien werden vereinigt, zerrieben, gesiebt und mit Fuchstrauben-[241] Abkochung geknetet; man mache Kügelchen daraus, und löse etwas davon, bei Bedarf, und träufle es in's Auge{, das hilft, so Gott will}.[242]

Die Behandlung der zweiten Art erheischt Entleerung des Kranken mit dem Bittermittel, ein Mal nach dem andren. Ausserdem nehme er diejenigen Pillen, deren Recept das folgende ist.[243] Abführwinde (Turpet), Lärchenschwamm, je $^1/_2$ Drachme, Bittermittel $^1/_2$ grosse Drachme, Armenischer Stein $^1/_4$ Drachme, gelbe Myrobalanen $^1/_2$ Drachme, Lasur-Stein 2 Scrupel, weisser Traganth $^1/_2$ Drachme, Scammonium-Harz $^1/_4$ Drachme: diese Arzneien werden zerrieben und gesiebt und mit Rosenwasser geknetet; man mache daraus Pillen und lasse davon einnehmen, in richtiger Gabe.

---

[239] Die Ergänzung nach A. b. J., S. 155.

[240] Beispiel eines eleganten Recepts. $(2 \times 3 + 3 \times 2 + 3 \times 1)$.

[241] So H. — A. hat Wolfs-Trauben ('inab al-dib). Aber nach J. a. B. (II, S. 472, Nr. 1589) ist dies der andalusische Name für 'inab al-ṯa'lab (Fuchs-Trauben). Somit könnte die Abweichung von dem magrebischen Schreiber von A. herrühren.

[242] A. b. J., S. 156, ist ganz kurz bei der Behandlung der ersten Art. Auch trennt er nicht die Behandlung der zweiten und dritten Art.

[243] Bei A. nur auf dem Rande.

{Auf das Auge} wende man das folgende Recept an. {Salbe für die zweite Art der Anschwellung.} Man nehme Safran, Myrrhe, {männlichen} Weihrauch, Opium, Traganth, zu gleichen Theilen; diese Arzneien werden vereinigt, zerrieben, gesiebt, mit Koriander-[244]Wasser geknetet; man macht daraus eine Salbe und legt sie auf's Auge, Morgens und Abends, und, falls es möglich ist, 3 Mal am Tage; [mit dieser Salbe behandelst du ⟨das Auge⟩] von innen und von aussen. {Neben diesem Heilmittel brauchst du kein andres.}

Die Behandlung der dritten Art erheischt Diät und Entleerung mit einem Abführmittel, ein Mal nach dem andren, bis der Körper gereinigt ist. Dann behandelst du mit dem folgenden Kollyr, dessen Recept so ist. {Kollyr für die dritte Art der Anschwellung}. Man nehme die Blüthen von Schöllkraut, Dornstrauch-Saft (Lycium), Sandel, Aloë, Akazie, arabisches Gummi, Opium, Palmen-Katechu, zu gleichen Theilen[245]: man verbindet diese Arzneien, zerreibt und siebt sie, und knetet sie mit Endivien-Wasser; man macht ein Kollyr daraus und wendet es beständig an, Morgens und Abends. [Denn das genügt.]

Behandlung der vierten Art. Die vierte Art ist die schwerste[246] von allen. Wer an dieser Krankheit leidet, der muss das folgende Abführ-Pulver einnehmen, dessen Recept so ist. {Pulver, welches die ⟨schwarz-⟩galligen Materien abführt.} Man nehme schwarze Myrobalanen und kabulische, beide entkernt, von jeder Sorte eine Drachme; Ochsenzungen⟨-Kraut⟩, Lasur-Stein, Flachs- und Thymian-Seide, je $^1/_2$ Drachme, Rhabarber $^1/_3$ Drachme, Indisches Salz $^1/_4$ Drachme, Sellerie-Samen $^1/_8$ Drachme, Scammonium-Harz 2 Scrupel, Balsambaum-Harz (Bdellium) $^1/_4$ Drachme, Press-Saft von Absinth $^1/_4$ Drachme[247]: diese Arzneien werden vereinigt, zerrieben und gesiebt; der Kranke nehme das Pulver in Rosinen-Abkochung, denn es nützt

---

[244] H. Kusbar; aber A. „Karrāṯ", Lauch. Vgl. J. a. B., III, S. 165, Nr. 1915; Drag., S. 460.

[245] H. hat auch acht Bestandtheile, sechs gleich mit A., aber für Akazie und Opium zwei andre, nämlich Myrrhe und Safran.

[246] H. „kürzeste", — ein Schreibfehler. Vgl. übrigens A. b. J., S. 155.

[247] A. hat im Text ein kürzeres Recept, das vollständige ist auf dem Rande angedeutet.

ausserordentlich. Ausserdem gebrauche er das folgende Mittel als Einreibung auf die Lider und auf die Wangen und auf jede Stelle, wo Anschwellung besteht. Recept {für die vierte Art der Anschwellung. Man nehme} Akazie, Armenischen[248] Thon, Schöllkraut-Kollyr, Dornstrauch-Saft (Lycium), {Aloë,} rothen Sandel, arabisches Gummi, Färber-Wurzel, je 1 Theil; Safran $^1/_2$ Theil, Opium desgleichen: diese Arzneien werden vereinigt, zerrieben, gesiebt{, mit Wasser geknetet}; man mache eine Salbe daraus und wende sie an, sowie ich es erwähnt habe.

{Das ist das Ganze der Behandlung der Anschwellung. Man braucht nichts andres.}

Neunundsiebzigstes Kapitel.
Die Härte.[249]

Es ist eine Verhärtung, welche {das ganze Auge, manchmal aber nur} die Augenlider befällt und dem Kranken es erschwert, das Auge zu bewegen. Dabei trifft ihn Ziehen und Röthe und Schmerz. Es fällt ihm schwer, das Auge zu öffnen, wenn er vom Schlaf erwacht; er empfindet grosse Trockenheit und kann seine Augen[250] nicht nach rechts und links bewegen, wegen ihrer Härte. Manchmal setzt sich ein wenig trockne Absonderung ab. Diese Krankheit entsteht in Folge der galligen Materie und der durch ihre Verbrennung erzeugten Trockenheit.

Achtzigstes Kapitel.
Behandlung.[251]

Man lasse abführen, [durch Mittel, welche die gallige Materie abführen,] wasche sein Gesicht ständig mit warmem Wasser und halte den ⟨Kranken⟩ zurück von kalten Speisen. Auf seine Lider lege man, zur Zeit des Schlafens, Eigelb{, geschlagen} mit Veilchen-Oel, und reibe sein Auge ein mit dem folgenden Mittel, das sehr nützlich ist. Recept eines Mittels gegen Härte, {womit das Auge eingerieben wird}. Man nehme [Press-]Saft

---

[248] H. „römischen", — ein Schreibfehler.

[249] A. b. J. II, 43, ganz ähnlich. H. [hat nur eine Art.]

[250] A. „Lider". Dann müsste man die folgenden Worte „nach rechts und links" streichen.

[251] A. b. J. II, 43 ähnlich, doch fehlt das Recept.

von sauren Granat-Aepfeln und Fenchel-Wasser, je 5 Drachmen; kocht es[252] und klärt es und fügt hinzu: Ingwer[253] $^1/_2$ Drachme, {langen Pfeffer $^1/_2$ Drachme,} Alaun $^2/_3$[254] Drachmen, Armoniak-Salz $^1/_4$ Drachme, [weissen] Zucker $^1/_2$ Drachme. Diese Arzneien werden vereinigt, zerrieben, gesiebt und zu den beiden Wässern gethan. Damit reibe man ein, des Morgens und des Abends. Der Kranke gehe ständig in's Bad, jeden zweiten Tag.

{Das ist das Ganze der Behandlung der Trockenheit.[255]}

Einundachtzigstes Kapitel.

Das Jucken[256]

entsteht aus der Absonderung einer salpetrigen Flüssigkeit, welche in die Bindehaut sich ergießt. Davon entsteht salziges Thränen sowie {Röthe und} Jucken in der Bindehaut und in den Augenlidern. Manchmal wird das Auge sogar geschwürig, durch starkes Jucken und Hitze der Materie.

Zweiundachtzigstes Kapitel.

Die Behandlung

des Juckens besteht in Folgendem. Der von dieser Krankheit Befallene muss passende Speise zu sich nehmen, ständig das Bad aufsuchen, und das bereits bei der Lidrand-Entzündung erwähnte Heilmittel[257] auf die Wimpern des Auges von aussen anwenden. Ferner die folgende Einreibung machen. {Recept gegen das Jucken; es nützt auch gegen Härte.} Man nehme gebranntes Kupfer, 6[258] grosse Drachmen, {gebrannten Vitriol und Myrrhe, je 3, Safran $^1/_2$,} Pfeffer 1, Grünspan 6, herben Wein 1 Pfund. Man verreibe jene Arzneien ⟨erst⟩ mit Wein, [damit sie aufgesogen werden; dann werden sie wieder ge-

---

252 Man beachte die kleine Menge von 10 Drachmen = 30 Gramm, welche gekocht wird.

253 In H. ist das Wort ausgelassen.

254 H. „drei".

255 Man erwartet „Härte". Doch ist der Unterschied nicht gross.

256 A. b. J. II, 44.

257 Vgl. unser Kap. 49.

258 H. hat $7^1/_2$; ihm fehlen drei Bestandtheile des Recepts, gegenüber A.

trocknet, der Wein darüber gegossen, und das Ganze] in einem Kupfer-Gefäss gekocht, {bis es dicklich wird; und schliesslich auch in einem Kupfer-Gefäss aufbewahrt.[259]} Damit werde Morgens und Abends eingerieben. Denn dieses Mittel[260] ist erprobt und bewährt bei der Behandlung des Juckens und de Härte. {Daneben braucht man kein andres.}

Dreiundachtzigstes Kapitel.

Die Phlyktaene[261] (das Bläschen)

ist ein entzündliches[262] Knötchen, welches die Bindehaut befällt. Es' ist eine Pustel (ein Bläschen), das manchmal am grossen Augenwinkel hervorkommt, ein andres Mal am kleinen, manchmal hinter dem Lid[263], in der Bindehaut.

Häufig kommt es auch am Kranz der Hornhaut hervor. Tritt es an diesem Ort auf, so erscheint es weiss, während es an den übrigen Orten roth aussieht. Diese Krankheit entsteht aus dem Blut.

Vierundachtzigstes Kapitel.

Behandlung.

Man lässt zur Ader an der Kephalica und träufelt in's Auge das Blei-Kollyr, das zerrieben wird mit Milch [einer jungen Frau]. Das gehört zu den besten Mitteln.[264] Das Blei-

---

[259] Durch die Vereinigung von A. und H. entsteht ein besserer Text, als ihn jede Handschrift für sich bietet: es ist eigentlich kein Wort zu viel oder zu wenig.

[260] Es fehlt bei A. b. J.

[261] A. b. J. II, 46 ähnlich.

[262] H. [härtliches].

[263] H. [oben, manchmal hinter dem Lid unten].

[264] Hier folgt in A. wie in H. — aus letzterer Handschrift schwerer zu übersetzen, — das folgende: „Diese Krankheit nenne ich nicht Phlyktaene. Es ist eine Pustel. Was zu den Pusteln der Hornhaut gehört, wird Geschwür genannt. Was aber davon an der Bindehaut vorkommt, behält den Namen Pustel (buṯūr). Die Bedeutung ist eine und dieselbe."

Dies ist ein Einschiebsel, das weder mit dem Text von Kap. 83 übereinstimmt, noch in Kap. 84 hineingehört, ja mitten in einen Satz hinein geschoben ist. Es dürfte den kritischen Zusatz eines arzneiverständigen Abschreibers darstellen.

Kollyr werde ich aber bei der Heilung der Geschwüre erwähnen{, wenn Gott, der Allmächtige, es zulässt. — Das ist das Ganze von der Behandlung der Phlyktaenen}.

Fünfundachtzigstes Kapitel.

Die Augen-Entzündung[265]

zerfällt in vier Arten.[266] Die erste entsteht aus schierem Blut und ist die häufigste. Die zweite entsteht aus Blut und Galle. Die dritte aus Blut und Schleim. Die vierte aus Blut und schwarzer[267] Materie. Ich werde jede dieser vier Arten erläutern, mit ihren Zeichen und Symptomen und Ursachen, und sodann ihre Behandlung.

Aber diejenige Augen-Entzündung, welche aus einer primitiven Ursache (d. h. Verletzung) entsteht, wie z. B. in Folge von Sonnen-Hitze, von Staub, vom heissen Bad, wenn nämlich das Auge dazu veranlagt ist, die Entzündung aufzunehmen; ferner in Folge vom Eindringen des Öls und anderer ⟨Fremd-⟩ Körper in's Auge, — diese Augen-Entzündung wird schnell beseitigt, wenn wir [mit Sorgfalt] die primitive Ursache beseitigen.[268]

Diejenige Augen-Entzündung, welche nicht[269] von einer

---

[265] H: ramad, [sie wird genannt Ophthalmie.]

[266] Die Augen-Entzündung wird bei den Arabern entweder nach den Graden in drei Arten eingetheilt oder nach den Ursachen in vier. A. b. J. II, 48 bevorzugt die erste Eintheilung, 'A. die zweite; doch berücksichtigt jeder von beiden auch die andre.

Der Inhalt dieses wichtigen Kapitels ist völlig gleich in A. und H., jedoch die Anordnung etwas verschieden, gerade so wie in den Kapiteln vom Trachom (38 und 39). H. giebt erst die Beschreibung der vier Arten, dann die der Behandlung jeder einzelnen Art; A. hingegen fügt der Beschreibung jeder einzelnen Art gleich die ihrer Behandlung hinzu. Für den ausübenden Arzt bequemer ist die letztgenannte Anordnung, die wir darum auch in unsre Übersetzung übernommen haben. Es war dies auch offenbar die ursprüngliche Anordnung, wie man an einer einzelnen Stelle des Textes sicher erkennen kann. (Vgl. Anm. 273).

[267] d. h. aus schwarzgalliger, melancholischer M.

[268] So A.; H. „berücksichtigen".

[269] So H., bei A. fehlt „nicht", wird aber durch den Zusammenhang gefordert.

Der Vergleich von A. b. J., S. 135, spricht scheinbar gegen unsre Ansicht, aber der von Paul. (III, 22, § 2) sicher für dieselbe.

solchen primitiven Ursache abhängt, und dabei nicht über das Maass hinausgeht, wird {schnell} binnen drei Tagen beseitigt, wenn der Kranke ständig in Behandlung steht; oder höchstens in vier Tagen. Die Behandlung dieser Form besteht in der Verringerung des Essens und Trinkens und des Redens und der Bewegung[270] und im Offenhalten des Leibes und in dem Aderlass. Verzögert sich danach die Heilung, so gebraucht man diejenigen [Arten der Kollyrien], welche abwehren[271], und die ich noch erwähnen werde, wenn Gott will.

Sechsundachtzigstes Kapitel.

Die erste Art der Augen-Entzündung ist eine entzündliche Anschwellung in der Bindehaut-Schicht. — Übrigens ist die Bindehaut ein Theil derjenigen Haut, welche den Schädel von aussen bedeckt. — So siehst du manchmal die Röthe[272] bei starker Augen-Entzündung aus dem Auge heraus in die Nachbarschaft hinüberdringen, zu dem oberen Theil der Wange und zu den Augenbrauen: die ganze Nachbarschaft des Auges ist roth.[272]

Mitunter besteht bei dieser Art dicke und reichliche Absonderung und starke Anschwellung und starke Pulsation im Auge. Mitunter erhebt sich die Bindehaut über die Hornhaut wegen des Übermaasses der Materie. Manchmal empfindet der Kranke Rauhigkeit im Auge.

Wenn das so ist[273], dann träufle in's Auge das weisse

[270] Aus dem folgenden Text ergiebt sich, dass wir nicht übersetzen dürfen „und in der Bewegung". Paul. hat zwar das Gegentheil von ʿA.: περιπάτῳ. Man könnte schon einen Geschmacks-Unterschied zwischen Griechen und Arabern annehmen. Aber Aët. (S. 8) hat ἡσυχάζειν. Vielleicht besteht bei Paul. ein Text-Fehler. — Die Vorschrift der Ruhe ist praktischer.

[271] H. [und zurückstossen]

[272] A.; H. „Anschwellung". — Sachlich besteht kein Unterschied, da es sich um rothe Schwellung handelt.

[273] H. hat hier und braucht es wegen seiner Art der Anordnung, [Behandlung der ersten Art.] Aber auch der Text von H. spricht dafür, dass die Anordnung von A. die ursprünglichere gewesen.

Kollyr [mit Eiweiss].[274] Denn darin liegt Kleben [und Zusammenhalten] und Beruhigung für die Rauhigkeit.

Der Beginn der Behandlung besteht darin, dass du dich beeilst zur Ader zu lassen, — an der dem schmerzenden Auge entsprechenden Seite. Besteht aber die Entzündung gleichzeitig an beiden Seiten, so lass erst zur Ader am rechten Arm[275] und gehe sodann über zum Aderlass an dem linken. Führe ab mit gelben Myrobalanen. Dazu trinke der Kranke den Saft von rothen Brustbeeren[276] und den von Lammzunge[277] (Arnoglossum), die zusammen gekocht sind. Beeifere dich, dass dies schon am Tage des Aderlasses geschieht; und, wenn es sich verzögert, jedenfalls am folgenden.

Verringere die Speisen, nach Vermögen, und die Bewegung {und das Schreien} [und den Besuch]. Der Kranke[278] übe beständig Ruhe und Schlaf. Wenn du dies thuest, so lösest du die Augen-Entzündung binnen zwei Tagen.

Nach dem Aderlass und nach der Abführung behandelst du das Auge auf folgende Weise; denn {das genügt;} du brauchst dann nichts andres noch daneben. Recept des [gelben] Kollyrs für akute Augen-Entzündung. Man nimmt Schöllkraut-Kollyr 8 Drachmen[279], Safran 4, Opium 3, Traganth 4, Bibergeil 1, persisches Gummi 4, Stärke 3: diese Arzneien werden vereinigt, zerrieben, gesiebt und geknetet mit süssem Wasser; man mache ein Kollyr[280] daraus und trockne es im Schatten; davon werde in's Auge geträufelt, Morgens und Abends, bis jeder Schmerz im Auge geschwunden.

Auf die Lider aber werde folgender Umschlag gelegt.

[274] A. b. J., S. 137.

[275] A. und H. „Hand".

[276] H. unerkennbar (ǵuǵkns). A. 'unnab = Zizyphus vulgaris s. Rhamnus zizyphus. (J. a. B., II, 479 Nr. 1594; Drag. 411.) Die Frucht (rothe Dattel, jujuba) wird ital. giuggiola geschrieben. Dies wollte H. ausdrücken. Vgl. Gloss. med. et infim. lat. IV, 447 (Niort, 1885): zizyphas, jujubas dicunt. Im hebr. Kanun (II, II, 567): 'unnab, ubilatin gugubi.

[277] J. a. B. III, S. 235, Nr. 202.

[278] H. [faste? u.]

[279] H. „Theile".

[280] A. „Kügelchen".

Recept {eines Umschlags}. Man nehme Aloë, Akazie, Schöllkraut-Kollyr, Opium, Safran zu gleichen Theilen, bereite ein Kollyr daraus[281] und mache davon Umschläge mit Endivien-Wasser auf das Auge, denn das ist wunderbar.

Wenn du nun das Auge betrachtest ⟨und findest⟩, dass die Augen-Entzündung bereits begonnen hat zu schmelzen; so befiehlst du dem Kranken in's Bad zu gehen: denn das wird den Rest der [blutigen] Augen-Entzündung zerschmelzen. [Mit Gottes Hilfe.] {Das ist das Ganze der Behandlung der rein blutigen Augen-Entzündung.}

Die zweite Art entsteht aus galligem Blut. Verbunden ist mit ihr starkes Stechen [wie von Nadeln] und Thränen und übermässige Hitze.

Die Behandlung der zweiten Art besteht im Folgenden. Schnell musst du Aderlass bewirken und Abführen mit Myrobalanen und Tamarinden. Ferner verordne dabei Verringerung des Essens und des Coïtus und der Bewegung.

So lange das Auge noch ständig Absonderung[282] hervorbringt, wenn auch nur wenig, ist dies ein Zeichen dafür, dass die Krankheit noch in der Periode des Ansteigens sich befindet. Dann behandelst du mit dem folgenden Kollyr[283]. Du nimmst Bleiweiss 5 Drachmen, {arab. Gummi, Traganth und Stärke je 2 Dr.}, Opium und persisches Gummi, je 1 Dr.: diese Arzneien werden vereinigt, zerrieben und gesiebt und mit Eiweiss geknetet, und ein Kollyr daraus bereitet.

Wenn du aber siehst, dass die Krankheit bereits [zum Stillstand und] zur Höhe gelangt und reif geworden ist, dann heilst du sie mit dem sogleich folgenden Kollyr. — Das Zeichen der Reife ist {die Hitze der} Thränen und die Dicke der Absonderung und die Menge des Thränens und die Verklebung der Lider durch die reichliche Absonderung. — Dann also behandelst du ständig das Auge ⟨mit dem zu erwähnenden Kollyr⟩ und verbindest dasselbe {mit Eigelb und Rosen-Öl}, indem du beherzigst, dass die Ruhe und Nicht-Bewegung des Auges am

[281] In A. fehlen hier zwei Worte.

[282] A. {von Thränen}.

[283] Ähnlich bei A. b. J., S. 138. — A. hat noch {aus Eiweiss. — Recept eines weissen Kollyrs}.

besten und schnellsten die Gesundung herbeiführt. Ophthalmie-Kollyr für die Zeit [des Stillstands und] der Höhe. Man nehme Aloë, Dornstrauchsaft (Lycium), Rosen, Safran, Opium zu gleichen Theilen: mache ein Kollyr daraus und träufle davon in's Auge.

Ist die Absonderung scharf und mit der [Augen-Entzündung] Schlaflosigkeit {und Unruhe [284]} verbunden; so behandle den Kranken auf die folgende Weise, denn sie ist erprobt und schläfert den Kranken auf der Stelle ein. {Du brauchst dabei nichts andres.} Recept des Kollyrs, welches den Kranken sofort einschläfert.[285] Man nehme Schöllkraut-Kollyr 8 Drachmen, Safran, persisches Gummi und Traganth, je 4, Opium 2, Presssaft von Mandragora 1 Drachme: diese Arzneien werden vereinigt, zerrieben, gesiebt und mit Regenwasser geknetet, und ein Kollyr daraus bereitet: davon träufle in's Auge, des Morgens und des Abends.

Wenn die Krankheit zu schmelzen beginnt und du erkennst, dass {die Materie} bereits kupirt ist; dann führst du den Kranken in's Bad und nachher behandelst du ihn mit dem Narden-Kollyr; denn dies hat große Wirksamkeit gegen Ende der Augen-Entzündung. Recept des Narden-Kollyrs. Man nimmt goldfarbigen Galmei, Safran, arabisches Gummi je 18 Drachmen[286], gebranntes Kupfer 5 Dr., indische Narde 6 Dr., Myrrhe 8, {Opium 8,} Spiessglanz und Akazie je 8 Drachmen: diese Arzneien werden vereinigt, zerrieben und gesiebt und mit Wasser geknetet; man macht ein Kollyr daraus und reibt damit ein gegen Ende der Augen-Entzündung: das ist ausserordentlich nützlich.

Für die dritte Art der Augen-Entzündung, welche aus Blut und Schleim entsteht, ist Kennzeichen, Wesen und Absonderung im Auge entgegengesetzt zu denen der galligen. Nämlich bei dieser ⟨dritten Art⟩ ist mehr Feuchtigkeit vorhanden, als bei der galligen, und mehr Absonderung und weniger Röthe.

{Behandlung der dritten Art.} Der Kranke muss die fol-

[284] A. qalaq.

[285] A hat dafür, „welches die Augen-Entzündung sofort kupirt“.

[286] H. hat 8 Theile, gebranntes Kupfer 15. In der Reihenfolge der Arzneien bestehen leichte Unterschiede zwischen A. und H. Ersterer hat ein Mittel mehr.

genden Pillen einnehmen. Recept {von Abführ-Pillen}. Man nehme Abführwinde (Turpet) und Koloquinthen-Pulpe je 3 Drachmen, Lärchen-Schwamm $^1/_2$, Naphtha-Salz[287] $^1/_4$}, Traganth $^1/_4$ Drachme}: diese Arzneien werden vereinigt, zerrieben, gesiebt, geknetet {mit Rosenwasser}; man mache Pillen daraus und trockne sie im Schatten. Der Kranke nehme davon ein, in lauem Wasser. Weiter werde derselbe noch ⟨örtlich⟩ auf die folgende Weise behandelt. Recept {eines Kollyrs}. Man nehme Aloë, Safran [und Baldrian], je 6 Drachmen, Opium 3 Drachmen, Schöllkraut-Kollyr 12 Drachmen, persisches Gummi 18 Drachmen: diese Arzneien werden vereinigt, verrieben, gesiebt {durch Seide} und mit süssem Wasser geknetet; man mache ein Kollyr[288] daraus {und trockne es im Schatten} und löse davon etwas in Milch und träufle es in's Auge, Morgens und Abends. Von aussen mache man einen Umschlag auf das Auge mit Eigelb, das gesotten und mit Rosen-Öl geschlagen ist, nebst einem wenig Safran.

Verbinde das Auge gut und sorge für regelmässigen Schlaf. Denn der Schlaf ist für die Augen-Entzündung [ein Nutzen und] ein Heilmittel. Behandle beständig mit dem oben erwähnten Kollyr; denn es ist ein erprobtes Heilmittel für diese Krankheit und stellt die beste Behandlung derselben dar. Ferner besteht die Behandlung noch in der Verringerung der Speisen {und in dem Andauern des Schlafes}. Ist die Augenkrankheit zum Stillstand gekommen, beginnt die Krankheit zu schmelzen; so wird die Behandlung mit dem bereits erwähnten Narden-Kollyr nothwendig, zusammen mit einem Wenig von dem weissen Kollyr. Befiehl dem Kranken auch in's Bad zu gehen. Dann bedarf er keiner weiteren Behandlung mehr.

Die vierte Art der Augen-Entzündung, welche aus Blut und schwarzer Galle entsteht, kommt nur selten vor [und ausnahmsweise, d. h. nach langen Zwischenräumen], — was ja auch für die schleimige zutrifft, — sie soll aber doch beschrieben werden. Bei dieser ⟨vierten⟩ Art der Augen-Entzündung ist das Auge trocken und ohne Thränen und zeigt keine Absonderung, oder

---

287 A. M. Nr. 521. („Führt die schwarze Galle ab.")
288 A. „Kügelchen".

doch nur sparsame und trockene und jedenfalls nicht[289] beständige.

Was die Behandlung der vierten Art anlangt[290], so muß der davon Befallene fleissig das Bad aufsuchen, auf seine Augen Nachts ständig Eigelb, Safran und Aloë auflegen und [ein wenig] Atrifel-[291]Latwerge einnehmen, deren Recept folgendermaassen ist: schwarze Myrobalanen, bellirische und Emblica je 1 Theil; es wird zerkleinert, gesiebt und mit Rahm von Kuhmilch angefeuchtet; dann mit entschäumtem Honig geknetet und in einer glatten Flasche aufbewahrt und angewendet. Wird damit ein wenig von dem heiligen Bittermittel und Lasur-Stein[292] und Ochsenzunge⟨n-Kraut⟩ angefeuchtet, so ist dies sehr nützlich.

Auf das Auge wendet man ein Kollyr aus Galban-Harz an; denn dabei braucht man kein andres Mittel. Recept dieses Galban-Kollyrs. Man nehme Dornstrauch-Saft (Lycium), Safran, Myrrhe, Galban-Harz, arabisches Gummi und Stärke je 1 Theil; diese Arzneien werden vereinigt, zerrieben, gesiebt und mit Steinklee-[293]Aufguss geknetet. Hüte dich aber, mit diesem Kollyr eine andre Art der Augen-Entzündung zu behandeln; denn dadurch würde ein peinvoller Zustand entstehen, dem du nicht beikommen könntest.

Wisse, jede harte, eingewurzelte Krankheit rührt her von schlechter und einsichtsloser Behandlung der Augen-Entzündung. Manchmal werden die Feuchtigkeiten scharf und zerfressen die Wimpern; ebenso wirkt schlechte Behandlung. Diese Verhältnisse werde ich bei der Behandlung der Geschwüre erwähnen.

Manchmal entsteht am Ende der Augen-Entzündung Aufblähung[293a] in den Augen-Lidern und Fell (sabal) und Schwäche des Auges, so dass es geschlossen bleibt, wegen der Materie. Das sind die Folgen der alten und chronischen Augen-Entzündung.

---

[289] A. „schmutzige und geschwürige". Die Lesart von H. scheint besser zu sein.

[290] H. hat hier, entsprechend seiner Anordnung, [derjenigen, welche aus Blut und schwarzer Materie entsteht].

[291] Nach A. M. Nr. 12 (S. 146) gegen die Krankheiten der schwarzen Galle angewendet.

[292] „Führt Schleim und schwarze Galle ab." (A. M. Nr. 155.)

[293] iklīl al-malik. Drag. S. 315. [293a] Wörtlich „Wind".

Zusatz zum sechsundachtzigsten Kapitel.[294]

Wenn das aus[295] dem Auge fliessende Thränen von der Aussenseite[296] des Schädels herrührt, so kommen wir zu Hilfe einerseits durch Trennung der beiden Arterien hinter den Ohren, sei es indem wir sie [nach aussen] hervorziehen, sei es indem wir sie brennen; oder andrerseits durch Brennen des Scheitels auf dem Kopf.

Wenn die Materien[297] bereits zur Senkung geneigt sind, und wir sie an einen andren Ort bringen wollen; so schaffen wir sie in die Nase durch Niessen, mittelst des scharfen Niesspulvers, und in den Rachen durch Gurgelung. Wenn die Materien aber innerhalb des Schädels sich befinden, so sind sie schwer zu heilen. Dann musst du sie nach unten ziehen durch Abführmittel und durch scharfe[298] Klystiere und durch Aderlass an der Saphena u. dgl.

Auf Materien, die von der Aussenseite des Kopfes fliessen, weist hin das Ziehen der Adern im Auge und ihre Fülle, Fülle der Adern des Kopfes und der Schläfen und der Stirn, Röthe des Gesichts. Aber für Materien, die von innerhalb des Schädels fliessen, gilt als Zeichen der starke Kopfschmerz, Schmerz in der Höhlung der Augen, vieles Niessen und Jucken der Augenbrauen. Siehe, das sind {im Ganzen} die Zeichen der beiden Arten ⟨des Thränens⟩, desjenigen von ausserhalb des Schädels und desjenigen von innerhalb desselben. Sieh dich vor. {Verfahre nach der Beschreibung.} Mit Gottes Hilfe.[299]

Beschreibung des Hervorziehens[300] der Adern und ihrer Zerstücklung [sowie der Nachbehandlung] {und ihres Brennens} und des Brennens aller Stellen, welche im Zustand der harten, starken Augen-Entzündung gebrannt werden.

---

294 Das Folgende gehört zur Behandlung der Nachkrankheiten der Augen-Entzündung. Vgl. S. 97 unten.

295 A. „zu".

296 Vgl. A. b. J. III, 26.

297 A. „andauern"; im gleich folgenden fehlen ihm zwei Worte.

298 H. „geeignete".

299 H. „von Gott kommt die Hilfe".

300 A. b. J. III, 25.

Dem Hervorziehen der beiden hinter den Ohren [und an den Schläfen] befindlichen Arterien muss die Entleerung des Kranken voraufgeschickt werden. Dann befehle dem Kranken, sich vor dich hinzusetzen. Darauf betaste die Adern, welche klopfen, mit deinem Finger. Hast[301] du betastet und geprüft, so machst du ein Zeichen mit Tinte. Darauf fasse die ⟨gewählte⟩ Stelle zwischen Daumen und Zeigefinger und drücke sie, bis sie sich ⟨in einer Falte⟩ erhebt und, während du die Haut mit deinen Fingern hältst, durchschneide sie ganz. Danach lass' die ⟨fassende⟩ Hand los. Jetzt wird dir die Ader sichtbar. Sowie sie dir deutlich geworden, nimmst du einen krummen Haken, führst ihn unter die Ader und hältst die Ader hoch mit dem Haken und führst eine Sonde darunter und lösest ⟨damit stumpf⟩ die Ader von dem ihr anhaftenden Fleisch. Sowie du dies gethan, ziehst du die Ader an, einmal langsam, einmal kräftig, bis dir von derselben ein Stück von vier Finger Breite sichtbar geworden.

Ist die Ader voll, so öffnest du einen Teil von ihr, bis soviel Blut abgeflossen ist, als der Kranke ertragen kann; nachher unterbindest du jedes der beiden Enden ⟨der freigelegten Ader⟩ mit einem starken Seidenfaden; das übrig bleibende Mittelstück schneidest du aus und entfernst es ⟨ganz und gar⟩.

Wenn aber die Ader nicht voll ist, dann ziehst du sie mit deiner ganzen Kraft bis sie getrennt ist. Hüte dich aber, dass du nicht die eine Seite trennst und die andre ganz lässt. Denn dies würde grossen Schmerz erzeugen. Hüte dich, dass du die Ader nicht aus deiner Hand gleiten lässt, und drehe sie; denn abschneiden kann man nur die beiden Köpfe zusammen. Hierbei fliesst viel Blut aus der Stelle. Aber fürchte

---

[301] Der Text von H. ist klar und besser, als der von A. b. J. II, 25, und der von Abulqāsim II, 3. — A. hat hier eine abweichende Lesart: „Dann spaltest du die Haut, hüte dich aber, die Ader gleich mit zu fassen. Sowie sie dir deutlich geworden, nimm etwas Baumwolle mit Sesam-Oel und befeuchte damit die Ader. Hernach nimm die Sonde und führe sie langsam unterhalb der Ader. Wenn sie eingedrungen unterhalb der Ader, nimm eine andre Sonde in deine Hand und schaffe Raum, zusammen mit der ersten. Dann ziehe die Ader u. s. w.

dich nicht davor, da es von selbst aufhört {und sogar bald aufhört}.

Nachher verbindest du mit einer Compresse, die mit Rosen-Oel befeuchtet ist; löse den Verband nicht, bis zwei Tage verstrichen sind. Ist dann die Stelle verheilt, so ist es gut; wenn nicht, so machst du wiederum einen Verband für zwei weitere Tage. Das ist das Ganze des Hervorziehens der Adern.

Die Zerstücklung der Adern geschieht ebenso wie das Hervorziehen. Sowie nämlich die Ader sichtbar geworden, erhebt man sie mit einem Haken und schneidet sie aus mit Messer oder Scheere. Der Verband ist wie nach dem Hervorziehen. {Das ist das Ganze der Zerstücklung.}

Beschreibung des Brennens, welches stattfindet auf dem Scheitel, an den dreifachen[302] Nähten, an der Haargrenze. Bis auf den Knochen muss man brennen; wo nicht, ist es werthlos.

Das [zweite] Brennen geschieht an den Hals-Adern, d. h. an den Adern, die ein wenig hinter den Ohren und mehr nach dem Hinterhaupt zu belegen sind. Taste die dort befindlichen Adern und prüfe, welcher Theil von ihnen stärker gefüllt ist: dort musst du brennen. Der Brenner, den du benutzest, gleiche dem hier dargestellten Buchstaben χ. Das Brennen an dieser Stelle geschehe mit der krummen Spitze. [Aber mit der zweiten Spitze, welche einem Olivenkerne gleicht, wird die Mitte des Kopfes gebrannt, wovon ich soeben gesprochen.]

Wenn du brennst, so brenne ohne Bedeckung.[303]

Der beste Brenner[304] ist aus Gold,[305] wenn du ihn haben kannst. Wenn du damit brennst, so wird die ⟨gebrannte⟩ Stelle nicht gezerrt; es ist kein {grosser} Schmerz damit verbunden. Das ist das Ganze der Behandlung des Brennens.

Das Niessmittel,[306] mit welchem man Niessen hervorruft, nach der Entleerung und nach der Reinigung des Kopfes, wirkt

---

[302] H. absteigenden.

[303] D. h. nicht durch das Loch eines metallischen Deckels, welcher die Nachbarschaft schützt.

[304] So H. im Text, am Rand „der beste Brenner ist das Gold“. A. hat im Text, was H. auf dem Rand, und auf dem Rand, was H. im Text.

[305] Abulqāsim (S. 11) spricht sich dagegen aus.

[306] A. b. J. II, 45; III, 24.

wunderbar. Sein Recept ist folgendermaassen: Haselwurz im Gewicht von 2 Drachmen, Osterluzei, Schöllkraut je 1 Drachme, Bambus-Concrement[307] und Opium je 2 Scrupel, Rauten-Gummi 1 Scrupel, Safran 3 Drachmen, Seifenkraut und weissen Zucker und Rosen-Samen je 1 Drachme, Galban-Harz[308] und Dornstrauchsaft je 1 Scrupel: man vereinigt die Arzneien, zerreibt und siebt dieselben, knetet sie mit süssem Wasser und bereitet[309] ein Kollyr daraus. Es niesse der Mensch davon mit einem Scrupel. {Aber ein Kind mit einem halben.} Es werde zerrieben mit der Milch einer jungen Frau und Veilchen-Oel hinzugefügt: so benutzt man es als Niessmittel.

Ueber die Anwendungsweise des Niessmittels. Du legst den Kranken auf seinen Rücken und hohe Polster unter seine Schultern; er neige seinen Kopf nach hinten.[310] Hierauf ziehst du seine Zunge hervor und hältst sie fest mit der Hand, damit nicht das Niessmittel in seine Kehle hinabgleite. Nunmehr wird das Niessmittel in seine beiden Nasenlöcher eingeführt, und zwar beiderseits in gleicher Weise. Die Zunge lasse man nicht los, der Kranke setze sich nicht auf, bis er merkt, dass das Niessmittel [in sein Gehirn gelangt sei, und er fühlt, dass das Niessen] bereits Macht über ihn erlangt hat. Dann lässt man seine Zunge los aus der Hand; dann setze er sich auf. Nach dem Niessen verzehre er eine Brei-Speise, die mit Zucker und Mandel-Oel bereitet ist.

Das ist das Wesentliche über das Niessmittel, {nach dem sichersten Verfahren,} und das Ganze über die Behandlung der Augen-Entzündung und ihrer verschiedenen Arten, und zwar in Beziehung auf Erkennen und Handeln (Diagnose und

[307] ṭabāšīr J. al B. Nr. 1447, II, 399. H. hat dafür aspudi = spodium, Zink-Asche. „Gerard de Cremone l'a traduit par spode." — Abd. er-Rezzāq p. Leclerc (Paris 1874, S. 166): „On a confondu le thabâchir avec le spodium des anciens." A. giebt dem Haselwurz 1 Drachme, H. dem Opium 1 Scrupel.

[308] H. barza ennafra, A. ǵauzat al-baqar.

[309] A. „Kügelchen" daraus, trocknet sie im Schatten und hebt sie auf in einem Gefäss.

[310] Das ist die Lagerung mit herabhängendem Kopf, welche neuerdings für manche Operationen mit Vortheil verwendet wird.

Therapie) und mit Berücksichtigung solcher auserwählter Heilmittel, mit denen ich eigenhändig Kranke behandelt habe.

Denn in diesem Buch erwähne ich nichts, was ich nicht schon selber erprobt und womit ich nicht schon selber in der Länge[311] meines Lebens Kranke behandelt habe. So nimm es denn voll Vertrauen von mir an. {Erprobe es,} so[312] Gott will.

Siebenundachtzigstes Kapitel.

[Nunmehr kommen in Betracht]

die Krankheiten der Hornhaut.

[Es sind ihrer acht[313]]: Pusteln, Geschwüre, Narben, Schorfgeschwüre, Abschilferung, Krebs, Farben-Veränderung, der verborgene Eiter.

Achtundachtzigstes Kapitel.

Die Pusteln und[314] die Geschwüre

haben eigentlich dieselbe Bedeutung. Nämlich jedes Geschwür, das in der Mitte der Hornhaut⟨-Ausdehnung⟩ sich befindet, wird wirklich Geschwür genannt; hingegen dasjenige, welches nahe dem Weissen oder auf dem Kranz sich befindet, wird Pustel genannt.

Die Pustel[315] entsteht, wenn zwischen den Schichten der Hornhaut Materie sich sammelt; ihre Farbe ist verschieden, nämlich entweder weisslich oder schwärzlich oder röthlich, je nachdem sie unter der ersten Schicht sitzt, d. h. unter der Vorderfläche der Hornhaut, oder unter der zweiten Schicht, oder auf dem Rande der Bindehaut. [Die Behandlung dieser Krankheit ist dieselbe, wie die der Geschwüre, welche ich sogleich erwähnen werde.]

---

311 H. „meiner Zeit und in allen meinen Tagen".

312 H. dafür „Gott ist das wahrhafte Vertrauen".

313 A. b. J. II, 52 unterscheidet 13.

314 H. hat hier noch „Schorfgeschwüre", wohl durch Versehen aus der vorigen Zeile noch einmal wiederholt.

315 Dieser Absatz folgt in A. später, am Schluß des folgenden Kapitels. (Auch steht statt „ersten" Schicht irrig „zweiten".)

Neunundachtzigstes Kapitel.

Die Geschwüre[316] ⟨der Hornhaut⟩

zerfallen in zwei Arten: die erste entsteht auf der Oberfläche der Hornhaut, die zweite senkt sich in die Tiefe.

Die erste Unterart der oberflächlichen Art gleicht in ihrer Farbe dem Rauch und nimmt eine grosse Ausdehnung ein; heilt[317] aber schnell, wenn man sie schleunig behandelt.

Die zweite Unterart ist weniger ausgedehnt, als die erste; dabei stärker weiss gefärbt und tiefer.

Die dritte Unterart hat zwei Farben. Sie nimmt nämlich einen Theil von der Bindehaut ein und einen Theil von der Hornhaut, entsprechend der Gestaltung des Kranzes: die Farbe ⟨des letzteren Theiles⟩ ist weiss, die ⟨des ersteren⟩ ist roth.

Die vierte Unterart ist ein Geschwür am äusseren Theil der Hornhaut und gleicht einem Loch.[318]

Aber ⟨von der zweiten Art,⟩ von den in die Tiefe sich senkenden Geschwüren, ist die erste Unterart ein reines, tiefes Geschwür. Ich verstehe unter einem reinen Geschwür ein solches, das[319] ziemlich frei von Belag ist.

Die zweite Unterart ist weiter, aber ohne grössere Tiefe und Versenkung.

Die dritte ist ein schmutziges Geschwür mit starkem Schorf: bei längerem Bestande[320] desselben fliessen die Augen-Feuchtigkeiten ganz aus; dieses Geschwür wird dubaila genannt.

Das ist alles, was ich von den Arten der Geschwüre zu sagen habe.

---

[316] A. b. J. II, 52 hat dieselbe Eintheilung, nach Galen. 'A. verschmäht die griechischen Namen, mit denen A. b. J. II, 52 und Ibn Sina (Kap. II c 3) prangen und — irren.

[317] In A. Schreibfehler.

[318] So A. wie H. Doch ist diese Lesart fraglich. Wenigstens stimmt sie nicht mit den entsprechenden Stellen bei A. b. J. und J. S.

[319] A. „nur wenig Materie und Weisses enthält".

[320] Ebenso A. b. J., S. 178. Ibn Sina, S. 58, hat „bei dessen Reinigung". — Nach diesem Satz folgt in A. die Beschreibung der Pusteln.

Neunzigstes Kapitel.

Behandlung.

Siehe, mit den Geschwüren ist grosser Schmerz und starkes Klopfen (Pulsieren) verbunden. Denn sie entstehen nur von einer schlimmen,[321] übermässig scharfen Materie. Somit lass dein Auge verweilen auf dem Kranken, der an Geschwüren leidet, da die Krankheit so schlimm ist.

Sofort musst du ihn zur Ader lassen und wiederholt abführen, mit Eifer, soweit seine Kraft es gestattet. Wenn die Materie {scharf} zudrängt, und du besorgst, es möchte von ihrer Schärfe der Augapfel[322] zerfressen werden; dann mache einen Umschlag auf die Stirn mit klebenden Mitteln, welche abwehren [und zurückstossen], in denen Kraft der Zusammenziehung und Zurückstossung liegt [, wie Akazie und Gerstenmehl und Lilien-Samen und Quittenschleim und die beiden Arten von Sandel und Schöllkraut-Kollyr u. dgl. Mittel sind].

Für alle die genannten Geschwüre ist der Weg der Behandlung ein und derselbe, falls eben keine andre Krankheit damit verbunden ist.[323]

Das Vorzüglichste, was man bei der Behandlung der Geschwüre anwendet, ist das folgende [Blei-] Kollyr.[324] Denn dies bewirkt Heilung derselben und lässt natürliches Fleisch (Substanz) in ihnen wachsen, so daß nach der Heilung der Geschwüre kein Fleck im Auge zurückbleibt. Hüte dich, die Geschwüre im Auge mit irgend einem andren Mittel zu behandeln [, als mit dem Blei-Kollyr. Denn dieses ist auserwählt und erprobt]. Nur musst du auch das Auge vom Anfang der Krankheit [bis zum Ende] verbunden halten.

Recept des Blei-Kollyrs[325] für die Behandlung der Ge-

---

[321] A. „schwachen", — verschrieben.

[322] H. gabbōth, die Erhöhung; A. hudub, die Brauen.

[323] Diese praktische Bemerkung fehlt bei A. b. J.

[324] A. b. J., S. 178, und J. S., S. 161, empfehlen dasselbe auch, aber nicht so dringend. — Blei-Incrustation scheint danach nicht beobachtet zu sein.

[325] Das bei A. b. J. II, 59 ist ähnlich, das bei J. S. II, 5 kürzer. Alle gehen zurück auf das Livische Kollyr, Galen XII, S. 762 und Paul. S. 282. — A. hat, auf dem Rand, „Blei, gebrannt mit Schwefel, 4 Drachmen."

schwüre. Man nehme goldfarbigen Galmei, Bleiweiss, gebranntes Kupfer, je 8 Drachmen; gebranntes Blei, 4 Drachmen, Spiessglanz 30 Drachmen, Stärke, arabisches Gummi, Traganth je 8 Drachmen, Myrrhe, Opium je 1 Drachme, Weihrauch 5 Drachmen: diese Arzneien werden vereinigt,[326] zerrieben und gesiebt und mit süssem Wasser geknetet; man mache Kügelchen daraus und trockne sie im Schatten und wende sie an, mit Gottes Hilfe.

Hüte dich aber, irgend ein mineralisches Mittel[327] anzuwenden, welches du nicht zuvor auf dem Wetzstein vollkommen zerrieben hast; denn das Heilmittel, mit welchem du die Geschwüre behandelst, darf kein Stechen hervorrufen. Hüte dich ja, die Geschwüre mit einem andren Mittel, als mit diesem, zu behandeln. Ich selber habe während meines ganzen Lebens die Geschwüre nur mit diesem Mittel behandelt: es ist auserwählt.

Bleibt nach der Behandlung ⟨des Geschwürs⟩ ein kleiner Narbenfleck zurück, so behandle diesen mit dem Galmei-Kollyr[328]: dann brauchst du weiter nichts andrés.

Recept [des Galmei-Kollyrs]. Bleiweiss, 5 Drachmen, arabisches Gummi, {Stärke,} Traganth, je 2 Dr., Opium und silber-farbiger Galmei je 1 Drachme: diese Arzneien werden vereinigt, zerrieben, gesiebt, mit Regenwasser und mit Eiweiss geknetet; man mache[329] ein Kollyr daraus und verreibe etwas davon {auf dem Wetzstein} mit Milch [einer jungen Frau], zur Zeit des Bedarfs, und träufle dies in's Auge.

Das ist das Ganze der Behandlung der Geschwüre und der Pusteln. Das Beste, was noch daneben bei der Behandlung anzuwenden wäre, ist Schonung und Ruhe und Verringerung von Speis' und Trank und vom Reden {und ⟨endlich⟩ auch Abführen}.

[Von Gott kommt die Hilfe.]

---

326 Bei A. folgt hier (und zwar kürzer) die Bemerkung über die mineralischen Mittel, welche H. nach dem Recept hat. Die letztere Anordnung ist wohl die bessere.

327 H. sammîm maḥṣābijjîm. Vgl. A. b. J. II, 1, S. 45.

328 A. „weissen Kollyr, in welches Silber-Galmei eingeht.“

329 A. „Kügelchen daraus und trockne sie im Schatten.“

Einundneunzigstes Kapitel.

Von der Narbe und dem Fleck.

Die Narbe hat zwei Arten[330] [die tiefe und die oberflächliche].

Die erste Art entsteht in Folge eines in die Tiefe sich senkenden Geschwürs und ist dick. Die zweite sitzt auf der Oberfläche der Hornhaut und ist Folge eines leichten Geschwürs. Beide erwähnten Spuren (Ueberbleibsel von Geschwüren) schaden manchmal dem Sehen, manchmal aber nicht.

Diejenigen, welche {dem Sehen} schaden, liegen gegenüber dem Loch der Traubenhaut; dann hindern sie das Sehen. Aber diejenigen, welche seitlich vom Sehloch liegen, schaden dem Sehen nicht im geringsten.[331]

Von diesen Narben werden die dünnen geheilt, durch solche Mittel, welche [glätten und] abwischen, während die dicken [den Arzt bei der Behandlung ermüden], ohne dass Heilung eintritt für diese Spuren {, weil sie die Folgen eines in die Tiefe sich senkenden Geschwürs darstellen}.

Zweiundneunzigstes Kapitel.

⟨Behandlung.⟩

Ich erwähne jetzt die Arzneien, welche abwischen, — nämlich soviel, als dir genügt[332] und dir hilft. [Hieher gehört] das Recept eines Pulvers [, das eingestreut wird und die Narben abwischt und glättet].[333]

Man nehme Blut-Eisenstein, grüne Zinkblume und Spiessglanz aus Isbahan, gebranntes Kupfer, je 3 Drachmen, chinesisches Schöllkraut, [chinesisches Salz,] Dornstrauch-Saft,[334] Meeres-Schaum, Russ und Feuerstein je 1 Drachme, Hammerschlag von

---

330 Ebenso A. b. J. II, 55.

331 Diese einfache und wichtige Unterscheidung fehlt bei A. b. J.

332 A. „und andres entbehrlich macht.“

333 In A. folgt hier, vor dem Recept, die Anmerkung, welche in H. nach demselben steht.

334 A. genauer: „Press-Saft von Blättern des Garten-Dornstrauchs.“ Kleine Abweichungen in der Gabe sind zu bemerken, A. hat 1 Dr., H. $^1/_2$.

Kupfer und von Eisen, Grünspan, Armoniak-Salz je $^1/_2$ Dr., gebrannte Muscheln 1 Dr., Steinsalz 1 Dr., Myrrhe 1 Dr., indische Zink-Asche 3 Drachmen, undurchbohrte Perlen und Korallen-Wurzeln {und Korallen} je 1 Dr.: diese Arzneien werden vereinigt, zerrieben und durch Seide gesiebt und nach dem Sieben noch einmal [zur Grenze der Feinheit] zerrieben[335], bis es luftähnlich wird, und dann in ein Kupfer-Gefäss gethan und zur Zeit des Bedarfs angewendet. {So Gott will.}

Es darf aber erst angewendet werden nach der Entleerung durch ein Abführmittel und nach dem Aderlass, bis du sicher geworden, dass Materie an den Ort sich nicht ergiessen werde. Ebenso darfst du auch jedes andre der scharfen Arznei-Mittel ⟨auf das Auge⟩ erst nach der Entleerung ⟨des Körpers⟩ anwenden.

Wisse, dieses geschilderte Recept ist {vorzüglich an Werth und das beste und} am meisten geehrt unter allen abwischenden Kollyrien und erprobt [und auserwählt]. Ich habe damit einen Menschen behandelt, in dessen Auge der Fleck zehn Jahre lang bestanden hatte: er ist vollkommen gesund geworden. [Mit Gottes Hilfe.][336]

---

335 Auch wir verschreiben gegen Narben Calomelanos subtilissimi.

336 Der folgende Absatz, der in H. steht, in A. fehlt, ist nicht von ʿA. Nachdem er für eine Krankheit ein Mittel hoch gepriesen, pflegt er nicht noch ein andres zu bringen. Dreckmittel, wie Eidechsen-Koth, verschmäht er. Kollyrien trocknet er im Schatten, nicht in der Sonne. Citate überlässt er Andren.

Die erwähnte Schrift von Galen ist apokryph.

H. [Ein andres abwischendes Mittel, das Galen erwähnt in den „Erzählungen der Dienenden"; er giebt an, dasselbe für Bulos (Paulos), den Diener, zusammengesetzt zu haben. Dieser hatte in seinem Auge eine Narbe, welche die Aerzte insgesammt für unheilbar erklärt, die aber durch Anwendung dieses Mittels binnen 30 Tagen zur Heilung gelangte. Recept des Mittels. Man nehme Meeres-Schaum, Eidechsen-Koth, Zucker, Töpfer-Glasur und Salpeter zu gleichen Teilen: diese Arzneien werden zerrieben und gesiebt; hierauf nehme man $^1/_2$ Unze Schöllkraut, zerreibe sie und koche sie mit einem Pfund süssen Wassers, bis die Hälfte geschwunden; damit befeuchte man die oben genannten Arzneien auf einer Marmor-Platte, hernach reibe man es in der Sonne, bis das Wasser geschwunden, und ein Pulver zurückbleibt; dieses wende man an gegen den Weissfleck, man braucht nichts andres.]

Dreiundneunzigstes Kapitel.

Die Abschilferung der Hornhaut und Aehnliches und die Excoriation

hat den Verlauf der oberflächlichen Hornhaut-Geschwüre, deren Behandlung ich bereits erwähnt. Verfolge ⟨dabei⟩ diese Behandlung.

Zu den ⟨Hornhaut-Erkrankungen⟩ gehört noch der Krebs.

Vierundneunzigstes Kapitel.

Der Krebs

hat nur eine Art.[337] Es ist eine Ablagerung aus der schwarzen Galle. Diese Krankheit[338] ist unheilbar. Denn[339] das Auge tritt ganz und gar nach aussen und wird schimmlig[340], bis seine Feuchtigkeiten ausfliessen. Das ist der {naturgemässe Verlauf}, welcher beim Krebs, seiner Art nach, sich vollzieht. Verbunden ist mit dieser Krankheit heftiger Schmerz.

Fünfundneunzigstes Kapitel.

⟨Behandlung.⟩

So lange das Auge noch in seinem Zustand, und der Krebs in seinem Zustand, und er nicht zunimmt und nicht abnimmt; so ist das Beste, was man anwenden kann, das Einnehmen eines Heilmittels, welches etwas von der Materie abführt. Etwas andres kannst du bei der Behandlung des Krebses nicht anwenden. Verfahre danach, lass dich nicht täuschen, beschäftige dich eifrig damit, sei auf deiner Hut.

Sechsundneunzigstes Kapitel.

Die Farben-Veränderung der Hornhaut.

Die Hornhaut selber verändert sich dabei nicht; vielmehr gelangt die Veränderung in die Traubenhaut und wird dann

337 A. b. J. II, 59.

338 H. [, wenn einmal eingewurzelt,].

339 A. „Abgesehen davon, dass".

340 Weder bei A. b. J. noch im K. II, 12.

sichtbar in der Hornhaut.[341] Denn die letztere ist wie reines, weisses Glas. Legt man hinter ein solches irgend einen Körper, so wird dessen Farbe nach aussen geleitet. Ebenso ist es mit der ⟨Farben-⟩Veränderung der Hornhaut. Die Ursachen derselben werde ich[342] ⟨dem entsprechend⟩ an ihrer Stelle bei den Krankheiten der Traubenhaut erwähnen.

Siebenundneunzigstes Kapitel.

Die Behandlung

der von dieser Krankheit Befallenen besteht darin, mit dem Press-Saft von frischer Koloquinthen-Pulpe drei Tage lang ⟨das Auge⟩ einzureiben; ferner verordne vom Bittermittel drei Drachmen ⟨innerlich⟩: dann kehrt der natürliche Zustand zurück.[343]

Das ist das Ganze über die Behandlung der Farben-Veränderung.

Achtundneunzigstes und neunundneunzigstes Kapitel.

Der verborgene Eiter (Hypopyon).

Es ist dies ein Abscess, der sich bis über die dritte Schicht der Hornhaut in die Tiefe senkt; manchmal dickt er sich ein und bleibt an dieser Stelle, manchmal wird auch die vierte

---

341 Diese Theorie scheint A. eigenthümlich zu sein. A. b. J. II, 61 hat nichts derartiges. — Die Lesart von A.: „und hierdurch verändert sich die Hornhaut", widerspricht dem folgenden Text: man müsste denn das Wort physikalisch, nicht pathologisch deuten.

342 Hier endigt A., die arabische Handschrift. Für das Folgende stand zuerst nur H., die hebräische Uebersetzung, uns zur Verfügung. Aber später gelang es uns, in dem zweiten Theil des Anonym. II (Escor. Nr. 894), auf Blatt 55ᵛ bis 42ᵛ den arabischen Text des muntaḫab von Kap. 103 bis 124 einschliesslich aufzufinden (A_1). Nur für Kap. 97 bis 102 und für Kap. 125 und 126 müssen wir uns mit H. allein begnügen.

343 [Und das gehört zu den Krankheiten der Traubenhaut, dass, wenn sie in Folge der eingedrungenen Feuchtigkeiten bläulich geworden, und dann behandelt wird mit dem Press-Saft von frischer Koloquinthen-Pulpe, der natürliche Zustand zurückkehrt, und so verbleibt. Ich habe einen Menschen gesehen, in dessen Auge die blaue Farbe übermässig gewesen, und der mit dem Press-Saft von Koloquinthen eingerieben worden: da

8*

Schicht noch zerstört.[344]. Manchmal ist dieser verborgene Eiter feucht[345]; manchmal verhält es sich anders. Nämlich die ⟨befallene⟩ Schicht der Hornhaut wird weiss; es weicht nicht, außer nach langer Zeit; Schmerz ist damit nicht verbunden. Diese Form wird zertheilt durch schmelzende Mittel, wie Myrrhe, Safran, Bibergeil, Sagapen-Harz, Ammon'sches Harz, Mutter-Harz, Narde u. dgl. Diese Mittel erwärmen und schmelzen.[346]

In den andren Fällen entleert man die Materie aus dem Auge, und zwar auf die folgende Weise. Man öffnet die Horn-

---

wurde sein Auge dunkelblau.] Dieser Absatz ist nicht von ʿA., sondern ein Einschiebsel.

344 Der folgende Abschnitte dürfte nicht von ʿA. herrühren. Der Anfang entspricht nicht seinen echten Krankengeschichten, sondern denen des Einschalters. Die Beschreibung ist unklar und weitläufig. Das Ende ist nichtssagend und widerspricht Uṣaibiʿa's ausdrücklicher Erklärung, dass ʿA. nur ein Werk verfasst habe. Uebrigens ist hier der Text von H. an zwei Stellen verbessert, bezw. überschrieben.

[Es hat eine gewisse Aehnlichkeit mit dem Star im Auge. Ich habe einen Menschen gesehen, in dessen Auge verborgener Eiter war; ich fragte ihn aus und er erklärte mir, dass dies bereits drei Jahre in seinem Auge sei; und er sah mit dem Auge nicht das Geringste. Ich fragte ihn weiter, ob er sich bereits mit den verflüssigenden Mitteln beschäftigt habe. Da antwortete er: Ich habe nichts ausser Acht gelassen, was ich nicht auf mein Auge angewendet habe. Als ich diese seine Worte vernommen, da machte ich den Star-Stich an seinem Auge; und er sah sogleich. In seinem Auge war nicht Eiter. Ich verwunderte mich und freute mich und heilte ihn. Einen andren hatte ich in meiner Officin in Aegypten, in dessen Auge ein Stück von einem Stroh-Halm sich verflochten hatte. Es war bereits in das Loch der Traubenhaut von innen her Materie gelangt und hinderte das Sehen. Da habe ich es entleert, indem ich in sein Auge die Star-Nadel einführte wie beim Star-Stich; ich entfernte die Materie sogleich von der Stelle und verband sein Auge. Am dritten Tage kam er wieder in die Offizin, ich löste den Verband und fand Materie auf der Baumwolle; sein Auge war in Frieden, ohne Röthe und Schmerz, und ohne dass er ein andres Heilmittel nöthig gehabt. Ausser diesem Menschen sah ich noch etwas Wunderbares und habe es in einem andren Buche erwähnt.]

Lassen wir dieses Einschiebsel und das folgende fort, so tritt ʿA.'s gedrungene Darstellung klar zu Tage.

345 [wie in diesem Fall.]

346 Nachdem wir erkannt, dass ʿA. keinen Schriftsteller mit Namen erwähnt; dass aber der gelehrte Einschalter mit Galen zu prunken liebt;

haut an einem Punkt, der etwas höher liegt, als die Stelle, wo alle Häute mit einander verwachsen.[347] Dies genügt über die Behandlung des Eiters.

Hundertstes Kapitel.

Nunmehr kommen in Betracht

die Krankheiten der Traubenhaut.

Es sind vier: ⟨der Knoten, der Nagelkopf, der Ameisenkopf, der vollständige Vorfall⟩.[348]

Aber diese Krankheiten der Traubenhaut entstehen nur unter Mitbetheiligung der Hornhaut. Denn nur durch Zerreissung der Hornhaut wird die Traubenhaut freigelegt.

Es geschieht dies auf verschiedene Art und Weise. In einem Fall besteht ein Vorfall nahe dem Loch der Traubenhaut, so daß dieses Loch zu der zerrissenen Stelle hingezogen wird, und der Sehgeist sich zerstreut.

---

werden wir auch den folgenden Absatz, der übrigens fast wörtlich mit A. b. J. II, 66, S. 200 übereinstimmt, als Einschaltung betrachten müssen.

[Galen erwähnt, dass viele von denen, welche Eiter in ihrem Auge haben, die Sehkraft wieder gewinnen durch starkes Schütteln des Kopfes. Du lässt nämlich den Kranken auf einer festen Bank sitzen. Dann fasse seinen Kopf von den beiden Seiten her und bewege ihn stark. Da siehst du, wie vor deinen Augen die Materie nach unten geht. Wisse, dass die Materie unten bleibt, auch ohne starkes Drücken, wegen der Leichtigkeit der Substanz . . .] Galen hat (X, S. 1019) *διὰ τὸ βαρὺ τῆς οὐσίας*. Aus Anonym. Escor. 876 ist zu ergänzen „Substanz des Stars, und der Schwere der Materie."

[347] [die von einigen Kopf, von andren Kranz genannt wird].

[348] Diese Aufzählung wird hier erfordert. Uebrigens vermissen wir an einzelnen Stellen des folgenden Abschnitts (z. B. Kap. 103, 105) die sonst von ʿA. so streng innegehaltene Trennung zwischen Pathologie und Therapie. Ob dies auf ʿAmmār zurückgeht, oder der hebräischen Uebersetzungen, bezw. ihrer Vorlage zuzuschreiben ist (wie in Kap. 38 und 85), lässt sich aus der einzigen Handschrift, die uns hier nur zur Verfügung steht, nicht mit Sicherheit beurtheilen.

A. b. J. II, 67 hat auch vier Krankheiten der Traubenhaut, aber andre.

Aber auch in dem Fall, wo der Abstand ⟨des Risses⟩ vor der Pupille grösser ist, und ein Vorfall nach der zerrissenen Stelle hin auftritt, zerstreut sich der Sehgeist.

Hunderterstes Kapitel.

Ist nun der Riss ferner von der Pupille, so tritt von der Traubenhaut ein Gebilde hervor, welches einer Blase gleicht und voll Wasser ist. Bei dem weiteren Hervortreten aus der Ursprung-Stelle platzt die Blase nicht, sondern verbleibt als solche. Die Ursprung-Stelle verengt sich, die Natur bewirkt Heilung, der Vorfall verharrt in seinem Zustand. Die Natur baut nämlich eine Hülle[349] darüber; von dieser ziehen zahlreiche, kleine Aederchen auf die Oberfläche der Hornhaut hinüber und bedecken die sehende Stelle entweder ganz oder theilweise. Diese krankhafte Bildung ist wie ein Tiegel, dessen unterer Theil sich verengt. Es ist so, als ob du das ⟨Gebilde⟩ mit einem Faden unterbunden hättest. Der damit Behaftete sieht wenig. Beschäftigt sich aber ein gewiegter Arzt mit dieser Erkrankung, so tritt doch vollkommene Genesung ein. Die Heilung geschieht durch Operation. Die Krankheit heisst der Knoten.[350]

Hundertzweites Kapitel.

Behandlung.

Den Kranken lässt du auf seinem Rücken liegen. Der Gehilfe, welcher das Auge öffnet, soll sitzen. Der Arzt hat bereits eine Nadel mit einem Faden hergerichtet. Wenn der Gehilfe das Auge geöffnet, dann führe der Arzt die Nadel in die Mitte des Vorfalls ein und ziehe sie von der andren Seite desselben hervor und lasse allein den Faden darin. Nun verschnürst du die beiden Enden des Fadens ⟨und spannst ihn⟩[351] mit deiner linken Hand.

---

349 [welche daskara genannt wird]. — d., claustrum eremitae.

350 mursā. (Vgl. A. b. J., S. 296, 2ª.) Die Darstellung 'A.'s ist eigenartig und beruht auf Erfahrung.

351 Es ist unmöglich (und unnöthig), die beiden Faden-Enden mit der linken Hand zu verschnüren. Die Ergänzung ⟨⟩ ist aus A. b. J., S. 210.

Dabei tritt schon Wasser aus dem Vorfall heraus; fürchte dich nicht, wenn du siehst[352], dass es etwas von der Eiweiss-Feuchtigkeit darstellt.

Dann schneidest du den Vorfall ein mit der Star-Nadel (mihatt), mit welcher auch das Flügelfell abgeschnitten wird. Hüte dich davor, bei dem Schneiden nach der Hornhaut zu neigen. Hast du soweit geschnitten, dass du hineingekommen bist: so schneide den ganzen Rest ab mit der Spitze der Scheere, mit welcher das Fell abgeschnitten wird. Ist nichts an der Stelle übrig geblieben, so streue zerriebenen Spiessglanz in das Auge und lege den Verband an.

Sei beständig in der Behandlung, Morgens und Abends, und versiegle die Stelle. Wird der Kranke gesund, und kehrt das Sehen wieder[353]; so reibe ihn ein mit dem rothen, linden Kollyr. Recept[354] desselben. Man nehme Bleiweiss, Blut-Eisenstein, je 10 Drachmen; Stärke 7, arabisches Gummi 5, goldfarbigen Galmei 4, gebranntes Kupfer 3, Opium 2 Drachmen: diese Arzneien werden vereinigt, zerrieben, gesiebt, mit Flusswasser geknetet; man mache ein Kollyr daraus und wende es an bei Bedarf.

Hundertdrittes Kapitel.

Der Nagelkopf.[355]

Diese Krankheit ist der soeben beschriebenen verwandt. Auch hierbei musst du die Stelle langsam öffnen, bis ein wenig

[352] Eine gute Beobachtung. Man erkennt es daran, dass die vordere Augenkammer dabei seichter wird. Ueberhaupt ist die Beschreibung der Operation mustergültig. Wir machen es noch heute ganz ebenso, — abgesehen vom Durchziehen des Fadens, das wir durch Festhalten des Augapfels mit einem Zänglein ersetzen.

[353] Weder die Griechen noch die andren Araber haben die Beseitigung des Vorfalls der Regenbogenhaut zur Wiederherstellung der Sehkraft unternommen, sondern lediglich zur Verschönerung des Aussehens. Vgl. Aët. c. 36, Paul. VI, c. 19 (G. d. A., S. 412), K. II, 7, A. b. J. II, 70, Abulqāsim II, c. 21.

'A.'s Leistung in diesem Kapitel ist nicht unbedeutend.

[354] A. b. J. II, 4, S. 60, fast ebenso.

[355] Von hier beginnt A.₁.

Wasser davon ausfliesst; danach verbindest du den Kranken und behandelst ihn mit dem Weihrauch-Kollyr und lässt Kollyr und Verband nicht von dem Auge, bis die Stelle heil geworden.

Nagelkopf heisst diese Erkrankung, weil sie der Gestalt einer platten Linse gleicht. Sitzt sie seitlich von der Stelle des Sehens, ohne sich bis zum Loch der Traubenhaut auszubreiten; so schadet sie dem Sehen nicht. Liegt sie aber auf der sehenden Stelle, oder dicht daran; so bewirkt sie Aufhören des Sehens, und dann ist die Behandlung nutzlos.

Hundertviertes Kapitel.

Der Ameisenkopf

ist kleiner, als der Nagelkopf; die Behandlung aber dieselbe.

Zum Wesen einer jeden von diesen ⟨drei genannten⟩ Krankheiten der Traubenhaut gehört die Mitbetheiligung der Hornhaut, da ja die Verletzung erst nach der Trennung der Hornhaut bis an die Traubenhaut gelangen kann.

Hiervon verschieden ist diejenige Vorwölbung, bei welcher gemeinschaftliche Betheiligung ⟨der beiden Häute⟩ nicht stattfindet, nämlich bei dem gesonderten Hervortreten der Hornhaut allein.[356]

Tritt nun die ⟨Hornhaut⟩ hervor, so schädigt sie das Loch ⟨der Traubenhaut⟩ in Bezug auf das Sehen, falls du nicht eiligst die Behandlung einleitest — mittelst der festen Verbände. Dabei schlafe der Kranke auf seinem Rücken. Du träufelst zusammenziehende Arzneien in's Auge. Die Behandlung erstrecke sich ferner auf die Beruhigung des Kopfschmerzes, wovon wir bereits den Aderlass an der Schläfe erwähnt haben. Durch die Zerstückelung der dort befindlichen Adern [und durch ihre Ausschneidung] beruhigt sich der Kopfschmerz. Die Wurzeln dieser Krankheit sind ja eben Schärfe des Ergusses und Kopfschmerz. Der Kranke vermeide das Schreien, den Coïtus, die Verstopfung und beseitige alle die schon erwähnten Dinge, die ihm heftige Bewegung verursachen.

---

[356] Die genauere Beschreibung dieses Zustandes wird vermisst. Aber auch A. b. J. II, 65 hat darüber nur wenige Worte.

Hundertfünftes Kapitel.

Aber der Durchbruch der Hornhaut ⟨besteht darin⟩, dass die Hornhaut ganz durchbrochen wird, und die Beerenhaut in ihrer Gesammtheit hineindringt, und die eiweissartige Flüssigkeit ausfliesst.

Für diese Krankheit giebt es dann keine Behandlung ausser der Operation. Willst du diese so verrichten, dass die Feuchtigkeiten ⟨nicht⟩[357] ganz ausfliessen; dann bleibt das Auge zurück in seinem gewöhnlichen Aussehen, sowohl das Weisse, wie auch das Schwarze. Richte dann keinen Schaden an, indem du in die Tiefe schneidest, sondern neige deine Hand nach aussen.

Willst du hingegen das Auge verkleinern[358], so führe den Schnitt hinab in die Tiefe; dann fliessen die Feuchtigkeiten aus.[359]

Dann streue Spiessglanz in's Auge, wie bei der Operation des Vorfalls. Nichts andres ist hierbei nöthig, ausser dem Spiessglanz; das ist dafür das bedeutsamste aller Heilmittel.

Diese Krankheit tritt meist im Gefolge der Pocken[360] und der schmutzigen Geschwüre auf und in Folge schlechter Behandlung seitens des Arztes. Der davon Befallene kann seine Lider nicht schliessen, wenn dieser Vorfall stark nach aussen tritt; dann ist das Auge sehr hässlich von Aussehen.

Das ist das Wesentliche von der Behandlung des Durchbruchs.

Hundertsechstes Kapitel.

Die Krankheiten des Loches der Traubenhaut

sind dreifacher Art: erstlich solche, die gemeinsam sind mit denen der hohlen Nerven; sodann solche, welche gemeinsam

[357] Dies Wort, das in H. fehlt, wird durch den Zusammenhang gefordert, steht übrigens auch im arabischen Text. —

A.$_1$ ein wenig anders aber nicht ganz klar.

[358] A.$_1$ wie H.: verschliessen.

[359] Diese Staphylom-Operation ist auch bei Abulqāsim (III, c. 21) erwähnt.

[360] ǵudarī, d. h. variolae. (So noch heute!)

sind mit denen des Krystalls; und drittens solche, die für sich auftreten.

Noch andre zeigen eine Mitbetheiligung der Eiweiss-Feuchtigkeit, wie dies bei der Verengerung und Erweiterung ⟨der Pupille⟩ der Fall ist.

Diejenige Krankheit, welche Mitbetheiligung der Krystall-Feuchtigkeit aufweist, ist das Schielen[361]; diejenige, welche gesondert für sich auftritt, der Star.

Diejenige Krankheit, welche Mitbetheiligung des hohlen Sehnerven aufweist, ist die Erweiterung, und auch der Verschluss der Pupille.

Ich werde dir jede einzelne von diesen Krankheiten beschreiben und auch ihre Ursachen und ihre Behandlung. Die Krankheiten der Pupille sind also der Star, die Verengerung, die Erweiterung, das Krummsehen, das Schielen.

Hundertsiebentes Kapitel.

Der Star

hat verschiedene Farben und ebenso auch verschiedene Ursachen. Er entsteht entweder aus schlechter Mischung (Dyskrasie) des Gehirns[362], oder aus Uebermaass der Star-erzeugenden Speisen, oder in Folge einer besonderen Veranlagung der Mischung, diesen Erguss anzunehmen, oder in Folge eines Stosses, welcher den Kopf trifft, oder eines Schlages auf das Gesicht. Hierher gehören auch solche Krankheitszustände, welche im Gefolge von Kopfschmerz [und von Stuhlverstopfung] eintreten.

{Es giebt Stare, welche das Zeichen der Gesichts-Erscheinungen darbieten}[363] [und andre, denen dasselbe fehlt.][364] Uebrigens giebt es verschiedene Gesichts-Erscheinungen.

---

[361] Vgl. Kap. 113.

[362] A.₁ nur: aus kalter Mischung.

[363] Diese Ergänzung wird durch den Zusammenhang gefordert. (So schrieb ich, ehe wir A.₁ hatten.) Nachträglich zeigt sich, dass von den beiden Sätzchen, die beide nöthig sind, A.₁ nur den ersten, H. nur den zweiten hat.

[364] Richtige Bemerkung von 'A., die bei Griechen und andren Arabern vermisst wird. Vgl. A. b. J. II, 73, S. 214 und K., S. 158.

Manche derselben entstehen {in Folge des Stars und manche} aus dem Magen: {und manche aus der Eiweiss-Feuchtigkeit. Wenn aus dem Magen,} dann sind sie gleichzeitig auf beiden Augen und gleichgestaltet; sie verringern sich, wenn der Kranke die Speisen verringert, [und nehmen gleichfalls ab, wenn der Kranke das Bittermittel einnimmt,] und gleichfalls, wenn er durch Erbrechen und durch Abführen entleert worden ist.

Sind bereits zwei bis drei Monate vergangen, und nehmen die Erscheinungen stetig zu; ⟨so deutet dies auf Star⟩. Die Erscheinungen, welche vom Magen ausgehen, ⟨zeigen solches nicht⟩.[365] {Die Gesichts-Erscheinungen vom Star sind nicht gleichzeitig auf beiden Augen vorhanden; sondern in dem einen wohl, in dem andren nicht. Die von der Eiweiss-Feuchtigkeit verhalten sich, wie die vom Magen.}

Siehe, die Menschen sind verschiedener Ansicht hinsichtlich des Stars. Man hat die Ansicht ausgesprochen, der Star sei ein Erguss[366], welcher die Eiweiss-Feuchtigkeit betrifft und herabfliesst, bis er eine Scheidewand bildet zwischen Krystall und Empfindung. Aber diese Ansicht beruht auf Irrthum und ist ganz unzulässig. Denn, wäre dem so, dann müsste es möglich sein, dass der Star, da er von der Eiweiss-Feuchtigkeit herstammt, bei verschiedenen Menschen verschieden wäre, oder in verschiedenen Theilen der Eiweiss-Feuchtigkeit seinen Sitz hätte, von der Pupille sich entfernend, oder zur Zeit der Operation mit der Eiweiss-Feuchtigkeit sich mischte, wenn er ihr art-verwandt wäre. Es müsste auch möglich sein, dass der Star zu einer gewissen Zeit an zwei oder drei Stellen sich befände. Aber derjenige, welcher behauptet hat, dass der Star von der Eiweiss-Feuchtigkeit{, welche dick geworden,} herrühre, [da sie ihm gleiche,] hat sich ganz und gar geirrt. Denn der Ursprung des Stars im Auge rührt her von einem feinen Erguss, der aus einem sehr feuchten Dunst sich sammelt (niederschlägt), und zwar unter Mitbetheiligung des Gehirns, wenn dasselbe eine feuchte Mischung erlangt.[367] So

---

365 A. B. J. III, 1.

366 $A._1$: etwas dickes, das.

367 Diese wunderliche Theorie, die von J. H. Baas (d. geschichtl. Entwicklung d. ärztl. Standes u. d. ärztl. Wissensch., 1896, S. 106) den

verdickt[368] er sich allmählich im Auge, nach dem Maasse dieses Ergusses, d. h. nach seiner geringeren oder grösseren Menge. Ist letztere nur gering, so zieht sich der Zustand ⟨der Star-Bildung⟩ gar sehr in die Länge; ist viel vorhanden, so sammelt sich der Star in ganz kurzer Zeit.

Deshalb nimmt das Herniedersteigen des Stars in das Auge[369] und die Verschleierung der Sehkraft des befallenen Auges in manchen Fällen nur einen oder zwei Monate in Anspruch; in andren Fällen vollendet sich die Star-Bildung erst in einem oder mehr Jahren.[370] Dies ist ein Beweis für unsre Anschauung.

Die Stufe der Star-Vollendung besteht darin, dass der Kranke zwischen schwarz und weiss nicht mehr unterscheidet und die Zahl ⟨der gesehenen Gegenstände⟩ nicht mehr bestimmen kann. Meist entsteht der Star ⟨zuerst⟩[370a] im linken Auge, — nämlich dann, wenn der Körper[370b] der Krankheit entspricht, d. h. feucht ist. Bei manchen Menschen entsteht er aber ⟨zuerst⟩ im rechten.

Die Gesichts-Erscheinungen, welche vom Star herrühren, sind ständig. Aber diejenigen, welche vom Magen herrühren, verschwinden manchmal und kehren nach einiger Zeit zurück.

Diejenigen von der Eiweiss-Feuchtigkeit verschwinden zur Zeit der Verringerung der Speisen und des Essens von trocknenden Speisen, und von Senf, Pfeffer, Ingwer u. dgl., und von

---

Griechen zuschreibt, — aber mit Unrecht, wie schon in der G. d. A. (1899, S. 337) nachgewiesen worden, — findet sich auch bei andren Arabern: undeutlich und mit Verwechselung zwischen Star und Gesichts-Erscheinung schon bei Ḥunain (de oculis, IV, c. 12), ferner bei Salāḥ ad-dīn (vgl. Anm. 379); auch bei Ibn Zuhr (Venet. 1542, fol. 7), den schon H. Magnus (G. des grauen Staares, 1876, S. 21) erwähnt hat.

368 H.: entsteht.

369 Hebr. jārᵉdū hammajīm. Das entspricht de Arabischen: al māʾ an-nāzil fīʾlʿain.

370 H.: oder 2 Jahren.

370a ʿA. weiss ganz gut, dass der Star gewöhnlich beide Augen befällt, entweder nach einander oder fast gleichzeitig. Vgl. den Anfang des Kap. 108.

370b $A._1$: Star. Wohl verschrieben.

solchen Dingen, welche heiss und trocken machen; und werden reichlich, sowie der Kranke anfeuchtende Dinge verzehrt.

Die Gesichts-Erscheinung, welche vom Star herrührt, besteht darin, dass der Mensch gleichsam eine Mücke vor sich sieht oder eine Fliege oder ein Haar oder das Bild von Münzen[371] [oder Sterne oder Feuerfunken]. Alles dies ist Folge der Star-Bildung.

Ist die letztere noch unbedeutend, und beeilt sich der Kranke mit ihrer Behandlung; so vermag er davon noch zu genesen[372]. Die Genesung erfolgt, wenn der Kranke von den Speisen sich einigermaassen zurückhält, nur wenig geniesst; wenn er mit {den vorher erwähnten} Abführ-Pillen entleert, wenn er am Hinterkopf geschröpft wird. Durch diese Behandlung hört dann der Erguss auf.[373] Gelöst wird die Bildung.[374] Sind aber die Gesichts-Erscheinungen bereits sehr stark geworden, so nützt die Behandlung gar nichts; sie nehmen immer mehr zu an Menge, bis dann die Zeit der Operation herankommt.

Der Arzt muss das Aussehen des Stars und seine Farben und die operablen Arten genau kennen.

Allgemeine Regel. Siehe, bei dem guten Star sieht der Kranke den Strahl der Sonne[375] {und den Strahl der Kerze}. Siehe, die Pupille erweitert sich und verengt sich ⟨bei dem

---

[371] $A._1$: Drachmen.

[372] A. b. J., S. 223. — K., S. 159.

[373] Die lobenswerthe Enthaltsamkeit ʿA.'s in der arzneilichen Behandlung des Stars sticht vortheilhaft ab von der Unzahl der Mittel, die von den Griechen und von den andren Arabern (K. IV, 11 und 20, A. b. J. II, 73, Ṣalāḥ ad-dīn VIII, c. 5 u. a.) erwähnt und gepriesen werden. —

[374] [Durch abwischende (reinigende) Mittel, wie durch Einreiben des Auges mit Gallen, mit Fenchelwasser, mit Wolfsmilch. Galen erwähnt das Folgende. Nimmt man die Wurzelknollen des Alpenveilchens und die Blätter desselben und presst ihren Saft aus und mischt ihn mit Honig, und reibt damit ein; so ist das ganz unvergleichlich und entfernt den Star vollständig und beseitigt die Gesichts-Erscheinungen.] Dies ist ein Einschiebsel. Die Stelle des Galen steht Band XII, S. 50. Ueber baḫūr marjam, Cyclamen Europaeum, vgl. Drag. S. 513 u. A. M. Nr. 69 (S. 164).

[375] Das war den Griechen wohl bekannt. Vgl. G. d. A., S. 414.

guten Star⟩: sie erweitert sich im Dunklen und wird eng im Licht.[376]

Ferner gehört ⟨das Folgende⟩ zu den Zeichen des guten Stars: wenn der Kranke über die Strasse geht, öffnet er seine Augen, als ob er zum Himmel sähe; er sieht das Licht, als ob es vom Himmel zu ihm herabstiege. Aber bei dem schlechten Star geht der Kranke auf der Strasse mit geschlossenen Augen.

Operabel ist der Star, dessen Farbe weiss oder bläulich-weiss oder grau-weiss. Nach meinen Beobachtungen sind der Farben des Stars so viele, dass man ihre Zahl nicht angeben kann.[377]

Der Arzt muss erprobt sein im Sehen des Stars und scharfsinnig und darin Uebung besitzen.

Die Länder[378], in denen der Star häufig ist, entsprechen seiner ⟨feuchten⟩ Beschaffenheit. Dazu gehören Tunis und Damiette[378a] und ähnliche Orte, welche am Meere liegen, und wo frische Fische genossen werden. Ich bin in das Land der Ströme (das Nil-Delta) gekommen und habe dort viele Menschen gefunden, die in ihren Augen den Star hatten. Es ist dies die Folge der reichlichen Fisch-Nahrung und der Luft-Feuchtigkeit. Ebenso ist es an den Gestaden des Meeres und in den Häfen von Syrien[378b] und in allen Ländern dieser Art.

[Sitz des Stars.] Der Star schwebt in der Mitte des Loches der Traubenhaut; nichts berührt ihn, weil nämlich der

[376] Diese überaus wichtige Regel findet sich nicht bei den Griechen; dieselben haben nur den Satz überliefert, dass der Star operabel sei, wenn die Pupille sich erweitere bei Verschluss des andren Auges. (Galen VII, S. 89, Paul. VI, c. 21; vgl. G. d. A., S. 414.) Diesen Satz, und ihn allein, haben die arabischen Klassiker übernommen: Ḥunain (de oculis IV, c. 12), A. b. J., S. 221, Ibn Sina S. 158. Aber die in unsrem Text erwähnte richtigere und wichtigere Regel ist schon im Continens hinzugefügt, wenigstens andeutungsweise. (II § 913. Cognitio est ejus claudere alterum oculum aut ex mutatione loci lucidi ad obscurum.) Klar ausgesprochen ist die Regel bei unsrem 'Ammār, und nun nicht mehr für die besseren Augenärzte der Araber verloren gegangen. Ṣalāḥ ad-dīn sagt ausdrücklich: „Zu den besten Kennzeichen des guten Stars gehört es, dass die Pupille in der Dunkelheit sich erweitert und im hellen Licht sich verengert."

[377] A. b. J. hat elf, Ṣalāḥ ad-dīn desgleichen, J. S. acht.

[378] Diese älteste Star-Geographie ist 'A. eigenthümlich.

[378a] In $A._1$ nicht lesbar. [378b] So $A._1$; H. Kanaan.

Sehgeist ihn gegen die Hornhaut zu treibt[378c]; so wird er gegen das Sehloch hin gestossen, wegen seiner Leichtigkeit.

[Definition des Stars.[379]] Der Star ist ein Körper, bedeckt mit einer Haut[380], wie die des Eies. Darum steigt er nieder unter der Nadel, auf ein Mal. Darum erscheint er uns als eine Haut. Doch mitunter wird ⟨bei der Operation⟩ diese Haut zerrissen; dann müht der Arzt sich ab und hat keinen Erfolg. Demjenigen Kranken, bei welchem zur Zeit der Operation dieser Zufall sich ereignet, verschwinden nach der Heilung nicht die Gesichts-Erscheinungen vor dem Auge, wegen der Zerstückelung der Star-Masse im Auge: die Ursache ist eben Zerreissung dieser ⟨Star-⟩Hülle.[381] Doch kommt dies nur ausnahmsweise vor.

Der Theil, welcher davon zurückbleibt und nicht mit zerschnitten wird, ist ⟨meistens⟩ bedeutungslos für die Operation und macht keine Mühe.

Darum muss der Arzt, welcher Augen-Operationen verrichtet, Erfahrung besitzen und Frische; denn er braucht Schärfe ⟨des Blicks⟩ und [Geduld und] Festigkeit der Hand, dass sie nicht zittert.[382]

378c Diese Phantasie scheint 'A. eigenthümlich zu sein.

379 Dieselbe ist von erfrischender Einfachheit, sowohl gegenüber derjenigen, die A. b. J. von den Griechen übernommen, als auch gegenüber der scholastisch und künstlich aufgebauten des J. S., die von Salaḥ ad-dīn noch mit weiteren Verschnörkelungen versehen wurde. Es mag genügen, die letztere, längste, alles vereinigende hier anzuführen: „Wisse, der Star ist eine verstopfende Krankheit und gehört zu den Krankheiten der Zahl (d. h. zu den Neubildungen); es folgt ihm eine Zusammenhangs-Trennung. Es ist also der Star eine fremde Feuchtigkeit, die sich sammelt aus sehr feuchtem Dampf — unter Betheiligung des Gehirns, wenn dessen Mischung feucht geworden, — und die im Loch der Traubenhaut auftritt, zwischen Eiweiss-Feuchtigkeit und Hornhaut, und die Gestalten hindert, in die Krystall-Feuchtigkeit vorzudringen."

380 A.₁ hat hier eine kleine Lücke. — 'A. sagt „Haut", nicht „Schale"; er meint also die innere Haut eines Vogel- (z. B. Hühner-)Eies. A. b. J. hat nichts davon, obwohl spätere arabische Augenärzte es ihm zuschreiben.

Aber Ḥunain und Ṯābit b. Qurra sprechen bereits von einer Hülle des Stars. (Vgl. Ṣalāḥ ad-dīn, VIII, c. 5.)

381 Dies scheint 'A eigenthümlich zu sein.

382 Richtig und wichtig. Uebrigens schon bei Celsus und bei früheren Arabern (z. B. Ṭabarī).

Ferner darf er das Auge nicht operiren vor der Zeit der Vollkommenheit (Reife) des Stars. Zu den Zeichen dieser Reife gehört, dass ⟨das Auge⟩[383] zwischen den Farben nicht mehr unterscheidet.

Zu der Vorbereitung auf die Operation gehört Entleerung des Kranken — durch Abführmittel, durch Aderlass, durch Schröpfköpfe[384], durch alles zusammen: danach erst werde die Operation ausgeführt.

Hundertachtes Kapitel.

Art und Ausführung der Operation.

[Erst werde der Kranke entleert, wie ich soeben erwähnt habe.] Dann setze[384a] ihn vor dich hin. Du selber sitzest etwas höher, so dass der Kopf des Kranken gegenüber deiner Brust steht. Darauf befiehl dem Kranken, dass er seine Hände um deine Kniee schlinge. Ist der Star auf beiden Augen gleichzeitig, so verbinde das eine mit Baumwolle und Verband[384b]; und befiehl dem Kranken, nach seiner eignen Nasenspitze ⟨mit dem andren Auge⟩ hin zu blicken. Dann nimm ein Messerchen[385], ergreife es mit deiner rechten[386] Hand und eröffne

---

383 $A._1$ hat „der Kranke". — Heute sagen die Aerzte: „wenn das Auge nur noch quantitatives Sehvermögen (Lichtschein) besitzt." — Uebrigens hat 'A. wieder das Wichtigste klar hervorgehoben und unterscheidet sich auch hier vortheilhaft von Paul. (VI, c. 21; G. d. A. S. 415) und von A. b. J. (S. 221).

384 „Saughörner." Vgl. Galen, Bd. X, S. 896. Die Vorbereitung auf die Star-Operation hat sich bis ins XIX. Jahrh. erhalten. Das Abführen halten wir auch heute noch für zweckmässig, um dem Kranken nach der Operation unnütze Bewegung zu ersparen. — Auf Jahreszeit und Wetter legt 'A., der offenbar zu den besten nnd kühnsten Star-Stechern der Araber gehörte, gar keinen Werth. — Sonst pflegten die Araber einen sonnigen Tag zwischen Herbst- und Frühlings-Nachtgleiche zu bevorzugen. Vgl. A. b. J. S. 229 und Ṣalāḥ ad-dīn.

384a $A._1$: Wenn du operiren willst, so sitze du auf etwas Hohem, und es sitze der Kranke auf der Erde.

384b $A._1$ hat noch: {und, wenn der Star im rechten Auge begonnen hat, so verbinde das linke, und lass den Kranken seitlich sitzen;}

385 H. ismīl, [das al-barīd genannt wird]. $A._1$: mibḍa'.

386 'A. verschmäht die von Griechen wie Arabern für die Star-Operation geforderte Ambidextrie. Aus den sogleich folgenden Kranken-

die Bindehaut im kleineren Augenwinkel an derjenigen Stelle, an welcher die Durchbohrung des Auges (die Parakentese) gemacht wird. Da sei die Stelle der Durchbohrung: Abstand vom Schwarzen (vom Hornhaut-Rand) zwei Drittel eines Gerstenkorns.[387]

Hast du nun die Stelle geöffnet mit dem Messerchen[388], so

---

geschichten geht hervor, dass 'A. bei doppelseitiger Erkrankung mit der Operation des rechten beginnt.

Eine Anmerkung über die Operation des linken Auges fehlt bei 'A.; A. b. J. und die meisten Araber gebieten, das rechte Auge mit der linken, das linke Auge mit der rechten Hand zu operiren.

[387] Man könnte zweifeln, ob Länge oder Breite des Gerstenkorns gemeint sei. Aber die Länge ist wegen der Zuspitzung und des Abbrechens der feinen Spitzen nicht so beständig. Die Breite ist sicher, sie misst 4 mm. Uebrigens wird an einer Stelle „ein halbes Gerstenkorn" für eine ganz kleine Grösse gebraucht, wie bei uns „ein Millimeter". Somit verlangt 'Ammār einen Abstand von 3 mm. (Bestätigung liefert die sogleich anzuführende Angabe des Ḫalīfa.)

Der Abstand des Einstichs-Punktes vom Hornhaut-Rand beträgt:

a) bei Antyllos (im Continens) die Iris-Breite, d. s. 3—4 mm;
b) bei Paulos (VI, c. 21, S. 416) die Breite des Starnadel-Stiels (3—5 mm).

Die Regel des Paulos wird von den meisten Arabern wiederholt. So von 'Alī b. al-'Abbās, im königlichen Buch, II, S. 476 der arabischen Ausgabe. So von A. b. J., S. 231; ferner von Ṣalāḥ ad-dīn VIII, c. 5, der auch die Angabe des Antyllos citirt; endlich von Ḫalīfa, der ausdrücklich angiebt „so gross, als der Schwanz der Star-Nadel, das ist die Breite eines Gerstenkorns." (Also 4 mm.)

Bei einigen arabischen Autoren fehlt die Angabe des Einstich-Punktes: so bei J. S. (K., S. 162) und bei al-Qaisī (Kap. 3).

[388] H. [das so aussieht.] In Leclerc's Chirurgie des Abulqāsim (Taf. II, Fig. 50) wird al-barīd als ein sichelförmiges Messerchen abgebildet.

Man möchte dies Instrument für wenig geeignet halten und die Abbildung der alten lat. Ausgabe vorziehen.

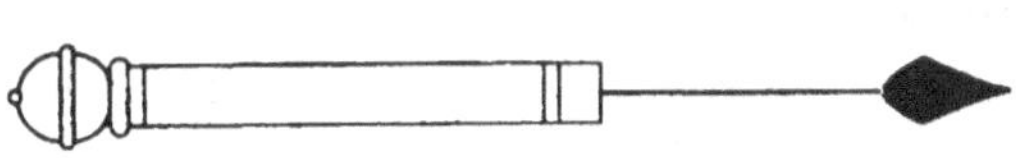

führe an die Stelle des letzteren die Nadel[389] ein, und zwar langsam. Fühlst du nun mit der Nadel, dass sie bereits in einen weiten[390] Raum gelangt ist, dann lass sie stehen und befiehl dem Kranken, dass er sein Gesicht wiederum deinem Gesicht zuwende [und deine Kniee ergreife und nicht los lasse]; und nimm die Nadel in deine linke Hand und trockne das Auge mit Baumwolle und rede dem Kranken gut zu und beruhige seine Aufregung. Darauf drehe die Star-Nadel langsam, — während deine Hand nach unten gerichtet ist, und[390a] die Spitze der Nadel nach oben, — bis die Spitze oberhalb des Stars angelangt ist: danach erhebe deine Hand nach oben, bis die Spitze der Nadel auf dem Star anlangt und ihn nach unten drückt.

Siehst du nun, dass der Star bereits herabgestiegen, und die Pupille frei geworden, und der Star bereits an den Ort der ⟨Traubenhaut-⟩ Wimpern gelangt ist; dann halte eine längere Zeit hindurch die Nadel fest [und unbeweglich], bis die Wimpern, welche an der Innenfläche der Traubenhaut sitzen, den Star annehmen[, ansaugen und festhalten]: danach erst hebe die Nadel empor von dem Star.

Nehmen ihn die Wimpern an, so befiehl dem Kranken zu husten und zu schnäuzen und die eine Reihe der Zähne in die andere hineinzudrängen, — alles dies, während die Nadel noch in seinem Auge sich befindet, und das Auge geschlossen bleibt.

Danach befiehlst du ihm, sein Auge zu öffnen. Ist dann der Star wieder {zurückgekehrt und} aufgestiegen, so führe die Nadel wieder über denselben, bis die Wimpern ihn ansaugen. Sowie er dort befestigt ist [und an seiner Stelle bleibt], so bist

Aber auch die alte arabische Handschrift des Anonym. Escur. I, Nr. 876, giebt al-barīd die Form eines gestielten Sichelmessers.

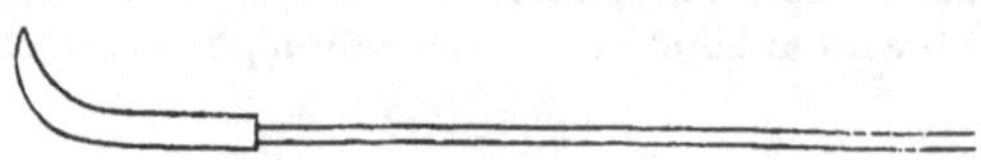

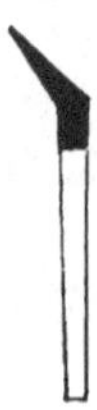

Ḫalīfa hat (Fig. 25) die Figur einer „Gerstenkorn-Lanzette, zum Eröffnen der Bindehaut vor der Star-Operation“. Dies Instrument scheint zweckmässig.

389 Hebr. maqdĕʾāḥ = miqdaḥ, arab.

390 H.: leeren.

390a A.₁ ist richtig und sehr gut. In H. fehlt gerade der Akt des Niederdrückens.

du sicher, dass er niemals wiederkehrt. Denn durch die erwähnten Ursachen erfolgt das Wiederaufsteigen des Stars.

Es giebt nun eine Art des Stars, den die Wimpern überhaupt nicht annehmen. Da giebt der Arzt sich Mühe: aber, so oft er auch den Star herunterführt, — immer wieder steigt derselbe empor. Manchmal gelangt er abseits von den Wimpern in den leeren Raum. Dann mühe der Arzt sich ⟨weiter⟩, — aber nur, wenn er Uebung besitzt. Findest du ihn von dieser Form, dass ihn die Wimpern nicht annehmen und dass er bereits in den leeren Raum gelangt ist, dann erhebe ihn mit der Nadel zu den oberen Wimpern. Denn er hält sich dann fest an dieser Stelle. Dieser Star heisst Luft[391]: denn er hat die Natur der Luft, — er erhebt sich und steigt nach oben.

⟨I⟩[392] So ereignete sich ein Fall. Siehe, ein Mensch aus Azraq[392a] in Diarbekr zeigte das, was ich soeben beschrieben: ich habe den Star nach oben gehängt, nachdem ich mit demselben grosse Mühe gehabt. Da haftete er an den oberen Wimpern, {seine Hälfte über der Hälfte der Pupille, und stieg nicht herab nach unten und nicht herauf nach oben,} und blieb an dieser Stelle hängen, als wäre es ein Stück von erhärtetem Gips. Die Sehkraft des Mannes kehrte wieder zu ihrer natürlichen Beschaffenheit zurück{, und der Star blieb aufgehängt in der beschriebenen Weise}. Siehe, das ist eines von den Wundern[392b] der Operation.

Manchmal nehmen weder die oberen noch die unteren Wimpern den Star an, — wegen ihrer eignen Schwäche, wegen ihres Feuchtigkeitsgehalts und wegen ihrer Schlüpfrigkeit. Ist die Sache so, dann leite den Star mit der Spitze der Nadel ganz langsam nach hinten. Der Star senkt sich dann zwischen den Häuten auf der Seite des kleinen Augenwinkels. Das finde

[391] A.$_1$: hawā'. H: awēr = ἀήρ. Beobachtung richtig, Deutung falsch. Der Star geht leichter nach oben, wenn oben das Aufhängeband der Krystall-Linse fester geblieben.

[392] Diese sehr merkwürdigen Star-Operationsgeschichten 'A.'s, — wie wir sie bei den Griechen gar nicht, bei den andren (späteren) Arabern nur sehr sparsam antreffen, — haben wir mit fortlaufenden römischen Ziffern bezeichnet.

[392a] So in H.; in A.$_1$ ist der Name des Ortes undeutlich.

[392b] H.: Seltenheiten.

ich regelmässig {und manchmal hat es mich ermüdet, bis der Star sich befestigte}. Bleibt dann der Star auf dieser Seite liegen, so lege einen schweren Gegenstand auf den Kopf[393] des Kranken oder befiehl einem Menschen, mit seinen Händen auf den Kopf zu drücken, während das ⟨operirte⟩ Auge geschlossen bleibt. Hast du dies gethan, so befiehl dem Kranken, sein Auge wieder zu öffnen. Ist dann der Star zurückgekehrt, so mach' dich an ihn mit der Nadel zum zweiten Mal. Ist er aber nicht gleich zurückgekehrt, so bist du sicher, dass er überhaupt nicht wiederkehren wird. In solchen Fällen gebraucht der Arzt auch die durchbohrte Nadel.

Wenn der Star sehr leicht ist, und keine der erwähnten Seiten ihn annimmt; so führe langsam die Nadel vor, bis sie gegenüber dem grösseren Augenwinkel steht, und mache mit der Spitze der Nadel eine Wunde in der Traubenhaut[394], bis Blut aus ihr herauskommt, und das ganze Auge roth wird: dann mische den Star mit dem Blut ⟨und drücke beides nieder⟩[395] und schließe das Auge und lass den Kranken auf dem Rücken liegen. Wenn du dann am 3. Tage sein Auge aufbindest, dann siehst du an ihm, was dir wunderbar erscheinen mag: sein Sehen ist zum Zustand der Gesundheit zurückgekehrt.

⟨II⟩ Etwas noch Bedeutenderes habe ich zu Kaïro erlebt, im Hause des 'Abd-ul-'Azīz. Da war ein junger Mann {ein Deilamit}[395a] von 20 Jahren, in dessen beiden Augen Star sich vorfand. Alle Aerzte hatten ihn aufgegeben. Da kam er zu mir; ich ging mit ihm ⟨in seine Wohnung⟩, begleitet von zwei jungen Studenten und von mehreren Aerzten. Ich operirte beide

[393] Dieser seltsame Handgriff wird von Ḫalīfa ausführlicher behandelt.

[394] Etwas anders A. b. J., S. 234: Wenn der Star Mühe gemacht, so lass bluten den Ort, dadurch dass du mit der Nadel die Gegend des kleinen Augenwinkel drückst u. s. w. Sein Ausschreiber Ṣalāḥ ad-dīn hat dasselbe. Ḫalīfa tadelt es und meint, dass A. b. J. wohl eine schwere Hand gehabt haben mag.

Die Angabe 'A.'s ist übrigens genauer und geeignet, uns über die des A. b. J. aufzuklären.

[395] Die Ergänzung ⟨ ⟩ ist nothwendig. Ṣalāḥ ad-dīn hat: „bis ein wenig Blut austritt; und mische dasselbe mit dem Star und drücke ⟨beides⟩ nieder: denn dann kehrt der Star nicht wieder, weil das Blut ihn beschwert.“ H. hat „mische die Nadel mit dem Blut.“

[395a] D. h. aus Deilam in Persien.

Augen. Mit dem rechten hatte ich nicht viel Mühe. Aber das linke machte mir zu schaffen, an einem Sommertage[395b], vom Morgen bis zum Mittag. Ich fühlte den Star unter der Nadel, als ob man auf einen Stein klopft. Da ich nun überzeugt war, dass aus diesem Auge nichts werden würde; so verfuhr ich bei demselben mit Druck auf den Star: siehe da, bald war der Star aus dem Loch der Traubenhaut ausgetreten und lag der Hornhaut gegenüber und haftete dort, zwischen der Hornhaut und der Aussenfläche der Traubenhaut. Da sah ich etwas, was ich vorher noch nie gesehen und was auch keiner von den früheren Autoren erwähnt hat[395c]: ich sah die Hornhaut von aussen, — sie war bereits weiss geworden. Nunmehr führte ich die Nadel heraus und legte Eigelb mit Veilchen-Oel auf und verband die Augen, liess den Kranken liegen und ging fort, — ergriffen im Herzen. Am dritten Tage besuchte ich den Kranken, löste den Verband und fand auf demjenigen Auge, das ich zuerst operirt, und bei dem ich keine grosse Arbeit aufzuwenden gehabt, den Star zurückgekehrt. Das andre Auge aber, an dem ich verzweifelt, war vollständig geheilt, und seine Sehkraft zum ursprünglichen Zustand zurückgekehrt. Vollkommen sah der Mann mit diesem Auge. Siehe, ich habe dir dies mitgetheilt, damit du einsehest, dass diese Heilung des Auges Kenntniss und Umsicht und {Geschicklichkeit und} Uebung und Erfahrung erfordert. Wer keine Uebung hat, der soll sich damit nicht beschäftigen.[395d]

Wenn du das Auge operirt hast, dann schlägst du Eiweiss und Eigelb mit Veilchen-Oel zusammen[396], tauchst Baumwolle hinein und legst sie auf das operirte Auge und ferner auf das andere und auch auf die Stirn und auf die Schläfen, und darauf verbindest du mit einer langen Binde, die zwei Mal das Auge umgiebt, und machst den Knoten gegenüber der Schläfe.[397]

[395b] Allerdings zu Kaïro! Es wird ja ein wenig orientalische Übertreibung dabei sein, aber ein paar Stündchen hat die Operation doch gedauert.

[395c] „Mir aber zeigte es sich“, fügt $A._1$ noch einmal hinzu.

[395d] $A._1$: der hat kein Wissen.

[396] A. b. J., S. 234.

[397] Der Verband ist genauer beschrieben als bei Paul. und bei A. b. J. nebst Ṣalāḥ ad-dīn. Ḫalīfa hat: „Verbinde beide Augen mit einer

Liegen muss der Kranke auf dem Rücken, wagerecht. Der Kopf sei in gleicher Höhe mit dem übrigen Körper, — weder höher, noch niedriger. Stütze seinen Kopf[398], dass er nicht zur Seite sich neige und nicht auf die Knoten[399] sich lege.

Der Kranke vermeide Niessen, Husten [, Erbrechen].[400] Wenn doch Niessen über ihn kommt, soll er seine Nasenspitze reiben und seine Oberlippe beissen. Wenn Husten ihn befällt, soll er Quitten- und Lilien-[401]Schleim schlürfen. [Wenn Erbrechen ihn heimsucht, so stärke seinen Magen mit Manna-Zucker und Mastix; er schlürfe auch das Muss von zwei Granatäpfeln und ein Getränk aus Tamarinde oder dgl.[402]].

Befiehl ihm auch, nichts von dem zu essen, was er kauen muss.[403] Mache für die sieben ⟨ersten⟩ Tage zu seiner Speise nur Brotkrume und Brotstückchen, die in Gemüse-Abkochung[403a] eingeweicht sind. Nichts darf er kauen, bevor sieben Tage über ihn hinweggegangen. Alles dieses sei ⟨für ihn⟩ bereit.

Wenn der Kranke vorsichtig und entschlossen ist, und einmal eine Stunde sitzen möchte, um sich vom Liegen zu erholen, so mag er es ruhig thun. Doch muss er so sitzen, dass sein Kopf dabei von hinten gestützt wird. Wenn er sich aber erholt und von der Ermüdung des Liegens ausgeruht hat, so muss er nachher wieder liegen wie zuvor.[404]

An jedem Tag einmal muss von Neuem das Eiweiss und

---

starken Binde und mache den Knoten der Binde bei dem einen der Ohren, so dass er nicht unter dem Kopf sei, wenn der Kranke schläft."

[398] A. b. J. hat „von beiden Seiten", Salāḥ ad-dīn noch dazu „mit weichen Kissen".

[399] Text „Nähte". (Der Knoten des Verbands ist an dem einen der beiden Ohren, nach Ḫalīfa.) So H.; A.₁ hat hingegen: Binde auch seinen Kopf fest, so dass er nicht nach den Seiten sich neige und sich nicht zu den Kissen hin bewege.

[400] A. b. J., S. 234.

[401] H. šīli = gilio, ital. — A.₁ hat Baumwollen-Samen, doch nicht deutlich lesbar.

[402] Die beiden ersten dieser 3 Regeln auch bei A. b. J., S. 235.

[403] A. b. J., S. 235.

[403a] A.₁ „Erbsensuppe".

[404] A. b. J., S. 235, weniger ausführlich.

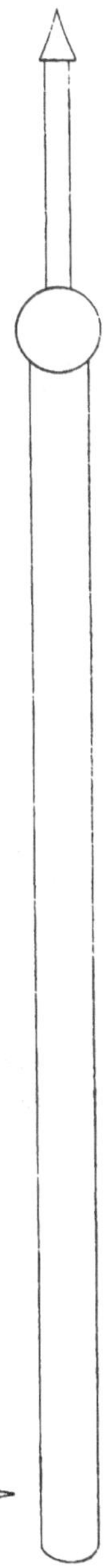

der Verband auf sein Auge gelegt werden, bis sieben Tage über ihn hinweg gegangen sind.[405]

Alsdann lösest du sein Auge vom Verband am achten Tage und bringst ihn in ein dunkles Zimmer und träufelst weisses Kollyr in sein Auge, an jedem Tage ein Mal, — aber hüte dich, dass nicht Opium in dem Kollyr sei, — so vierzig Tage lang.[406] Bis diese Zeit vergangen ist, soll der Kranke nicht im Bereich der Sonne und des Lichts sich befinden. Einen Monat lang ⟨nach der Operation⟩ soll er, wenn er schlafen will, sein Auge mit Baumwolle verbinden. Wenn die vierzig Tage vergangen sind, soll er in's Bad gehen. Nachher kann er machen, was er will und braucht keine Angst mehr zu haben.

[Dies ist das Bild[407] der Nadel (miqdaḥ), damit der Forscher es lerne.] Ihre Länge misst $1^1/_2$ Handbreiten

[405] Paul. lässt den Verband 7 Tage liegen (?), A. b. J. (S. 235) 3 Tage. Uebrigens scheint ʿA., nach seinen eignen, sogleich folgenden Krankengeschichten, den ersten Verband 3 Tage lang auf dem Auge gelassen haben.

[406] Diese so lang fortgesetzte Nachbehandlung fehlt bei A. b. J.; Ḫalīfa hingegen hat sie angenommen. Ṣalāḥ ad-dīn gestattet, wenn Entzündung fehlt, den Operirten am 14. Tage auszuführen.

[407] Da das Bild in H. fehlt, gebe ich hier die Abbildung von „zwei Formen der dreikantigen Star-Nadel" aus Leclerc's Chirurgie von Abulqāsim (Fig. 51 und 52).

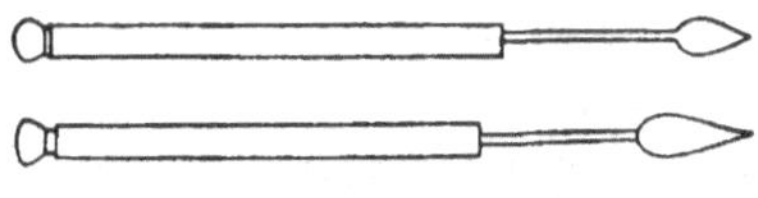

Freilich entsprechen sie nicht der Beschreibung unseres Textes, den Ṣalāḥ ad-dīn genau, fast wörtlich wiederholt hat. Weit besser stimmt die rechts stehende Figur aus Ṣalāḥ ad-dīn. Allerdings stellt sie wohl den hohlen miqdaḥ dar, welcher gleiche Gestalt, aber grössere Maasse, als der beschriebene, besass.

In dem anonymen arabischen Codex über Augenheilkunde, Escorial Nr. 876, findet sich (fol. 86ᵛ) das folgende Bild der

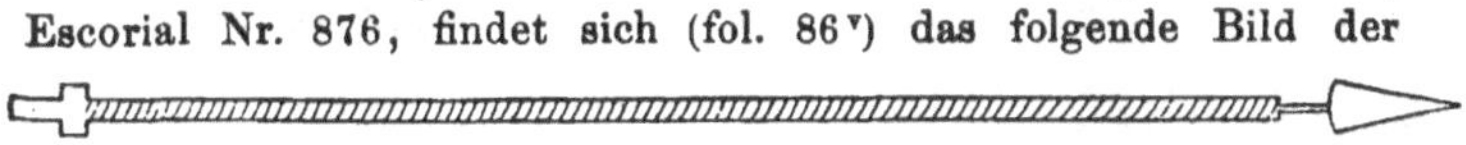

dreieckigen Star-Nadel, mit der Bemerkung: Sie sei ganz aus Kupfer; der Stiel gerieft, damit er leicht gedreht werden kann; die Spitze dreikantig, damit sie leichter das Auge durchbohrt.

ohne den Kopf (die Spitze), mit welcher die Operation ausgeführt wird. Die Länge der Spitze, welche in das Auge hineingeht, sei gleich dem Nagelglied des Daumens.[408]

Ein Ring werde an der Nadel angebracht, um den Körper derselben von der Spitze zu trennen. Die Spitze der Nadel wird dreikantig gemacht, und zwar deshalb, damit erstlich die Punctions-Stelle eine dreieckige Form erhält, und somit die Wunde, weil sie eben Winkel hat, schneller verheilt {hingegen, wenn sie rund ist, langsamer}; und damit zweitens, wenn die Spitze in's Auge eingedrungen, immer leicht eine der drei Seiten auf den Star falle und sich ihm anschmiege[409], und man nicht die Nadel erst zu drehen und sich zu mühen braucht, bis der Star herabsteigt.[409a]

⟨III⟩[410] Eine wunderbare Erfahrung. Operirt habe ich die Augen einer Frau in einem Palast, nämlich in dem grünen Harem bei dem Hause des Ibn al-Bekrī. Der Star bestand gleichzeitig auf beiden Augen. Drei Schüler, welche studirten, waren mit mir zugegen. Ich begann mit dem rechten Auge und operirte dasselbe und verfuhr ordnungsgemäss und führte die Nadel dann wieder aus ihrem Auge heraus und verband dasselbe. Danach begann ich die Operation des zweiten Auges. Als ich die Star-Nadel (mihatt) in ihr Auge einführte und dabei war, den Star niederzudrücken; da wurde die Frau ohnmächtig, als ob sie todt wäre. Da sprengte ich Wasser auf ihren Busen, bis sie sich rührte, und der Geist in sie zurückkehrte, und sie sich beruhigte. Jetzt hatte ich vor, den Star zum zweiten Mal herunter zu drücken; aber sofort schlug sie die Hände ein und bekam Krämpfe, während die Nadel noch in ihrem Auge sich befand. Die Schüler bekamen Angst und liefen davon. Ich

---

[408] Die Länge der Nadel ist also 18 cm, sowie ein gewöhnlicher Stahlfederhalter; die Länge der Spitze 3,5 cm.

[409] Dann folgt noch einmal (nach dem Typ $a=b=a$): „Aus diesem Grunde mache die Spitze dreikantig, damit ohne Hinderung eine von den drei Seiten auf den Star falle.“ — $A._1$ hat „Gerstenkorn“ für Spitze. (Ebenso der Perser Zarrīn-dast, um 1088 u. Z.)

[409a] $A._1$ „anziehe“.

[410] Das ist die Geschichte, welche in „Canamusali de oculis“ so verhunzt worden. Vgl. unsre Einleitung. Sie fehlt seltsamer Weise in $A._1$, ist aber wohl von 'Ammār.

aber nahm Paeonia[411] aus meinem Beutel und gab ihr davon zu riechen; ihr Geist kehrte zurück und sie wurde ruhig. Ich hatte nun vor, zum dritten Mal den Star herunter zu führen und betrieb ihre Heilung in Eile und mit Kraft: da erweiterte sich ihre Pupille; das Loch der Traubenhaut wurde so gross als ob sie an Pupillen-Erweiterung litte. Bei alledem hielt ich die Nadel (mihatt) fest in ihrem Auge, während meine andere Hand ihr Auge fest hielt. Als ihr Zustand sich beruhigt hatte, vollendete ich ihre Heilung. Nachher sah sie vollkommen.

Bei allen meinen Erfahrungen und Operationen habe ich niemals einen andren Fall beobachtet, den diese Zufälle betroffen und dessen Auge doch geheilt wurde. Schliesslich führte ich nämlich die Nadel heraus aus ihrem Auge, verband dasselbe und lagerte die Kranke. Am dritten Tage besuchte ich sie, um ihr Auge zu besichtigen. Da sagte sie mir, dass sie von der Stunde an, wo ich sie verlassen, halbseitig gelähmt sei. Nun glaubte ich unbedingt, dass ihr Auge zu Schanden gegangen wäre, nach allem dem, was mir mit ihr zugestossen war; und löste den Knoten des Augenverbandes voll Verzweiflung: da fand ich ihre Augen im bestmöglichen Zustand, sie war nahe der Genesung. Da pries ich Gott, den Allmächtigen; denn er kann alles, von Ihm kommt die Liebe und die Barmherzigkeit.

⟨IV⟩ Ein andrer Fall. Siehe, bei der Heilung des Auges sah ich etwas Wunderbares, was aus dem Rahmen der ⟨gewöhnlichen⟩ Heilung herausging.[412] Das war, als ich mich mit der Behandlung eines von den Leuten aus Sa'ūd in Diarbekr beschäftigte. Der Mann war dreissig Jahre alt, er sah nichts; er hatte sein ganzes bisheriges Leben zugebracht, ohne zu sehen; der Star war in seinen Augen angeboren. Er kam zu mir, als ich in Sa'ūd war; mit ihm war sein Vater und viele von den Genossen des Ibn Marwān, der zu den geehrtesten Leuten im Lande Harran gehörte. Ich betrachtete den Kranken und

---

[411] A. M. Nr. 426: fawanya, gegen Epilepsie und Krämpfe; Drag. S. 220, Paeonia officinalis.

[412] Den folgenden Abschnitt über die Operation mit der Hohl-Nadel hat Ṣalāḥ ad-dīn fast wörtlich in sein Star-Kapitel übernommen. Wir bezeichnen diesen Text mit $A._2$

fand, dass er einen guten[413] Star hatte. Er machte mir den Inhalt seines Zustands kund. ·Ich versicherte ihm, dass er mit seinen Augen ⟨wieder⟩ sehen würde, und sein Herz wurde fröhlich. Nun gab ich ihm ein Abführmittel[414] ein {und liess ihn zur Ader} und setzte ihm Schröpfköpfe; darauf operirte ich seine Augen. Da sah ich in dem Auge des Mannes etwas, was ich noch nie gesehen. So oft ich die Nadel (miqdaḥ) an den Star heranbrachte, sah ich den letzteren bald roth, bald gelb werden. Sowie ich diesen Zustand beobachtet, [verzweifelte ich an der Heilung des Kranken und] war überzeugt, dass er nicht das Geringste wieder sehen würde. Bei alledem war der Star in seinem Auge wie ein Stein, der nicht von seinem Platz sich rührt, — nur dass er sich unter der Nadel verfärbte.[414a] Da sagte ich zu mir in meinem Herzen[414b]: „{Gelangt ist die Nadel in sein Auge}. Nicht nehme ich sie heraus, bis ich diese Krankheit geprüft habe." Nun machte ich mich gewaltsam an den Star mit der Nadel. Siehe, da ward er zerschnitten, nach Art der Haut des Eies, welche im Inneren über dem Weissen sich befindet. Und ich hörte nicht auf so zu behandeln, bis ich den ganzen Star, auf die beschriebene Weise, mit grosser Mühe beseitigt hatte. Danach sah dieser Mann. Ich hatte aber überhaupt nicht darauf gerechnet, dass er sehen könne. Am dritten Tage löste ich den Verband von seinen Augen; es war, wie wenn in denselben kein Star vorhanden wäre. Dies gehört zu den bedeutendsten Dingen, die ich gesehen. Denn der Star war lange Zeit über ihm gewesen; er war ja in seinen Augen schon gewesen zur Zeit der Geburt. Dazu kommt die Veränderung des Stars zu den beschriebenen Farben und die allmähliche Zerschneidung desselben. Endlich, beim Himmel, geschworen hat mir dieser Mann, dass er nicht einen Tag auf dem Rücken gelegen, [d. h. dass er sich nicht gehörig in Acht genommen]. ⟨Dennoch war Heilung erfolgt.⟩

---

[413] So $A._1$ und $A._2$; bei H. fehlt das Beiwort.

[414] So H.; $A._1$ hat „Heilmittel", offenbar in derselben Bedeutung, — gerade so im φάρμακον bei Hippokrates.

[414a] Deutlicher, als bei $A._1$ und H., bei $A._2$: seine Farbe änderte.

[414b] So $A._1$, H.: „Beim Himmel".

Seit dieser Zeit verfertigte[415] ich eine Hohl-Nadel, habe aber Niemanden damit operirt, ehe ich nach Tiberias gelangte. Da brachten sie einen Christen[415a] zu mir, dass ich sein Auge operirte; er sagte zu mir: „Mach mit mir, was du willst; nur vermag ich nicht auf dem Hinterkopf zu liegen.“ Da operirte ich ihn mit der Hohl-Nadel und brachte den Star heraus; und er sah sofort und brauchte nicht auf dem Rücken zu liegen. Nur verband ich sein Auge, sieben Tage lang; er lag, wie er wollte.

Mit dieser Nadel ist mir Niemand zuvorgekommen {und Niemand hat vor mir damit operirt}. Ich aber habe bereits Viele in Aegypten operirt. Ich will sie jetzt beschreiben, [sowohl wie man damit operirt, als auch] wie sie hergestellt ist, [— gerade so wie ich es mit der massiven gethan].[416]

Beschreibung der Operation mit der Hohl-Nadel.

Die Operation mit der Hohl-Nadel ist ganz ebenso, wie die vorher beschriebene ⟨mit der massiven⟩, d. h. die Einführung in das Auge. Aber, sowie die Nadel bereits in das Innere des Auges eingeführt ist, wird die Handhabung anders. Stosse den Star nieder nach der ersten Vorschrift. Aber, wenn der Star niedersteigt, und die Hälfte der Pupille frei geworden, und dir die Nadel sichtbar geworden im Inneren des Auges, — sie wird dir nämlich nicht eher sichtbar, als bis die Pupille klar wird, — sowie du also die Nadel wahrgenommen, dann sieh zu, an welcher

---

[415] So A.$_1$; A.$_2$ ersann und verfertigte; H. nahm.

[415a] So A.$_1$ und A.$_2$, während H. nur „Menschen“ hat.

[416] Der Text von H. und von A.$_1$ ist hier unterbrochen durch das folgende Einschiebsel:

[Bei dem Beginn des Stars wende man die erwähnte Behandlung an, d. h. der Kranke werde entleert durch Mittel, welche diese Feuchtigkeit umwandeln. Die Entleerung sei entsprechend der Art der Feuchtigkeit. Wo nicht, vermehrt sie die Krankheit, und die Behandlung ist fruchtlos. Die folgende Kur nützt bei der Behandlung des Stars. Man nehme abgekühlte Fenchel-Abkochung 10 Drachmen, ungeräucherten Honig 10 Dr., abgekühlte Kümmel-Abkochung ebenso viel, Ziegenbock-Galle 2 Dr.; man verreibe die letztere und füge sie zu den übrigen Arzneien, und thue es in eine Büchse. Damit reibe der Kranke ein, des Morgens und des Abends; denn es nützt.] — Codex A. ist ganz frei von derartigen Einschiebseln!

von den drei Seiten der Nadel das Loch sich befindet. Diese lass reiten auf dem Star. Danach befiehl dem Gehilfen, dass er kräftig sauge ⟨am äusseren Ende der Nadel⟩. Denn siehe, der Star hat einen dicken Körper; über ihm ist eine Haut, wie die des Weissen vom Ei; und in der Haut ist der Star.[417] Und, wenn er saugt, und der Star an das Loch der Nadel sich hängt, so befiehl jenem, dass er mit Kraft sauge. Du aber betrachte den Star mit deinen Augen; sowie der Star in die Nadel hineingelangt ist, so führe du die Nadel heraus; während der Gehilfe ⟨immer weiter⟩ in der üblichen Weise saugt, bis die Nadel aus dem Auge herausgekommen ist. Denn dann ist der Star mit ihr herausgegangen.

Hierbei braucht der Kranke nicht zu liegen. Nur muss man sein Auge sieben Tage lang verbinden, bis der Einstichs-Punkt vernarbt ist. Aber der Gehilfe soll sich in Acht nehmen, zur Zeit des Saugens, dass nicht von seinem Hauch etwas in's Auge zurückkehrt, — denn dann würde das Auge glotzig werden[417a]; und dass nicht die Nadel auf die Eiweiss-Feuchtigkeit falle, und zur Zeit des Saugens viel von dieser anziehe, — denn dann würde das Auge schrumpfen.

Der Kranke muss vor dem Licht und der Kerze sich in Acht nehmen, bis 40 Tage verstrichen sind, und vor dem Coïtus

---

417 Folgt in H. (aber nicht in $A._1$) wieder ein Einschiebsel, das den Text unterbricht:

[Siehe, ich habe operirt im freien Hospital einen Kranken, in dessen Auge der Star war. Mit mir waren viele Aerzte und Schüler. Als ich die Nadel in's Auge einführte und den Star 2 oder 3 Mal herunterschob, kehrte er zurück. Da zerriss ich diese Haut, welche den Star bedeckt; er fing an zu fliessen, wie das Wasser aus dem Kruge fliesst; und ich half dazu. Aber die Aerzte suchten mir Angst einzujagen. Ich aber legte die Nadel an ihn, bis der ganze Star aus der Haut herausgeflossen; ich beschäftigte mich damit, bis nichts mehr davon übrig war. Darüber verwunderten sich die Aerzte. Als ich dies merkte, sagte ich ihnen, dass die Krankheit den besten Weg gehen würde, da ich dies bereits etliche Male gesehen hätte.]

417a So $A._1$ und $A._2$ Gemeint ist wohl Anschwellung durch innere Vereiterung. H. hat „dann würde der Star zurückkehren“. Aber die erste Lesart scheint besser, wegen des folgenden Gegensatzes „dann würde das Auge schrumpfen“.

und dem Erbrechen und dem Schreien und der Verstopfung. Das ist das Ganze von den Arten der Operation.

Wenn ich Musse hätte, würde ich diese Angelegenheit weit ausführlicher behandeln. Ich bin aber den Weg der Kürze gegangen, damit Jeder, der sich damit beschäftigt, klares Verständniss gewinne{, und es bequem sei für den Studirenden und er das Studium wiederhole}.

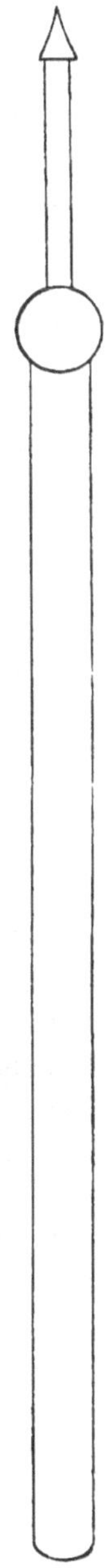

Beschreibung der Hohl-Nadel.

Die Gestalt der Hohl-Nadel muss gehöriger Weise ganz ebenso sein, wie die der massiven; nur ist die hohle dicker. Die Aushöhlung reiche vom Anfang bis zum Ende, durchgehend. Die Stelle, mit welcher der Star gezogen wird, ist ein Loch an einer von ihren drei Flächen. Wer mit dieser Nadel operiren will, braucht einen für diesen Zweck geübten Gehilfen. [So ist das Bild der Hohl-Nadel.[418] Verfertigt werde sie aus gelbem Erz oder aus Gold[419], nach der erwähnten Art; man verfährt damit, wie ich es geschildert habe[419a].]

⟨Hundertneuntes Kapitel.⟩

Die Verengerung.

Die Verengerung des Loches der Traubenhaut entsteht aus zwei[420] verschiedenen Ursachen, entweder aus der Trockenheit oder aus der Feuchtigkeit.

---

[418] Das Bild fehlt in der Handschrift H. Wir ersetzen es durch das entsprechende, aus Ṣalāḥ ad-dīn. A. b. J. und J. S. haben nichts über diese Aussaugung, Ṣalāḥ ad-dīn und Ḫalīfa jeder ein ausführliches Kapitel, Abulqāsim und Anonym. Escor. Nr. 876 je eine kurze, abweisende Bemerkung.

[419] D. h. wohl aus Kupfer oder legirtem Gold.

[419a] Folgt in $A._1$ wie in H. [Beschreibung der Augensalbe, mit welcher man nach der Operation einreibt. Es ist die weisse Augensalbe, die aber kein Opium enthält. Man nehme Bleiweiss 1 Drachme, arabisches Gummi, Traganth, Stärke, von jedem 2 Dr.: diese Arzneien werden gemischt, zerrieben, gesiebt und mit Fenchelwasser geknetet; davon werde an jedem Tag eine Einträuflung in's Auge gemacht.] Dies Recept ist entweder ein Einschiebsel, oder es gehört weiter nach vorn in den Text, vor Anm. 407.

[420] A. b. J. II, 69 hat sechs.

Der von dieser Krankheit Befallene sieht aus der Ferne, aber nicht in der Nähe[421]; und, wenn er einen Gegenstand betrachtet, sieht er ihn größer, als derselbe wirklich ist.[422] Die Ursache[, weshalb er aus der Ferne, aber nicht in der Nähe sieht,] liegt entweder im Feuchtigkeitsgehalt oder in der Dicklichkeit des Sehgeistes.[423] Fasst er einen fernen Gegenstand in's Auge, so dehnt sich sein Sehen zu diesem hin, wegen der Entfernung: dabei wird der aus seinem Auge austretende Sehgeist verdünnt; der Gegenstand wird vollkommen gesehen. Ist aber der Gegenstand nahe, so bleibt die Feuchtigkeit und Dicke im Sehgeist; der Gegenstand wird von der Nähe nicht gesehen.

Aber die Ursache, weshalb der Kranke den Gegenstand grösser sieht, liegt darin, dass der Sehgeist nicht hervordringt aus dem ⟨verengten⟩ Loch der Traubenhaut, bis er stärker geworden: ebenso, wie in Folge der Kraft des Wassers, welches aus einer engen Röhre hervordringt, der Strahl sich nicht erweitert, bis sein Weg länger geworden.[424] Genau so ist es hier mit dem Sehgeist: wenn er einem Gegenstand begegnet, so trifft er ihn nicht von den beiden Seiten, bevor sein Wesen stark geworden; sondern er nimmt erst zu im Auge, das jenen Gegenstand betrachtet, und füllt alle Poren; so sieht der Kranke den Gegenstand grösser, als derselbe ist.

Ist der Mensch geboren[425] mit engem Sehloch in seinen Augen, dann ist dies ein Zeichen für Schärfe des Sehens und preisenswerth: ein solcher Mensch sieht die fernen, verborgenen Gegenstände. Ist aber ⟨die Pupillen-Enge⟩ erworben, dann sieht man die fernen Gegenstände grösser, als sie sind, wie ich das aus der Entstehungs-Ursache dieser Verengerung erklärt habe; die letztere ist dann nicht angeboren, sondern zufällig. {Darum wird die angeborene Enge gepriesen, die durch Krankheit erworbene getadelt.}

---

421 'A. eigenthümlich.

422 Allgemeine Ansicht von Griechen und Arabern. A. b. J. II, 69.

423 H. „oder in der Menge des Sehgeistes". Schreibfehler, indem das Wort Menge (aus dem soeben voraufgehenden „Menge der Feuchtigkeit") wiederholt worden ist.

424 Text nicht ganz in Ordnung. 'A. denkt an einen künstlichen Springbrunnen. Die Theorie ist seltsam. Vgl. übrigens K., S. 128.

425 A. b. J. II, 69.

Diese Krankheit entsteht also in Folge von Trockenheit und in Folge von Feuchtigkeit. Bei derjenigen Art, die in Folge von Trockenheit entsteht, nimmt die Eiweiss-Feuchtigkeit ab, bis zuletzt die Traubenhaut ihre Spannung einbüsst und ihre Nahrung abnimmt, so dass die Pupille klein, also das Sehloch enge wird. Nicht in Folge der Verengerung des Sehlochs entsteht ein solcher Schaden, wie er erwächst aus der Verringerung der Eiweiss-Feuchtigkeit.

Diejenige Art der Erkrankung, welche in Folge von Befeuchtung[426] eintritt, beruht auf Vermehrung der Eiweiss-Feuchtigkeit, wodurch die Theile der Traubenhaut erschlaffen[426a], bis sie sich mit einander verbinden. Dadurch wird das Sehen, das vom Auge ausgeht, eingeengt. Dies sind die Ursachen der Verkleinerung des Sehlochs.

Für diejenige Art, welche aus Trockenheit hervorgeht, ist die Heilung schwierig.[427] Für diejenige Art, welche aus Befeuchtung eintritt, ist die Heilung leicht und die Gesundung einfach. Denn Eintrocknung der Feuchtigkeit ist leichter zu bewirken, als Anfeuchtung der Trockenheit.[428] Der Unterschied zwischen ⟨der Art⟩ der Krankheit, welche auf Trockenheit beruht, und derjenigen, welche aus Feuchtigkeit entsteht, liegt im Folgenden: bei der ersteren ist das ganze Auge zusammengezogen, man nennt dies Schrumpfung[429] des Augapfels; bei der letzteren ist die Gestalt des Auges die natürliche, jedoch die Pupille befindet sich nicht in dem natürlichen Zustand.[430]

---

[426] $A._1$ hat für diesen Absatz kürzer: „Wenn feucht ist die Traubenhaut, wird sie ebenfalls gespannt, und es wird enger das Loch der Traubenhaut."

[426a] A. b. J., S. 205.

[427] „Auf die Aetiologie folgt die Prognose," könnte man in der heutigen Sprache der Aerzte sagen, und hinzufügen: „Iritis ist leichter heilbar, als beginnende Phthisis."

[428] Nach Galen, VII, S. 92. Vgl. A. b. J., S. 206.

[429] [oder tiši] = tisi (ital.).

[430] A.'s Darstellung ist kürzer und klarer, als die von A. b. J., wiewohl letzterer mehrere bemerkenswerthe Unterarten beibringt.

Hundertzehntes Kapitel.

Behandlung der Verengerung.

[Wir haben vorausgeschickt, dass die Krankheit aus zwei Ursachen entsteht, aus der Vertrocknung und aus der Durchfeuchtung.] Diejenige Art, welche aus Trockenheit entsteht, gilt für unheilbar; in der That giebt es für diese Krankheit keine Heilung.

Jedoch für diejenige Art, welche aus Durchfeuchtung entsteht, beruht die Behandlung in der Verringerung der Speisen ⟨an sich⟩ und im Essen von trocknenden, scharfen Dingen und im Hineingehen in das heisse Bad, bei leerem Magen, und in dem Aderlass an der Kephalica und im Abführen mit einem solchen Mittel, das wirklich die Feuchtigkeiten ausleert. Denn, wenn das Abführen auf etwas andres, als die Feuchtigkeiten, sich erstreckt; so ist es nicht nur nicht nützlich, sondern geradezu schädlich.

Ferner reibe man das Auge ein mit dem folgenden Kollyr. Recept des Korallen-Kollyr. Man nehme grüne[431] Zinkblume 5 Drachmen, Korallen $^1/_2$ Dr., Feuerstein 2 Dr., Ingwer und langen Pfeffer je $^1/_3$ Dr.; gewöhnlichen Pfeffer $^1/_4$ Dr.: diese Arzneien werden vereinigt, zerrieben, durch Seide gesiebt, in einem Glasgefäss aufbewahrt und angewendet {bei Bedarf, wenn Gott will}. Aber für denjenigen, den die Krankheit ⟨aus Trockenheit⟩ befällt, ist die Behandlung entgegengesetzt, wie für denjenigen, der sie aus Ueberschuss von Feuchtigkeit hat. [Von Gott kommt die Hilfe.] {Das ist das Ganze von der Behandlung der Verengerung.}

Hundertelftes Kapitel.

Die Erweiterung ⟨der Pupille⟩[432]

hat zwei Arten. Die eine derselben beruht auf Mitbetheiligung der hohlen ⟨Seh-⟩Nerven; die zweite liegt in der Schwäche, welche den aus dem Gehirn frei werdenden Sehgeist verwirrt, so dass er dickflüssig wird und die Fernsicht behindert. Wenn

---

[431] Vgl. A. M. Nr. 95 (Tutia).

[432] A. b. J. II, 68 etwas anders. 'A. ist hier nicht sonderlich klar.

der Kranke grosse Gegenstände betrachtet, so erscheinen sie ihm klein: ähnlich, wie wenn Jemand einen fernen Gegenstand betrachtet und dieser ihm klein erscheint, — nämlich wegen der dicken Dünste, welche zwischen der Empfindung und dem Empfundenen sich befinden. Darum finden diese Zufälle statt.

Diese Menschen sehen auch in der Nacht besser, als am Tage, — eben wegen der Schwäche des Sehgeistes. Bei Tage wirkt die Hitze der Sonne und ihrer Strahlen verdickend auf das Licht ⟨dieser Augen⟩, und deshalb wird das Sehen schwach. Sowie die Nacht hereinbricht, fällt die Hitze der Sonne und ihrer Strahlen fort, und das Sehen wird stark wegen der Kälte der Nacht; der Mensch sieht dann in der Nacht besser, als am Tage. Diejenige Erweiterung, welche unter Mitbetheiligung des Sehnerven stattfindet, soll bei den Krankheiten des letzteren Erwähnung finden{, wenn Gott, der Höchste, es will}.

⟨Hundertzwölftes Kapitel.⟩

Die Behandlung

erfordert für denjenigen, welcher aus der Nähe sieht, aber nicht aus der Entfernung, zunächst die Entleerung mittelst der Aloë-Pillen, ein Mal nach dem andren. Er halte sich fern vom Coïtus und von der Abendmahlzeit und esse reichlich Rüben[432a], so viel er eben mag; denn Rüben[433] sind nützlich zur Stärkung der Sehkraft. Ferner werde sein Auge eingerieben mit dem Granatapfel-Kollyr, das der gelehrte Rāzī[434] beschrieben und „Blickschärfer der Bildhauer" genannt hat. Recept. Man nehme einerseits süsse Granatäpfel und andrerseits stark saure; man presse sie aus mit der Hand, ⟨jede Sorte⟩ in eine reine

---

[432a] A.$_1$ Fleisch (?).

[433] K., S. 137.

[434] Oreibas., Eupor., IV, 24. Vgl. R. C.; A. b. J. II, c. 23, S. 278; K., S. 134. Doch fehlt im griechischen Vorbild die Vorschrift, den Saft 3 Monate lang gähren zu lassen. H. hat „vom Anfang des tammuz bis Ende des ab"; A.$_1$ „vom Anfang des ḥazīrān bis Ende des ab." A.$_1$ musste die syrischen Monate wählen, weil die arabischen durch das ganze Jahr wandern. — A.$_1$ hat „Rāzī in seinem Buch". (Die Handschrift A. bringt kein Citat!)

Schüssel und thue den Saft jeder Sorte für sich in ein Glasgefäss und verstopfe die Oeffnung sorgfältig. Die Gefässe werden in die Sonne gesetzt vom Anfang des Monats Juli bis Ende August; jeden Monat ein Mal wird die Hefe abgeschäumt und fortgegossen. Danach nehme man Aloë und langen Pfeffer und Armoniak-Salz, je eine Drachme für jedes Pfund Granatapfel-Saft; man zerreibe diese Arzneien gut und siebe sie gut und thue sie in den ⟨jetzt vereinigten⟩ Saft der beiden Granatapfel-Sorten; damit reibe man ein, denn es ist sehr gut und, je älter, desto besser und trefflicher. Diese Behandlung habe ich bereits viele Male erprobt und fand sie über alle Beschreibung vortrefflich[435]; [es stellt die vorzüglichste Behandlung dar.] {Das ist das Ganze von der Behandlung der Erweiterung.}

Hundertdreizehntes Kapitel.

Die Krümme und die Schiefe des Blicks.[436]

Die Krümme des Blicks ist Abgleiten (Verlagerung) der Pupille von ihrer Grenze nach einer Seite hin, entweder nach oben oder nach unten, oder nach rechts oder nach links. Dieser Zustand entsteht mit Vorfall der Traubenhaut. Nach der Seite dieses Vorfalls hin wird die ⟨Pupille⟩ verzogen und weicht ab von ihrer ⟨ursprünglichen⟩ Grenze. {Es schadet nicht dem Sehen und ist bereits erwähnt unter den Krankheiten der Traubenhaut. Diese Krankheit bildet sich} [Ihre Form gestaltet sich] unter Mitbetheiligung der Trauben- und Hornhaut.

Hingegen gehört die Schiefe [des Blicks] zu den Krankheiten des Krystalls und der Pupille. Dies ist so.

An der Wurzel des hohlen Nerven, durch welchen der Sehgeist hindurchtritt, befinden sich drei Muskeln, [wie schon erwähnt worden]: sie umfassen den ⟨Nerven⟩[437], dass er sich

---

[435] Hier steht im Text ein unleserliches Wort.

[436] Krümme des Blicks = Verzerrtsehen, wegen Unregelmässigkeit der Hornhaut, welche die Verlagerung der Pupille begleitet. Schiefe des Blicks = Schielen.

Diese Art der Darstellung findet sich nicht bei A. b. J.

[437] H. „das Auge“.

nicht erweitere, und das ⟨innere⟩ Licht sich nicht zerstreue. Dazu kommen noch die vier Muskeln, welche an der Hinterseite (der hinteren Hälfte) des Auges vertheilt sind, rechts und links, ⟨oben⟩ und unten, zu denen sich noch zwei andre ⟨schiefe⟩ zur Unterstützung gesellen; diese Muskeln bewegen das Auge, wie es sich drehen will.

Alle diese Muskeln werden gelegentlich von Krampf oder Lähmung befallen.[438] Wird einer dieser ⟨vier⟩ Muskeln gelähmt, so neigt sich das Auge nach der entgegengesetzten Seite. Wird er hingegen von Krampf befallen, so zieht er hin das Auge nach der Seite des Krampfes.

Diese Krankheit kann an einer jeden der vier Seiten des Auges auftreten, oben, unten, rechts links.

Je nach dem Sitz der Lähmung neigt sich das Auge nach der entgegengesetzten Seite. Sitzt sie oben, so steigt das Auge herab, ganz nach unten. {Wenn sie unten sitzt, neigt sich das Auge nach oben.} Neigt sich das Auge nach dem grossen Augenwinkel, so sitzt die Lähmung am kleinen. {Wenn sich das Auge nach dem kleinen Winkel hinneigt, sitzt die Lähmung am grösseren.} Der Krampf bewirkt das Entgegengesetzte der Lähmung.

Wenn sich nun das Auge nach der einen Seite neigt, so entsteht die Schiefe (das Schielen). Es giebt ein Schielen, das dem Sehen schadet; und ein andres, das dem Sehen nicht schadet. Bei demjenigen Schielen, das nach oben oder nach unten neigt, sieht der Kranke einen einzelnen Gegenstand, als ob es zwei wären.

Wenn aber ⟨das Schielen⟩ nach der Seite des einen von den beiden Augenwinkeln sich hinneigt, so schadet dies dem Sehen gar nicht, — nur dass das Auge schief erscheint.

Für die Muskeln an der Wurzel des hohlen Nerven[439] besteht der folgende Unterschied zwischen Krampf und Lähmung: bei dem ersteren wird das Auge zurückgezogen, bei der letzteren tritt es hervor.

So wie einer von den drei Muskeln, welche an der Wurzel

---

[438] A. b. J. III, 20.

[439] A. b. J. III, 15.

des Hohlnerven sich befinden, oder zwei von ihnen gelähmt sind, so tritt das Auge ganz nach aussen hervor. Manchmal tritt dazu noch Pupillen-Erweiterung und völliges Schwinden des Sehvermögens.

Dasjenige Schielen, welches aus Krampf entsteht, ist fern von der Genesung.

⟨Hundertvierzehntes Kapitel.⟩

Behandlung.

Bei demjenigen ⟨Schielen⟩, welches aus Lähmung entsteht, beruht die Behandlung darin, dass man das gesunde Auge verbindet: dann kehrt die Sehkraft zurück in das andre Auge, und das letztere wendet sich zu seiner Normal-Stellung zurück. — Hüte dich, den Verband zu lösen. Befestige dem Auge gegenüber einen Lappen von mannigfacher Farbe oder gefärbte Wollefäden.[440]

Dazu werde der Kranke entleert mit dem Bittermittel und Aloë-Pillen und gehe in's Bad, einen Tag um den andren.[440a] Bereite ihm ein Niessmittel aus dem Press-Saft von Oelbaum-Blättern und halte ihn davon ab, der Luft sich auszusetzen.

Ist Kopfschmerz damit verbunden, so schneide ihm die Adern an den beiden Schläfen, nach der Weise, die bei der Behandlung der schweren Augen-Entzündung geschildert worden ist. Befiehl dem Kranken, seine Speisen nach Möglichkeit zu verringern. Denn das gehört zu den wichtigsten ⟨Dingen bei⟩ der Behandlung der Schiefe des Blicks.

Reibe ihn auch ein mit dem Persischen Kollyr; denn dies behütet die Gesundheit des Auges und trocknet seine Feuchtigkeiten und stärkt dasselbe. Recept des Persischen Heilmittels. Man nehme von Spiessglanz, der auf einem Marmorstein zerrieben worden[440b], 5 Drachmen; Moschus-Präparat[440c] 1 Dr.,

[440] In der That ist die Sonder-Uebung des schielenden Auges recht nützlich. (Die Schiel-Operation stammt erst aus dem 19. Jahrh. u. Z.)

[440a] A.₁: ǵibban jauman wajauman lā: also das seltne Wort durch eine Glosse erklärt. Vgl. Anm. 174.

[440b] So H.; A.₁ „gewaschen".

[440c] sukk al-misk. Vgl. J. a. B. II, Nr. 1201.

[Kampfer 1 Scrupel][441]: diese Arzneien werden zerrieben und gesiebt, bis sie dünn werden, wie Luft [und feinster Staub]; man reibe damit ein Morgens und Abends, denn das ist wunderbar.

Das ist das Wesentliche der Behandlung des Schielens, welches in Folge von Lähmung entsteht. Aber die Schiefe des Blicks, welche in Folge von Krampf entsteht, hat keine Heilung. [Von Gott kommt die echte Gesundung.] {Das ist das Ganze der Krankheiten der Traubenhaut.}

⟨Hundertfünfzehntes Kapitel.⟩

Erkrankungen der Eiweiss-Feuchtigkeit[442]

[kommen ferner in Betracht, nämlich]: die Veränderung ihrer Farbe, die Vergrösserung ihrer Menge, die Verringerung ihrer Menge, ihre Verdickung.

Ich werde die Ursachen und die Behandlungen derselben angeben{, wenn Gott will}. Wisse, die Erkrankungen der Eiweiss-Feuchtigkeit verlaufen unter Mitbetheiligung des Krystalls. Das ist so: Die Schädigung, welche in die Eiweiss-Feuchtigkeit eindringt, schädigt hauptsächlich, indem sie eindringt in den Krystall; nämlich die Eiweiss-Feuchtigkeit ist ein Schutz für den Krystall gegen Hitze und Kälte und gegen Unfälle von aussen.[443]

⟨Hundertsechzehntes Kapitel.⟩

Die Farben-Veränderung

der Eiweiss-Feuchtigkeit zerfällt in drei Arten.[444]

Bei der einen Art verändert sich ihre Farbe ganz und gar: dann erblickt der Betroffene alle Gegenstände in derjenigen Farbe, zu welcher hin die ⟨Eiweiss-Feuchtigkeit⟩ verändert ward: ist also ihre Farbe roth, so sieht er alle Körper roth; ist ihre

---

[441] dāniq. — mišqāl „an Gewicht" wird beigefügt bei kostbaren Arzneien.

[442] A. b. J. III, 10.

[443] So A.$_1$; H. ähnlich, aber wortreicher. — Diese klare Hervorhebung eines ganz richtigen Gedankens ist ʿA. eigenthümlich.

[444] Ebenso A. b. J., S. 245.

Farbe schwärzlich, so sieht er alle Körper, als ob sie Wolken oder Rauch wären, je nach den Farben-Verschiedenheiten ⟨des Eiweisses⟩.

Bei der zweiten Art hat die Eiweiss-Feuchtigkeit ⟨nur⟩ manchmal eine andre Farbe; nämlich zu gewissen Zeiten verändert sie sich in Folge der Dünste, welche vom Magen her zu ihr aufsteigen: {diesem Dunst entsprechend erscheinen ihm die Körper.}

Bei der dritten Art ändert sich manchmal ein Theil derselben: dann sieht der Kranke vor sich Körper, die in Farbe und Gestalt den farbigen Theilen dieser Eiweiss-Feuchtigkeit ähnlich sehen.

Diese Erscheinungen gleichen denjenigen, welche den Kranken mit anfangendem Star und denjenigen, in dessen Auge Dünste vom Magen aufsteigen, heimzusuchen pflegen.

⟨Hundertsiebzehntes Kapitel.⟩

Auch **Verdickung der Eiweiss-Feuchtigkeit**[445] kommt vor. Ist die Verdickung gering, so wird das Auge nur an der Fernsicht behindert. Manchmal aber wird das Eiweiss übermässig dick, sei es im Ganzen, sei es in einzelnen Theilen. Wenn im Ganzen, so ist das Sehen völlig gehemmt: man nennt diese Krankheit Star, nur dass es ein schlechter Star ist.[446] Sowie dies im Menschen⟨-Auge⟩ vollständig sich entwickelt hat, so giebt es keine Heilung mehr.

Ist nur eine theilweise ⟨Verdickung⟩ vorhanden, so besteht sie manchmal aus zusammenhängenden[446a] Theilen, entweder in der Mitte oder im Umkreis. Wenn in der Mitte, so sieht der Kranke in allem, was ihm entgegentritt, in jedem Körper, den er betrachtet, gewissermaassen eine Grube; es ist ihm so, als ob jeder Körper, den er anschaut, eine Aushöhlung besitze. Sitzt aber die ⟨Verdickung⟩ im Umkreis rings um die Mitte, so hindert

---

445 A. b. J., S. 243, ebenso. Galen ist Quelle.

446 $A._1$: [Die Fremden nennen diese Krankheit al-tamt.] H. hat denselben Zusatz, schreibt aber al-baht. — Diese beiden Worte sind nicht zu deuten.

446a H. „gebrannten". (Wohl verschrieben.)

dieser Zustand das Auge, viele Körper auf einmal zu überschauen; vielmehr muss dasselbe jeden einzelnen von den Körpern für sich betrachten.

Besteht diese Verdickung aus zerstreuten Theilen, so sieht der Betroffene vor seinem Auge gleichsam ein Haar oder eine Mücke oder eine Fliege. Diese Erscheinung wird meistens dann beobachtet, wenn man vom Schlaf sich erhebt; ferner auch im andauernden Fieber.

Alle diese Zustände entstehen unter Mitbeschädigung des Krystalls. Das ist so. Die Verdickung der Eiweiss-Feuchtigkeit bildet eine Scheidewand von aussen zwischen dem Krystall und dem wahrgenommenen Gegenstand.

〈Hundertachtzehntes Kapitel.〉[446b]

Manchmal verringert sich die Eiweiss-Feuchtigkeit, so dass die letztere dann nicht mehr eine Scheidewand bildet zwischen Licht und Krystall; und es kommt der Schaden über den Krystall von jeder Seite entweder dadurch, dass das Eiweiss austrocknet, und somit auch der Krystall austrocknet; oder es mag diese 〈Verringerung der〉 Eiweiss-Feuchtigkeit den Krystall austrocknen. Diese Krankheit ist die schwerste von allen 〈den letztgenannten〉.

〈Hundertneunzehntes Kapitel.〉

Diese Verdickung und Vermehrung der Eiweiss-Feuchtigkeit erheischt die Behandlung des Star-Anfangs.[447]

Die Verdickung erfordert Mittel, welche verdünnen und entleeren, wie die Anwendung des Bittermittels und der Aloë-Pillen, ein Mal nach dem andren. Ferner Fernhalten vom Abendessen und von schlechten Speisen, wie Ochsenfleisch, Linsen, Fischen, Milch[447a] und von Dingen, welche die schwarze Materie erzeugen. Der Kranke soll nicht schlafen, ohne dass er von

---

[446b] Aus $A._1$ folgt, dass hier der Text fortläuft.

[447] A. b. J., S. 246.

[447a] H. „Bockfleisch". (Also laban statt tais.)

den Bittermitteln etwas im Magen hat. Denn, wenn diese Verdickung fest geworden, so hindert sie das Sehen vollständig. Endlich muss man das Auge mit dem Gallen-Kollyr einreiben. Recept. Man nehme die Galle des Wolfs[447b], der Hyäne und Asche von der Schwalbe, Armoniak-Salz und Sagapen: mache ein Kollyr daraus mit dem Saft von frischem Fenchel; [davon werde etwas auf dem Wetzstein zerrieben, zur Zeit des Einstreichens.] {Es werde eingerieben.} Denn es ist wunderbar.

Für diejenige Art ⟨der Erkrankung⟩, welche auf Vermehrung ⟨des Eiweisses⟩ beruht, besteht die Heilung in der Verringerung der Speisen und im Essen von austrocknenden Dingen, wie Senf, Ingwer, Pfeffer [u. dgl.]; der Kranke gehe auch fleissig in's Bad bei leerem Magen und esse nüchtern eingemachten Ingwer, an jedem Tage; das Auge reibe er ein mit dem Königs-Kollyr. Dabei nehme er die Magen-Pillen[448] ein und sorge nach Möglichkeit für trockne Speisen.

Aber die trockne Art der Erkrankung hat keine Heilung. Hierbei wird das Auge blind. Ich habe dies bereits erwähnt. Man nennt es Schrumpfung des Augapfels. Trocknet nämlich das Eiweiss, so vertrocknet auch der Krystall. {Trocknet aber der Krystall, die Schatzgrube des Lichtes; so hört sicher das Sehen auf.} Das ist das Wesentliche von den Krankheiten der Eiweiss-Feuchtigkeit und ihrer Behandlung.

Recept des erwähnten Königs-Kollyr (Basilikon). Man nimmt Meeres-Schaum und goldfarbigen Galmei je 10 Drachmen, gebranntes Kupfer 5, andaranisches[449] Steinsalz, indisches Betel, Bleiweiss, Pfeffer und langen Pfeffer, Bibergeil, indische Narde, Spiessglanz, je 2 Drachmen, Gewürznelken 1 Dr., Aloë 5 Drachmen, Baum-Moos 1 Dr., [Myrrhe,] {chinesisches} Schöllkraut, Armoniak-Salz, gelbe ⟨Färber-⟩Wurzeln je 3 Dr., gelbe Myrobalanen 3 Dr., Back-Salz, Schöllkraut-Kollyr je 5 Dr., Indisches Salz 1 Drachme:[450] diese Arzneien werden vereinigt, zer-

---

[447b] H. „Bären".

[448] $A._1$ iṣṭamāḫīqūn. H. istomatikon. (στοματικόν oder στομαχικόν). Vgl. Diosc. III, c. 5, Plin. XX, 11.

[449] A. M. Nr. 521.

[450] Das Basilikon bei A. b. J., S. 65, ist anders.

rieben, durch Seide gesiebt und in einem Gefäss aufbewahrt; man reibe damit ein, Morgens und Abends, — es ist eine grossartige und erprobte Behandlung.

Recept der Magen-Pillen. Man nehme Flachs-Seide 5 Drachmen, Lärchenschwamm $3^1/_2$ Dr., [Zucker-Aloë 8 Dr., sokotrinische $1^1/_2$ Dr.,] duftende Narde, Cost, Balsam-Körner, Safran, je $^5/_4$ Dr., Binsen-Blüthe[451] 1 Dr., Holz-Kassie 2 Dr.: diese Arzneien werden verbunden, zerrieben, gesiebt und mit dem Saft von Kohl[452] geknetet; man mache Pillen daraus, trockne sie im Schatten, bewahre sie in einem [glasirten] Gefäss und lasse davon einnehmen, und zwar eine Gabe von $2^1/_2$ Drachmen, in warmem Wasser. Dieses Recept darf nur mittelst des Saftes von Kohl vereinigt werden; anders darf man es nicht mischen und anwenden.

⟨Hundertzwanzigstes Kapitel.⟩

Die Krankheiten des hohlen Nerven

[müssen sodann noch in Betracht gezogen werden]. Es sind fünf[453]: Dyskrasie, Schwäche, Anschwellung, Verschluss, Erweiterung.

Wisse[454], die Krankheiten des Sehnerven werden von den Sinnen ⟨des Arztes⟩ nicht erreicht, sondern entziehen sich seiner ⟨unmittelbaren⟩ Wahrnehmung; man erkennt sie aber doch noch durch Vergleich und Schätzung (Diagnose)[454a] und Erfahrung. Das verhält sich folgendermaassen. Während die Schädigung den hohlen Sehnerven trifft, bleibt das Auge in seinem natürlichen Zustand; nicht das Geringste von der vorliegenden Krankheit erreicht den ⟨Augapfel selber⟩. Wenn also die Krankheit verborgen bleibt, wenn man das Auge in seinem natürlichen Zustand findet, ohne jede Aenderung, aber das Sehen ihm entzogen ist; dann

---

451 $A._1$ idḫir, J. a. B. Nr. 29 und 404. H. aškinanti = squinanthus, mittelalterlich für *σχοίνου ἄνθος*, Paul., oder *σχοινάνθιον*, Alex Trall.

452 $A._1$: Karamb nabaṭī, nabatäischer Kohl. $H._1$: kᵉrūb nafṭī.

453 A. b. J. III, 11 hat eine andre Eintheilung.

454 $A._1$ etwas kürzer und ein wenig anders; doch ist der Sinn derselbe.

454a A. b. J., S. 258.

eben nützt die Diagnose: mittelst dieser erkennt man, dass die Krankheit im hohlen Nerven sitzt.

Die Dyskrasie, die Verstopfung, die Anschwellung, die Schwäche desselben, diese alle werden lediglich durch die Diagnose erkannt; aber die Erweiterung wird doch noch durch die Sinneswahrnehmung erreicht, nämlich durch Beobachtung der Pupille, die dann abnorme Erweiterung erkennen lässt.

⟨Hunderteinundzwanzigstes Kapitel.⟩

Ist noch dazu Ziehen in den Bindehaut-Adern vorhanden und Röthe und Schmerz, so weist dies darauf hin, dass die ⟨vorliegende⟩ Krankheit von Erweiterung ⟨des Sehnerven⟩ herrührt. Sie entsteht sowohl aus Trockenheit als auch aus Feuchtigkeit[, wie ich bereits erwähnt habe]. Alle beide Arten der Krankheit sind recht gefährlich. Mit derjenigen, welche von Trockenheit herkommt, steht es folgendermaassen. An der Wurzel dieses ⟨Seh-⟩Nerven finden sich, [wie ich bereits erwähnt,] drei Muskeln, um ihn vor Erweiterung zu behüten, damit das Licht sich nicht zerstreue. Diese Muskeln können von einer Schädigung befallen werden. Trifft Vertrocknung ihre Substanz, so wird der Stoff abgeschnitten, welcher ihnen Nahrung zuführt, — und zwar in Folge einer in ihnen obwaltenden Dyskrasie. Die Trockenheit betrifft sie, wie die Häute[454b], die man dem Feuer nähert, so dass sie schrumpfen. Verbunden ist damit heftiger Schmerz im Kopf und in der Augenhöhle. Auf die Behandlung dieses Zustandes werde ich noch zurückkommen. Aber mit der Erweiterung, welche in Folge einer Feuchtigkeit entsteht, verhält es sich folgendermaassen: jene erwähnten drei Muskeln werden von einer fremden, übermässig klebrigen Feuchtigkeit befallen, welche sie erschlafft. Es verhält sich das ebenso, wie mit den Häuten, die, wenn man sie in's Wasser legt, aufweichen und dicker werden. Sowie nun diese Muskeln erschlaffen, so verbreitet sich das Licht, die erste Wahrnehmung wird abgeschnitten, der Seh-Geist zerstreut, das Sehen hört auf.[455]

[454b] In A.$_1$ wie in H. ist das Wort undeutlich.

[455] A. b. J., S. 259.

Für die Anschwellung und heisse Dyskrasie, welche den hohlen Nerven befällt, wird als Zeichen angenommen das Klopfen und die Röthe und der Schmerz[455a], verbunden mit Verlust des Sehvermögens.

Für diejenige Anschwellung aber, die aus der weissen und aus der schwarzen Materie (aus Schleim und aus schwarzer Galle) entsteht, sind die Zeichen Schwere⟨-Empfindung⟩ und Wärme-Verlust. Man unterscheidet zwischen den beiden ⟨Unterarten⟩ durch die Länge der Zeit: nämlich die mit Schwere verbundene Anschwellung entsteht nur im Laufe von langer Zeit und ganz allmählich.

Als Zeichen für die heisse Dyskrasie im hohlen Nerven gilt starke Erhitzung im Auge, verbunden mit Verlust des Sehvermögens; aber für die kalte Dyskrasie Kälte im Auge, wie die des Schnees, ⟨gleichfalls⟩ verbunden mit Verlust des Sehvermögens.

⟨Hundertzweiundzwanzigstes Kapitel.⟩

Verstopfung im Sehnerven

wird angedeutet durch plötzlich entstehende Empfindung von Schwere im Auge.[456]

Von der Erweiterung ⟨im Sehnerven⟩ habe ich bereits gesprochen; sie entsteht sowohl aus Vertrocknung wie auch aus Durchfeuchtung. Diejenige, welche aus Trockenheit entsteht, befällt zumeist die Greise; diejenige, welche aus Durchfeuchtung hervorgeht, betrifft zumeist die Kinder und die Frauen.

Alle die erwähnten Krankheiten sind schlimm und schwer heilbar. Alle schaden dem Krystall. Das ist so. Der Hohlnerv führt den Seh-Geist zum Krystall. Wenn dieser Nerv erkrankt und schwindet, so hört das Sehen gänzlich auf.

Falls du im Anfang der Erkrankung dich beeilst, so kann wohl noch Heilung eintreten[, wenn nur nicht daneben noch eine andre Krankheit besteht]. Aber, wenn du es verzögerst, so giebt es dafür keine Heilung.

455a A.$_1$ „Schwere“.

456 A. b. J., S. 262, etwas anders.

⟨Hundertdreiundzwanzigstes Kapitel.⟩
Behandlung der Erweiterung ⟨im Sehnerven⟩.

Bei derjenigen aus Trockenheit muss der Befallene fleissig das Bad aufsuchen, {nachdem er schon etwas Speise zu sich genommen}. Dasselbe sei nicht sehr heiss, sondern nur mässig warm, und das Wasser süss und mild. Der Kranke giesse davon reichlich über seinen Kopf und salbe den letzteren mit Veilchen-Oel. Auch lege er auf sein Auge in jeder Nacht zur Zeit des Liegens (Schlafens) immerzu einen Umschlag aus Bohnen-Mehl, das mit Immergrün-Aufguss geknetet und mit Veilchen-Oel versetzt worden. [Er gebrauche auch drei Tage lang, an jedem Tage ⟨einmal⟩, ein Niessmittel, aus einem Karat (4 Gran) zerriebenen Pflaumen und einer Drachme Schilf- oder Teichrosen-Oel.]

Ist starker Kopfschmerz damit verbunden, so zerstückele man die Schläfen-Adern, in der bereits erwähnten Weise. Der Kranke werde auch durch Aloë-Pillen entleert und halte sich zurück vom Essen salziger, scharfer und süsser Sachen, — abgesehen von dem, was aus Zucker und Süssmandel-Oel bereitet wird. Ferner halte er sich von denjenigen Speisen zurück, welche die schwarze Galle erzeugen. Er mache Einreibungen ⟨in's Auge⟩ mit dem bereits erwähnten Granatapfel-Kollyr.

Für diejenige ⟨Erweiterung im Sehnerven⟩, welche aus Durchfeuchtung hervorgeht, besteht die Behandlung darin, dass man das Bittermittel verordnet; der Kranke vernachlässige nicht, es beständig einzunehmen. Er mache seine Speise trocken, soweit es ihm möglich ist, und verringere dieselbe. Gesalzene Sachen mag er essen. Aber von faden Speisen halte er sich zurück, denn diese erzeugen schleimige Materien. Ist Kopfschmerz damit verbunden, so brenne man ihn an seinen Schläfen, nach dem Herausziehen der daselbst befindlichen Adern, auf die Weise, welche bei der Behandlung derjenigen Augen-Entzündung, bei der man den Eintritt solcher Krankheit zu fürchten hat, bereits vorher erwähnt worden. Auf sein Auge lege zur Schlafenszeit ein wenig Salpeter, mit Feigen-Milch oder Traubenmost geknetet. Reibe das ⟨Auge⟩ ein mit dem bereits beschriebenen Gallen-Kollyr; reibe es ferner ein mit [gutem] Honig, nebst Bocks-Galle. Denn das hilft mehr, als alles andre.

{Das ist das Ganze von der Behandlung der Erweiterung.}

Dem von Verstopfung ⟨des Sehnerven⟩ Befallenen gebiete, Hammelköpfe zu kochen, dieselben mit Tüchern zu bedecken und sein Gesicht darüber zu neigen, dass er davon schwitze. Wenn es angemessen ist, gehe er in den Laden eines Verkäufers von gekochten Hammelköpfen: am besten ist es, wenn der Verkäufer den Topf, in welchem die Köpfe sich befinden, aufmacht, und der Kranke sein Gesicht darüber stülpt. Das thue er zu wiederholten Malen. Kann er das Fleisch vom Wild-Esel erlangen, so berge[457] er es zwischen zwei Pfannen im Ofen und hebe die eine ⟨obere⟩ ab, wenn es gar gekocht ist, und stülpe sein Gesicht über den Dampf: das wird ihm nützen.

Ein Fall, der sich zugetragen. Auf dem Wege nach Kufa sah ich einmal — ich war in demselben Karawanen-Lager, — einen Beduinen, der gar nichts sah und erzählte, dass er schon seit einem Jahre nichts mehr sehe. Man hatte an diesem Tag einen wilden Esel[458] erlegt. Es war ein Wintertag: die Leute sammelten sich rings um das ⟨Lager-⟩Feuer[, um sich zu wärmen]. Der Topf über dem Feuer war voll von dem Fleisch des Wild-Esels, welches sie in Wasser und Salz gar kochten, ohne weitere Zuthaten. Jener Mann wandte nun sein Gesicht zum Feuer, um sich zu wärmen gegen die Kälte. Doch wusste er nicht, dass sein Gesicht gegenüber dem Dampfe des Topfes sich befand. Nur eine Stunde verging, da öffneten sich seine beiden Augen; er fing an [zu singen und] zu jubeln und lobzupreisen und verkündete den Leuten die frohe Botschaft. Ich war inzwischen neben diesem Zelt in einem andren gewesen und erhob mich nun und betrachtete seine Augen. Siehe da, er sah mit dem einen seiner Augen. Dann untersuchte ich das andre und fand, dass darin Verstopfung ⟨des Sehnerven⟩ bestand. Da erkannte ich, dass seine Heilung durch jenen Dampf aus dem Topf bewerkstelligt worden.

Betreffs aller Krankheiten des Sehnerven ⟨gilt das Folgende⟩. Wenn du etwas von den Zeichen wahrnimmst, so nimm es hin

---

457 In A.$_1$ nicht ganz genau.

458 Ein bei den Arabern beliebtes Wildbret. Jagd des Wild-Esels finden wir schon auf den assyrischen Reliefs des 8. und 7. Jahrh. v. Chr., im British Museum.

als Hinweis auf die Krankheit ⟨des Sehnerven⟩. Wenn aber kein derartiger Hinweis vorhanden, jedoch das Sehen dabei vermisst wird; dann sitzt die Krankheit im Gehirn, an der Stelle der ersten Wahrnehmung.

Wisse, dass auch die Glas-Feuchtigkeit und die Netzhaut und die Aderhaut durch die Erkrankung des hohlen Nerven miterkranken. Denn aus diesem wachsen sie hervor. Wird der Nerv krank, so hört das Sehen des Auges auf.

⟨Hundertvierundzwanzigstes Kapitel.⟩

Der Krystall

unterliegt auch einer selbständigen Erkrankung, z. B. der Farbenveränderung. Diese Krankheiten erfolgen auch aus einer primitiven Ursache (Verletzung), wie es das Sehen in die Sonne selbst zur Zeit ihrer Verfinsterung darstellt. Dann verändert sich der Krystall und wird trocken. Das ist eine für sich bestehende (idiopathische) Erkrankung. Ich habe viele gesehen, deren Augen hierdurch zu Schanden gegangen sind und nicht wieder geheilt wurden; ich sah auch andre, die geheilt wurden durch kalte Uebergiessungen über den Kopf und durch das Niessmittel aus Veilchen-Oel.

Recept des Heilmittels, welches nützt gegen Star-Anfang und Ausdehnung ⟨des Sehnerven⟩ und Nachtblindheit und Verdunklung des Sehens {und die Gesundheit des Auges bewahrt}. Man nehme indische Zinkblume, gebranntes Kupfer und Feuerstein, je 3 Drachmen, Myrrhe ebenso viel: man vereinige diese Arzneien, zerreibe sie mit Fenchel-Wasser und mit der Brühe von Ziegenleber, drei Tage lang. Dann füge man hinzu Pfeffer, langen Pfeffer, Aloë, Zimmt, Ingwer, {Kalmus}, Schöllkraut und Armoniak-Salz, je eine Drachme; hierauf zerreibe man es zum zweiten Male, bis es ganz fein wird. Dann hebe man es auf in einem Gefäss und wende es an. Denn es ist nützlich und äusserst wirksam.[458a]

Recept des Fenchel-Kollyrs, welches gegen Sehschwäche nützt. Man nehme — mit Hilfe Gottes, des Gepriesenen, — Fenchel-Wasser,

[458a] Hier folgt in $A._1$: Zu Ende sind die Bücher, unter Lob Gottes und mit seiner Hilfe. — Für den kleinen Rest steht nur H. zur Verfügung

erhitzt und abgeschäumt, sowie Mairan-Wasser, ⟨gleichfalls⟩ erhitzt und abgeschäumt, und sehr gutes Rosen-Wasser, je 6 Unzen; man füge hinzu Berberitzen[459], Schöllkraut — oder zum Ersatz, wenn du dieses nicht findest, Safran, — und Zimmt, je $^1/_2$ Unze: man vereinigt alles in einem Topf und kocht es auf niedrigem Feuer, bis die Hälfte geschwunden; danach rühre die Arznei um und schäume sie ab und füge hinzu Zucker und Honig; und, wenn es Honig-Consistenz angenommen, nimm' es fort vom Feuer und thu' hinein Aloë 3 Drachmen, Safran 2, Armoniak-Salz 1, Andaranisches Steinsalz 1 Drachme, leg' es in ein glasirtes Gefäss und wende es an, mit Gottes Hilfe.][460]

⟨Hundertfünfundzwanzigstes Kapitel.⟩
Die Nachtblindheit.

Diese Krankheit entsteht im Gehirn, aus kalten und dicken Dünsten, welche von jenem nicht ausgestossen werden können, so dass der seelische Geist sich verdickt[461], aus dessen Kraft das Sehen hervorgeht. In Folge dessen befällt es den Kranken, dass er zwar am Tage sieht, aber Nachts nicht zu sehen vermag, wegen der starken Kälte und Feuchtigkeit, die dann Gewalt über ihn hat.

Er sieht auch die Gegenstände nur von der Ferne, aber nicht von der Nähe.[462] Denn der seelische Geist, in welchem das Sehen liegt, muss sich bewegen, um den fernen Gegenstand zu erreichen; dabei verdünnt und verfeinert er sich, indem in der Bewegung seine Dicke und Kälte sich verflüchtigt.

⟨Hundertsechsundzwanzigstes Kapitel.⟩
Die Behandlung

dieser Krankheit beruht in der Anwendung des scharfen Klystiers, um die Feuchtigkeit nach unten zu ziehen. Gurgelungen nützen auch, denn sie ziehen den Schleim aus dem Kopf und dem Gaumen. Ebenso die Niessmittel, wie[463] Niesswurz u. dgl.

---

459 ʿārġīs, J. a. B., Nr. 41, I, S. 11.

460 Ein Einschiebsel, das den Text unterbricht.

461 Ebenso A. b. J. III, 7.

462 Richtige Beobachtung der bei der typischen Nachtblindheit vorkommenden allseitigen Gesichtsfeld-Beschränkung. Nicht bei A. b. J.

463 Hier steht ein unleserliches Wort, bagdam?

Danach behandle das Auge ⟨selber⟩ mit verdünnenden Mitteln, wie dem Press-Saft von frischem Fenchel oder der Abkochung von Fenchel-Samen oder der Abkochung von Flachs-Seide und Färber-Wurzel.

Zu den hierbei erprobten Mitteln gehört es, dass man die Leber[464] von einem schwarzen Ziegenbock nimmt und zerschneidet und, als Ersatz des Salzes, langen Pfeffer und Ingwer darauf streut und sie bratet. Mit der Brühe, die davon ausfliesst, reibe man das Auge ein. Einige machen auch die Einreibung allein mit der aus der Leber ausfliessenden Brühe ⟨ohne jene Zuthaten⟩. Wenn es nützt, ist es gut. Wenn nicht, so wird der Kranke mit dem erwähnten Gallen-Kollyr behandelt. Das Folgende ist ⟨auch⟩ eine Behandlungsweise der Nachtblindheit. Man nehme weissen Pfeffer und langen, zerkleinere sie und reibe damit ein. Denn das ist sehr gut. Der Kranke halte sich fern von Speisen, welche Feuchtigkeit erzeugen.

Preis sei Gott, dass wir die Behandlung des Auges und seiner Krankheiten und ⟨die Darstellung⟩ ihrer Ursachen vollendet haben. Preis sei dem Schöpfer des Alls. Er sei gepriesen. Amen.[465]

[Gepriesen sei, der dem Müden Kraft giebt und dem Machtlosen grosse Stärke.][466]

---

[464] A. b. J., S. 253.

[465] Der Schluss ist wohl vom jüdischen Uebersetzer abgeändert.

[466] Dieser Vers (Jesaja 40, 29) gehört offenbar dem jüdischen Uebersetzer (oder Abschreiber) an.

Register der Recepte aus 'Ammārs Auswahl.

(H. enthält einige mehr, als A. — Die Zahlen bedeuten Kapitel. — Diejenigen Recepte, welche auch bei 'Alī b. 'Īsā vorkommen, haben einen Stern *. Die innerlichen Mittel sind mit + bezeichnet, die Niessmittel mit ×.)

+ **Abführmittel** 78.

+ Abführ-Pillen 39. 78. 86.

* Aetzmittel zur Lid-Verkürzung 57 (A. b. J. II, 10).

+ Aloë-Pillen 39.

Gegen Anschwellung der Bindehaut vier Kollyrien, eines gegen jede der vier Arten der Anschwellung 78.

+ Atrifel-Latwerge 86.

+ **Bitter-Mittel**, gegen Lid-Grind 63. (Drei Recept-Formeln.)

Blase (širnāq), Lid-Umschlag gegen Bl. 47. (Zwei Recepte, eines vor der Operation, eines nach derselben anzuwenden.)

* Blei-Kollyr 90. (A. b. J., S. 178.)

* Blickschärfendes Kollyr 115. (A. b. J. II, 23.)

Bluteisenstein-Kollyr 39.

Fenchel-Kollyr 124.

Flügelfell-Pulver 74.

Galban-Kollyr, für die vierte Art der Ophthalmie 86.

Gallen-Kollyr 119.

Galmei-Kollyr 90.

Gelbes Kollyr 86.

* Grünes Kollyr 39. (Vgl. A. b. J. II, 4.)

Grünspan-Kollyr 39.

Grünspan-Wieke gegen Thränen-Fistel 65.

Gegen Härte des Auges, Einreibung 80.

Hagelkorn-Pflaster 41.

Ḫorasānisches Kollyr gegen Lidrand-Entzündung 48.

Gegen Jucken, Einreibung 82.

* **Königin**-Pulver 41. (A. b. J. II, 15.)

* Königs-Kollyr (Basilicon) 119. (A. b. J. II, 4; S. 65.)

Korallen-Kollyr 110.

Gegen **Läuse** des Lids, Alaun-Waschung 53.

Gegen Läuse des Lids, Quecksilber-Salbe 53.

+ **Magen**-Pillen (Stomatikon) 119.

Narden-Kollyr 86. (Vgl. Paul., S. 281.)
× Niessmittel 86, 124.
Ophthalmie-Kollyr, bei Stillstand 86.
Ophthalmie-Kollyr, für die dritte Art 86.
* Persisches Kollyr 114. (Ähnlich bei A. b. J. II, 23.)
(Quecksilber-Salbe, vgl. Läuse.)
Rosen-Kollyr 67. (Verschieden von dem Rosenmittel und der Rosen-Salbe bei A. b. J. II, 70; II, 46.)
* Rothes Kollyr 72. (Aehnlich dem rothen scharfen Kollyr, bei A. b. J. II, 4.)
Schlaf-Kollyr (einschläferndes Kollyr bei Ophthalmie) 86.
Star-Anfang-Kollyr 124.
Steinbildung, Kollyr gegen S. 43.
Sumach-Kollyr (gegen Lidrand-Entzündung) 49.
* Gegen Thränen, zwei Recepte 69. (Beide auch bei A. b. J. II, 47.)
Umschlag gegen Ophthalmie 86.
Wein-Kollyr 39.
* Weisses Kollyr ohne Sarcocoll 48.
* Weisses Kollyr mit Sarcocoll 86. (Vgl. A. b. J., S. 138.)
Weisses Pulver (gegen sabal) 72.
Weissfleck-Kollyr 93.
Weissfleck-Pulver 93.
+ Gegen Wimper-Ausfall, Pillen 54.
Gegen Wimper-Ausfall, Umschlag 54.
Gegen Wimper-Ausfall, Kollyr 54.
Gegen Wimper-Wuchs, nach dem Ausrupfen des überschüssigen Haares, Kollyr 57.
Zehnstoff-Kollyr (gegen sabal) 72.

II

ḪALĪFA AUS ALEPPO

DAS BUCH
VOM GENÜGENDEN IN DER AUGENHEILKUNDE

Einleitung.

„Das Buch vom Genügenden in der Augenheilkunde“ (kitāb al-kāfī fī'l-kuḥl) von Ḫalīfa b. Abi'l-Maḥāsin aus Aleppo.

Dieses Werk ist nicht lange nach dem Jahre 1256 u. Z. geschrieben worden, da es die vom Verf. selber beobachtete Geschichte des Abbrechens einer Aderlass-Lanzette[1] aus dem Jahre 654 (d. H. = 1256 u. Z.) enthält.

L. Leclerc[2] verdanken wir eine kurze Inhalts-Angabe des Werkes, nach der Handschrift Nr. 1043 du supplément arabe der National-Bibliothek zu Paris. Die Handschrift (P.) enthält 250 Oktav-Blätter und ist, wie auf der letzten Seite zu lesen, am 15. Ramaḍān des Jahres 673 (d. H. = 1275 u. Z.) beendigt worden.[3] Aber sie darf, trotz ihres verhältnissmässig hohen Alters, nicht etwa als die Urschrift des Verfassers angesehen werden. Denn dieser war ein Muslim, wie aus den Worten der Einleitung („Heilwunsch über seinen Propheten Muḥammed“) zur Genüge hervorgeht; der Abschreiber hingegen war „ʿAbd al-ʿAzīz, der Christ und Arzneigelehrte (mutaṭabbib)“.

Immerhin ist die Abschrift fast gleichzeitig mit der Urschrift angefertigt, — ein Verhältniss, für das wir in der handschriftlichen Ueberlieferung der griechischen Heilkunde wohl kaum ein Seitenstück besitzen, während die der arabischen noch andre Beispiele dafür aufweist.[4]

Herrn G. Salmon, Attaché à la bibliothèque Nationale, und seinem Nachfolger, Herrn Macler, verdanken wir genaue Abschriften, bezw. Photographien der wichtigeren Theile dieser Handschrift. Da aber in einem der allerwichtigsten Abschnitte, nämlich in der Figuren-Erklärung der Instrumenten-Tafeln, die Schrift nicht überall gut zu lesen, hier und da auch eine Zeile

[1] S. 250 der Jeni-Handschrift. Ḫalīfa empfiehlt, nach Ibn al-Tilmīḏ, das Anlegen des Magnet-Eisensteins. Kein Grieche hat dieses empfohlen. Vgl. G. d. A., S. 48. — In seiner Liste, Nr. 18, citirt Ḫalīfa die arǧūsa von al-Misrī, welche 1266 u. Z. verfasst sind.

[2] II, 145—147, 1876. [3] Jetzt ist es als Mscr. arabe Nr. 2999 bezeichnet.

[4] Quṭb ad-dīn aš-Šīrāzī starb 710 (d. H. = 1311 u. Z.). Der Codex seines Hauptwerks, in der Escor. Bibl., trägt das Datum 707 (d. H. = 1307 u. Z.). Paris 2997 enthält sogar das Autograph des Arztes al-Bišr al-Isra'īlī vom Jahre 667 (d. H. = 1268 u. Z.).

ausgefallen ist; so waren wir sehr glücklich, noch eine zweite Handschrift desselben Werkes zu finden und zu erlangen.

Nicht das Orakel-Wort[5] L. Leclerc's („Le Kafy est répresenté par un exemplaire dans les bibliothèques de l'Orient") hat uns hierbei geleitet, — es hat uns auch nicht leiten können. Aber in Brockelmann's[6] unentbehrlicher Gesch. d. arab. Literatur lesen wir das folgende: „Ḫalīfa b. abī'l Maḥāsin al-Ḥalabī schrieb 967/1559 Al-Kāfī fī't-ṭibb, Jeni 924." Der arabische Titel des Buches bedeutet ja „das Genügende in der Heilkunde". Da aber der Name des Verfassers ganz identisch ist mit dem der Pariser Handschrift, so vermutheten wir, dass doch „in der Augenheilkunde (fī'l Kuḥl)" zu lesen sei. Sofort schrieben wir nach Konstantinopel. Der erste Dragoman der Kaiserlichen Botschaft, Herr Dr. Gies, hatte die Güte, die Handschrift Nr. 924 der Bibliothek in der neuen Moschee (Jeni Ǵāmī') zu prüfen. Die Ueberschrift lautet wirklich „das Genügende in der Augenheilkunde"[7]; es handelt sich in der That um das gesuchte Werk. Diese Abschrift ist aus dem Jahre 1560 u. Z. Unser vom Auswärtigen Amt dem Kaiserlichen Botschafter übermittelter Antrag, die Handschrift auf drei Monate geliehen zu erhalten, hatte zur Folge, dass auf Grund eines Kaiserlichen Irade eine genau collationirte, prachtvolle Abschrift des Codex uns zur Verfügung gestellt worden ist. Die Abschrift (J.) ist in Folio, enthält 564 Seiten und ist sehr sauber, in türkischer Schriftführung des Arabischen, ausgeführt.

J. und P. stimmen inhaltlich genau überein[7a], nur ist J. hier und da etwas vollständiger an Citaten. Ḫalīfa giebt in der Vorrede an, dass er auf Wunsch eines Freundes ein nach Tabellen[8] geordnetes Buch über das Auge, welches die frühere

---

[5] Wir können es gar nicht loben. Wenn er das Richtige wusste, so hätte er es sagen sollen.

[6] II, S. 365, 1902.

[7] Hr. Brockelmann hat seinen Irrthum aufgeklärt. Ṭibb war die Ueberschrift für den ganzen betreffenden Abschnitt des Jeni-Katalogs.

[7a] Die Uebereinstimmung erstreckt sich bis auf Kleinigkeiten, z. B. auf den Wechsel des Geschlechts doppelgeschlechtlicher Wörter, wie miqdaḥ und miqdaḥa.

[8] Arab. ǵadāwil. Nach unsrem Geschmack ist das nicht. Man könnte diese Form als Zeichen des literarischen Niedergangs ansehen; doch

Literatur umfassen und ausserdem noch Zusätze und ⟨eigne⟩ Erfahrungen enthalten sollte, verfasst habe.

Der Inhalt des Kāfī ist ganz gediegen und für einen Praktiker der damaligen Zeit durchaus brauchbar gewesen; diesen hat es gewiss auch nicht gestört, dass vieles Wichtige aus andren Schriften, z. B. dem Erinnerungsbuch des ʿAlī b. ʿĪsā, wörtlich entnommen ist. In formaler Hinsicht müssen wir die peinliche Genauigkeit in der Operations-Beschreibung rühmend hervorheben. Der Kāfī erklärt uns manche kürzer gefassten Sätze der früheren Schriftsteller. Allerdings ist der grosse Wortreichthum, die Wiederholung des schon einmal Gesagten, die scholastische Erörterungsweise nicht ganz nach unsrem Geschmack.

Wir werden im Folgenden nur das Wichtigste aus dem Werk übersetzen:

1. Die höchst bemerkenswerthe Einleitung mit ihrer literargeschichtlichen Uebersicht und der Eintheilung des Buches. 2. Die Abbildung des Gehirns und des Auges. 3. Die Tafeln der Augen-Operationsinstrumente. 4. Die Star-Tabellen. 5. Die Abhandlung von der Star-Operation.[8a]

Die Persönlichkeit des Verfassers tritt in dem Werk nur wenig hervor. Er prunkt ein wenig mit Gelehrsamkeit und liebt es auch, Stellen aus Galen mit Angabe des citirten Ortes seinem Text einzuverleiben. Gelegentlich erzählt er auch von eignen Operationen, namentlich auch vom Star-Stich. Er war sogar ein kühner Star-Stecher, da er sich an die Star-Operation eines einäugigen Menschen heranwagte. Offenbar war er ein Augenarzt. Dass er eine vornehme Praxis besass, folgt schon aus der erwähnten Geschichte mit der Aderlass-Lanzette; denn sie betraf einen Emir.

So umfassende und gelehrte Werke über Augenheilkunde, wie dieses und das folgende, sind in Europa vor dem 19. Jahrhundert nicht wieder anzutreffen.

---

ist die Darstellung Ḫalīfa's ganz flüssig und lesbar; auch ist nur ein Theil des Werks in Tabellen-Form. Uebrigens giebt es in der ärztlichen Literatur der Araber noch mehr Tabellen-Werke. Wir erwähnen taqwīm aṣ-ṣiḥḥa (tabula sanitatis) des Ibn Buṭlān und taqwīm al-abdān fi tadbīr al-insān (tacuin aegritudinum) des Ibn Ǵazla, beide aus dem 11. Jahrh. u. Z., lateinisch gedruckt Argentor. 1531 und 1532.

[8a] Nr. 2 und 3 sind zwar schon von uns veröffentlicht, aber zu charakteristisch, um hier übergangen zu werden.

Erstens.

Einleitung.[9]

Es sagt der Knecht, der seines Gottes bedarf, Ḫalīfa b. Abi'l-Maḥāsin aus Aleppo: Gott verzeihe ihm; Lob sei Gott, wie sich's gebührt. Das Gebet und der Heilwunsch über seinen Propheten Muḥammed und dessen Familie; Gott bete über ihn und gebe ihm Heil, Ehre und Ruhm.

Allgemein anerkannt ist der Vorzug der Sehkraft und der Nutzen, welchen man aus derselben für die seelischen Vollkommenheiten zu schöpfen im Stande ist. Nachdem ich die Werke genauer studirt habe, welche speciell mit den Augenkrankheiten und ihrer Heilung sich befassen, — wie z. B. ⟨1⟩[10] die zehn Bücher des Ḥunain über das Auge und ⟨2⟩ seine drei Bücher über denselben Gegenstand, auf dem Wege von Frag' und Antwort; ⟨3⟩ das Buch seines Schwestersohnes Ḥubaiš, welches er als Buch der Bekanntmachung der Augenkrankheiten (ta'rīf 'amrāḍ al-'ain) bezeichnet und worin er das Auge und einige Augenkrankheiten, wie z. B. das große Flügelfell und das Hornhautfell (sabal) mit Abbildungen versehen; ⟨4⟩ das Erinnerungsbuch (taḏkira) des Augenarztes 'Alī b. 'Īsā; ⟨5⟩ den *Commentar zu dem letzteren von Daniel, Sohn des Ša'jā; ⟨6⟩ die Tabellen (mušaǧǧar) von Rāzī; ⟨7⟩ das Endziel (nihāja) der Augenheilkunde[10a]; ⟨8⟩ das Erinnerungs-

---

[9] J. ist vollständiger, als P.; enthält Nr. 8—13 der Literatur-Uebersicht und ausserdem noch einige kleine, aber nicht unwichtige Zusätze.

[10] Die Numerierung haben wir hinzugefügt. Der Stern * bezeichnet diejenigen Werke, es sind 4 von den 18, die uns bisher, sogar dem Titel nach, unbekannt gewesen.

[10a] Von Ḫalaf aṭ-Ṭūlūnī.

buch von Manṣūr; ⟨9⟩ *das Buch des ʿAkbarī; ⟨10⟩ das Buch des Augenarztes aus Amid[10b]; ⟨11⟩ das *Werk des Ibn Abī as-Sajjār; ⟨12⟩ das Werk über den Star, seine Behandlung und seine Operation von dem Aegypter Ibn Duhail; ⟨13⟩ das Buch des Augenarztes ʿAbdān; ⟨14⟩ das *Buch des Augenarztes ad-Dādān aus Tiberias; ⟨15⟩ das von dem Doppel-Minister (ḏu'l wizāratain) Abu'l-Muṭarrif aus dem Maġrib verfasste Werk über den Sehgeist, worin er mit vorzüglichen Gedanken über die Behandlung der Sehkraft schreibt; ⟨16⟩ das Buch der Berichtigung des Sehers und des Sehens (iṣlāḥ al-bāṣir wa'l-baṣīra); ⟨17⟩ das Buch von der Prüfung des Augenarztes[11]; ⟨18⟩ das Jambengedicht (arǵūza) von al-Misrī über das Auge, seine Erkrankung und seine Behandlung, — sowie noch manche andre; denn es giebt kein Buch über Heilkunde, es mag lang oder kurz sein, das nicht die Anatomie des Auges und die Beschreibung von einigen seiner Krankheiten und deren Behandlung enthielte; — da fand ich in allen diesen ⟨Werken⟩ zwar gemeinsame Regeln dieser Kunst, aber doch Vernachlässigung einiger Theilgegenstände aus den Kapiteln dieses Sonderfachs.

Nun bat mich Einer, dem zu willfahren mir eine schöne Gelegenheit, und dem zu widerstreben mir unpassend schien, ein nach Tabellen geordnetes Buch über das Auge zu verfassen, welches den Inhalt der erwähnten Schriften umfassen sollte, und ausserdem noch Zusätze und Erfahrungen, deren oft die Lehrbücher entbehre, geschweige denn die Grundrisse.

Da habe ich diese Tabellen über Theorie und Praxis verfasst, indem ich Gott um Hilfe anrief. Ich nannte es „Buch des Genügenden in der Augenheilkunde". Das Werk umfasst zwei Haupttheile. Der erste ⟨handelt⟩ von der Anatomie des Auges und von seinen Krankheiten. Der zweite von dem, was mit seiner Behandlung zusammenhängt.

Der erste Abschnitt des ersten Theiles ⟨handelt⟩ von der Definition des Auges, von seiner Mischung und Farbe und von

---

[10b] Uṣ. (I, 109) erwähnt den Augenarzt Aṭnūs al-Āmidī, Vf. der Baququja genannten Sammlug. (Es ist Aëtios aus Amida gemeint, Vf. von *β. ἑκκαίδεκα.*)

[11] Von Ibn al-ʾAʿjan. — Zu 18 vgl. L. Leclerc, II, S. 221.

den Ursachen der letzteren. Der zweite von der Anatomie der Häute des Auges und von ihrem Ursprung. Der dritte von den Feuchtigkeiten des Auges. Der vierte vom Sehgeist und seinen Nerven und von der Beschaffenheit des Sehens. Der fünfte vom Bewegungsnerv des Auges und seinem Ursprung. Der sechste von der Anatomie der Muskeln des Auges und von den Lidern und den Wimpern und ihren Wurzeln und ihrem Nutzen. Darauf gebe ich die Figur des Gehirns und der beiden Augen und ihrer beiden Nerven, so anschaulich zum Verständniss, wie es mir nur möglich ist.

Der zweite Haupttheil erstreckt sich über sechs Abschnitte.

Der erste ⟨handelt⟩ von den allgemeinen Regeln über die wissenschaftliche Specialität, von der Erhaltung der Gesundheit und von den Zeiten (Perioden) der Krankheit. Der zweite umfasst eine Erörterung über die Erhaltung der Gesundheit des Auges, sowie die Erörterung derjenigen Dinge, die dem letzteren nützen und schaden, und derjenigen, welche seine Gesundheit bewahren und dasselbe stärken. Der dritte Abschnitt handelt davon, wie man das Auge öffnet und Arzneien hineinbringt. Der vierte von der besten Art der Sonde und ihrer Anwendung. Der fünfte erwähnt die Werkzeuge, auf denen das für jede Augenkrankheit passende Kollyr befestigt wird. Der sechste erwähnt die für den Augenarzt zweckmässigste Kleidung.

Hierauf folgen jene Tabellen, welche die Zahl der Krankheiten sowohl der Lider als auch des Auges selber enthalten, und wie dieselben beschaffen sind, und zu welcher der drei Arten der Krankheit sie überhaupt gehören, und in welchen Abschnitten der Jahreszeit und des Lebensalters ihr Vorkommen am häufigsten ist; und das gesunde davon und das nicht gesunde und, was zwischen beiden liegt; und ihre Ursachen und ihre Anzeichen und die Behandlung dessen, was man behandeln kann. Zu den Augenkrankheiten gehören sowohl sinnfällige als auch verborgene.

Einer jeden Tabelle derselben lasse ich die einfachen Heilmittel folgen, nach den Aeusserungen der Gelehrten über das, was für jede Krankheit specifisch ist, — damit du gelegentlich Ersatz für die zusammengesetzten Augenheilmittel findest. Darauf folgt die Aufzählung einiger betäubenden Mittel, welche durch ihre Mischung die Empfindung betäuben, und specifischer Mittel, — nach bestem Können, so kurz wie möglich.

Endlich folgen Tabellen über die Behandlung derjenigen Krankheiten, welche des chirurgischen Eingriffs bedürfen. In jeder Tabelle gebe ich den Hinweis, auf welche Nummer dieser Tafeln sie sich bezieht. Darauf bringe ich Tabellen über die verborgenen Krankheiten ⟨des Auges⟩ und schliesse das Buch mit einem Arznei-Register. Ich werde die Tabelle über die zusammengesetzten Heilmittel kurz halten, zumal darauf schon vorher hingewiesen ist. So ist dieser Anhang genügend für den Praktiker. Möge er in seinem Werke das Schlechte verbessern und das Unvollständige ausfüllen. Gott ist unsere Zuversicht.

Zweitens.

Dies ist das Bild der Figur des Gehirns und seiner drei[12] Ventrikel. Diese stellen den Ort dar für die fünf Kräfte[13]:

[12] Galen zieht es vor, vier zu unterscheiden, die beiden seitlichen, einen hinteren und einen mittleren, der den ersteren angefügt ist. Er erklärt aber, dass einige nur drei annehmen, indem sie den letztgenannten nicht besonders zählen. (Galen, Vom Nutzen der Theile, X, c. 15, B. III, S. 663.) Die Araber folgten dem Galen. So ar-Rāzī im Mansurischen Buch, ganz ausdrücklich. (I, c. 7. Vgl. de Koning, Anat. arab. S. 47, 1903.) Ebenso beschreibt auch ʿAlī ibn ʿAbbās im Königlichen Buch (I, 3, c. 11; de Koning S. 281), obwohl er drei nennt, doch vier Ventrikel. Hingegen beschreibt Ibn Sina (im Kanun, III; vgl. de Koning, S. 652) drei Ventrikel, von denen der vordere deutlich in eine rechte und eine linke Hälfte getheilt sei. Der oder die vorderen entsprechen also unsren Seiten-Ventrikeln, der mittlere unsrem dritten, der hintere unsrem vierten.

[13] Schon bei den Griechen angedeutet. Galen, Von den leidenden Theilen, III, c. 9, B. VIII, S. 175. Theophilos, Vom Bau des Menschen IV, c. 31: *Ἐν μὲν οὖν τῷ ἔμπροσθεν τόπῳ* (Ventrikel) *ἡ φαντασία κατοικεῖ, ἐν δὲ τῷ μέσῳ ἡ διάνοια, ἐν δὲ τῷ ὀπίσω ἡ μνήμη.*

Von den Arabern hat besonders Ibn Sina diese Lehre weiter ausgebildet. In seinem Kanun heisst es: In dem vorderen Doppelventrikel sitzt die formative Kraft, im hinteren die retentive, im mittleren die Denk- und Einbildungskraft. In seinem Opus egregium de anima heisst es: Der Gemeinsinn und die abbildende Kraft sitzen im vorderen Ventrikel, das Vorstellungs-(Denk-)Vermögen und die Urtheilskraft im mittleren, das Erinnerungs-Vermögen im hinteren Ventrikel. (Vgl. M. Winter, Avicenna's op. egr. de anima, München, 1904, S. 29f.)

nämlich Gemeinsinn (Phantasia genannt) und Abbildungs-Vermögen und Orts-Sinn sitzen in der Vorderkammer (1), Ein-

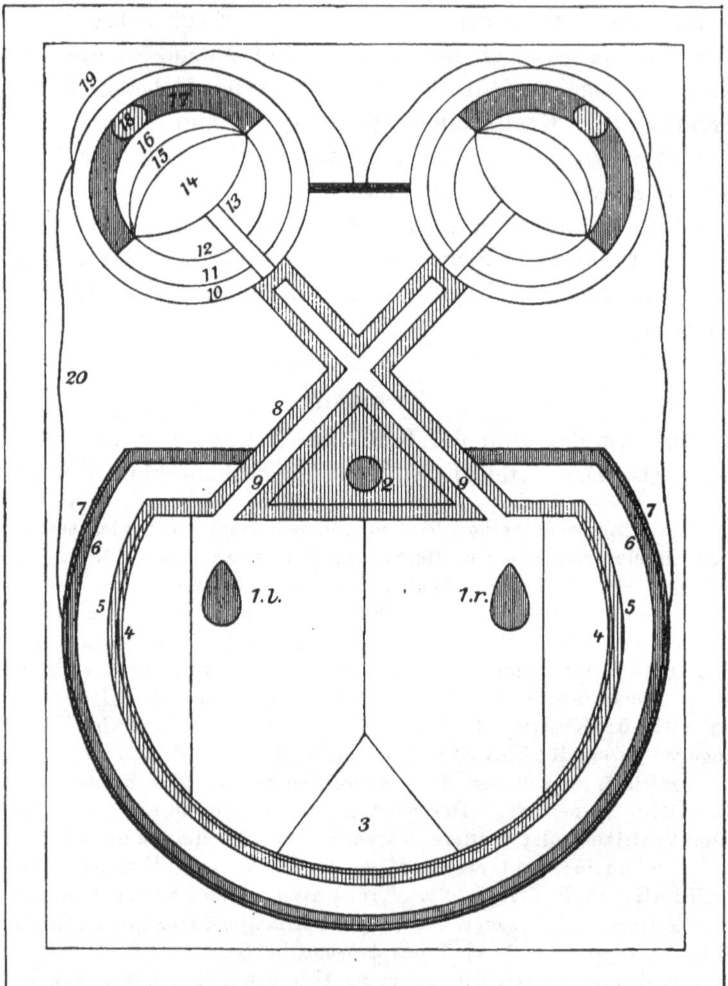

(3/4 der Grösse des Originals)

bildungs- nebst Urtheils-Kraft in der mittleren (2), die Kraft der Erinnerung und Bewahrung in der hinteren (3).

Sodann ist auf dieser Figur ein Bild der feinen Haut (4) dargestellt, welche die Substanz des Gehirns umfasst und der harten (5) darüber. Dann auch ein Bild der Knochen (6) des Schädels und der Haut, welche darüber sich befindet und unter dem Namen Pericranium (simḥāq) (7) bekannt ist. Dann ein Bild, wie hervortritt der Sehgeist in den hohlen Nerven (8) aus der Substanz des Gehirns und wie der Hohlraum (9) sich trennt von der Mark-Substanz des Gehirns. Dann das Hervorwachsen der Häute des Auges aus der Substanz des Nerven und aus derjenigen seiner beiden Häute, die Gestalten der ersteren und diejenigen der Feuchtigkeiten des Auges[14] und ihre Lage, — soweit es möglich ist, dies in einer Ebene, nicht auf einer Kugel, darzustellen. Zu dem, was du wissen musst, gehört (das Folgende): Das Gehirn ist der Ort des Ursprungs jedes Gefühls und jeder leitenden und führenden Bewegung und auch der Ort der Rückkehr. Und insbesondere für das Auge ist der Ursprungs-Ort von jenem und das Ziel seines Wirkens zu jenem hin. Deswegen musst du die Mischung des Gehirns kennen und seine Sonderheit, ich meine seine Definition und seine Wirkung, wenn du die Erkenntniss des Auges befestigen willst.“[15]

Zusatz. Zunächst muss man anerkennen, dass die arabischen Augenärzte, seit Ḥunain, redlich sich Mühe gegeben haben, die Anatomie, Physiologie und Pathologie des Gehirns für ihre Kranken zu verwerthen. Wir wollen sie nicht darum tadeln, dass sie in dieser phantastischen, stylisirten Darstellung des Gehirns die Kreuzung der Sehnerven, um sie überhaupt zu veranschaulichen, widernatürlich nach vorn gezerrt haben: das thun wir ja auch in unsren schematischen Darstellungen. (Vgl. Einführung in die Augenheilkunde I, S. 80, 1892.) Eher könnten wir uns wundern, dass die Fortsetzung der Schädelkapsel nach vorn, zur Bildung der Augenhöhle, vermisst wird.

Das seit Galen immer, auch von den Arabern, betonte Auswachsen der harten Haut des Sehnerven in die Lederhaut des Auges, der weichen in die Aderhaut, des Nerven selber in

[14] 10 Lederhaut 14 Krystall 18 Pupille
11 Aderhaut 15 Spinngewebshaut 19 Hornhaut
12 Netzhaut 16 Eiweiss-Feuchtigkeit 20 Bindehaut.
13 Glaskörper 17 Traubenhaut

[15] „Gemacht hat (diese Zeichnung) Jaḥjā aus Mosul, der Zeichner, der Arme.“ Dies steht auf dem Chiasma.

die Netzhaut, ist auf unsrer Figur nicht zur Anschauung gebracht; aber „die Häute und Feuchtigkeiten des Auges" sind einigermaassen verständlich angeordnet.

Natürlich liegt die Linse in der Mitte des Augapfels[16]; die Spinngewebshaut (Vorderkapsel) ist sehr dick gerathen, die Hinterkammer mit der Eiweiss-Feuchtigkeit viel zu gross. Die Pupille ist zur Verdeutlichung[17] auch auf dem Durchschnitt als Kreisfläche gezeichnet, wie sie doch nur bei der Ansicht von vorn (oder von hinten) erscheint. Der Uebergang der Lederhaut in die Hornhaut ist nicht richtig abgebildet.

Die nach der alten Lehre bestehende Faltung der Bindehaut konnte auf unsrem Bilde nicht richtig dargestellt sein, da die Lider fehlen und der Schädelknochen nicht weit genug nach vorn reicht. Dagegen ist der Weg des Sehgeistes vom „hohlen" Sehnerven durch das Auge bis zum Krystall hin kräftig angedeutet, — als ob der Centralkanal des Glaskörpers bekannt gewesen wäre.

Jedenfalls erblicken wir in diesem altehrwürdigen Bilde, das wohl auf Vorlagen mindestens aus der Zeit um das Jahr 1000 n. Chr. zurückgeht, einen schüchternen Versuch, das darzustellen, was D. W. Sömmering[18] 1827 in seiner klassischen Abbildung verständnissvoll ausgestaltet hat.

Drittens.

Vorbemerkung.

Bezüglich der Figuren der Augenoperations-Instrumente bestehen nur geringe Unterschiede[19] zwischen der Pariser und der Jeni-Handschrift (P. und J.), sowohl in der Anordnung, als

[16] So noch bei Vesal!

[17] Die ja auch in der Plastik der alten Babylonier und Aegypter zu merkwürdigen Fehlern Veranlassung gegeben.

[18] De oculorum hominis animaliumque sectione horizontali, Gotting. 1827, Tab. I.

[19] J. hat von den drei ganz ähnlichen Brenn-Eisen eines ausgelassen und dafür die zwei bei P. in eine Nummer vereinigten Instrumente für örtliche Behandlung der Nase auf zwei Nummern vertheilt. Das Format der Zeichnungen ist bei J. um ein Weniges grösser, als bei P.

auch in der Ausführung. In J. ist die Zeichnung geschmückter, in P. natürlicher. Wir werden deshalb die Figuren von P. nachbilden und natürlich für ihre Erklärung beide Texte benutzen.

Es sind 36 Figuren, in P. auf 2 Seiten (f. 42 v. und 43 r.), in J. auf $2^1/_4$ Seiten (221—223) angeordnet. Natürlich ist die Anordnung von rechts nach links. Oberhalb jeder Figur steht der Name des Instruments, unterhalb die Erläuterung seiner Gestalt und seiner Anwendungsweise. Diesen Text werden wir jetzt in Folgendem geben.

„1. Eine Scheere (miqaṣṣ). Mit breiten Lippen. Ihre Länge ist nach Maassgabe dessen, was vom Lid abgeschnitten wird.

2. Eine Scheere (miqrāḍ). Dünner als die erste. Sie dient zum Abschneiden des Fells (sabal) von der Bindehaut.

3. Eine Scheere (kāz).[20] Dünner als die erste und dicker als die zweite, — zum Sammeln (Abschneiden) des Fells vom Hornhaut-Umfang.

4. ⟨Die⟩ Oeffner (fatāḥāt).[21] Die beste Sorte ist von Gold oder Silber; danach von Kupfer.

5. Das Skalpell (qamādīn). Sein Eisen ist verborgen in seinem Kupfer, mit zwei Haken. Bei vielen Augen-Operationen ist es entbehrlich.[22]

6. Haken (ṣanānīr). Erhoben werden Pannus und Flügelfell mit den kleinen und den grossen[23], zur Schürzung. Einer von ihnen macht den andren entbehrlich.

7. Rose⟨n-Blatt⟩ (warda). Zum Abschneiden der Maul-

[20] In J. ist dies Nr. 5. Kāz ist eigentlich Kneifzange der Goldarbeiter.

[21] In J. ist dies Nr. 3. — Es dürfte ein Lidheber sein. — In J. zu fein und scharf, von 6 nicht zu unterscheiden.

[22] Dies ist also ein gedecktes, in einer Röhre verborgenes Messerchen. Die Figur in P. ist nur zu verstehen, wenn man annimmt, dass die Klinge von der Schmalseite gesehen wird. J. hat hier eine ganz andere und viel klarere Abbildung. (Vgl. nebenst. Figur). In der Chirurgie des Abulqāsim († 1106 u. Z. zu Cordoba) ist ein ähnliches Instrument beschrieben, dessen Klinge zwischen zwei Löffeln verborgen liegt. Es wird miǵdaʿ genannt und in der venet. Ausg. fol. 18[b], in der von Channing (S. 242) undeutlich, besser in der von Leclerc Fig. 84 abgebildet.

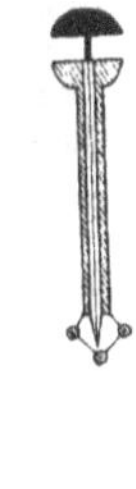

[23] In P. sind alle gleich gross gezeichnet.

Tafel I.

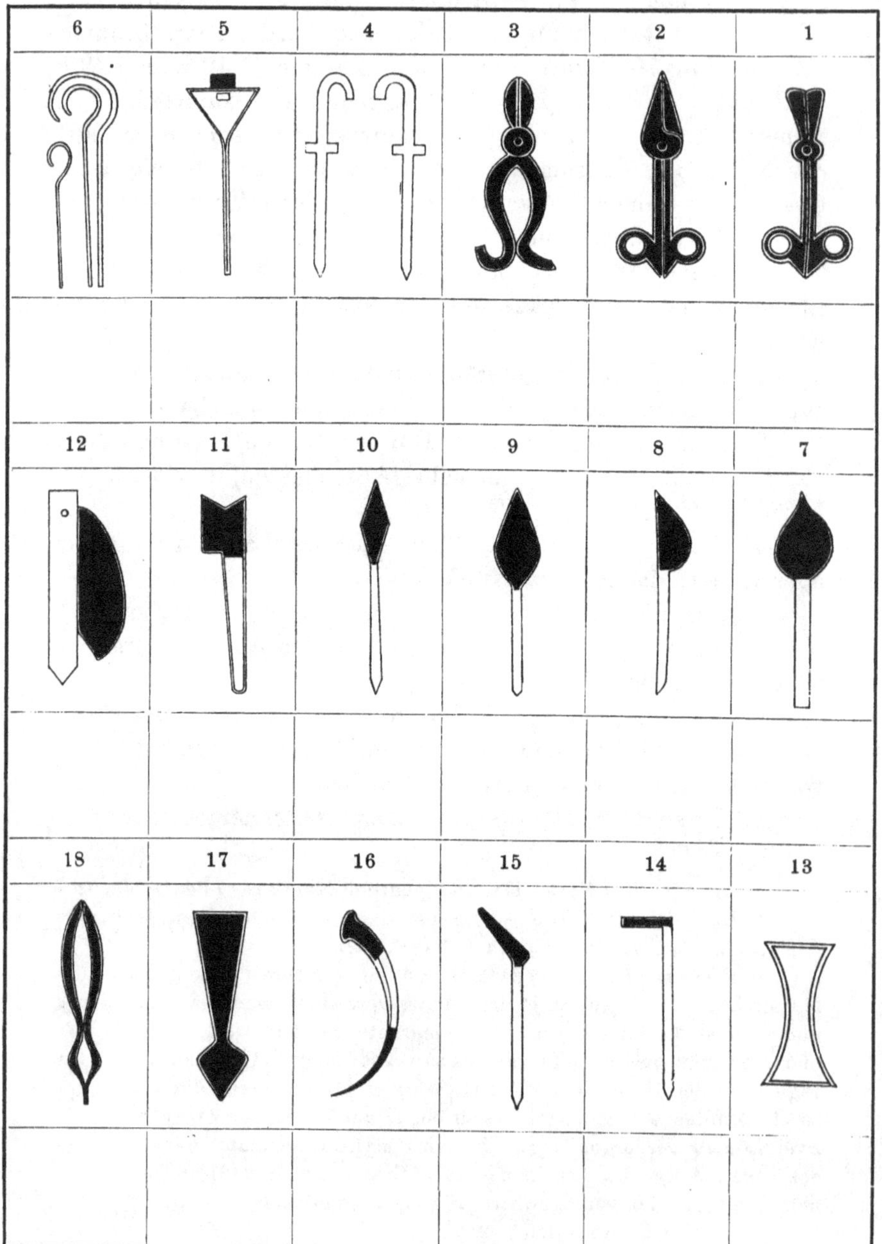

Tafel II.

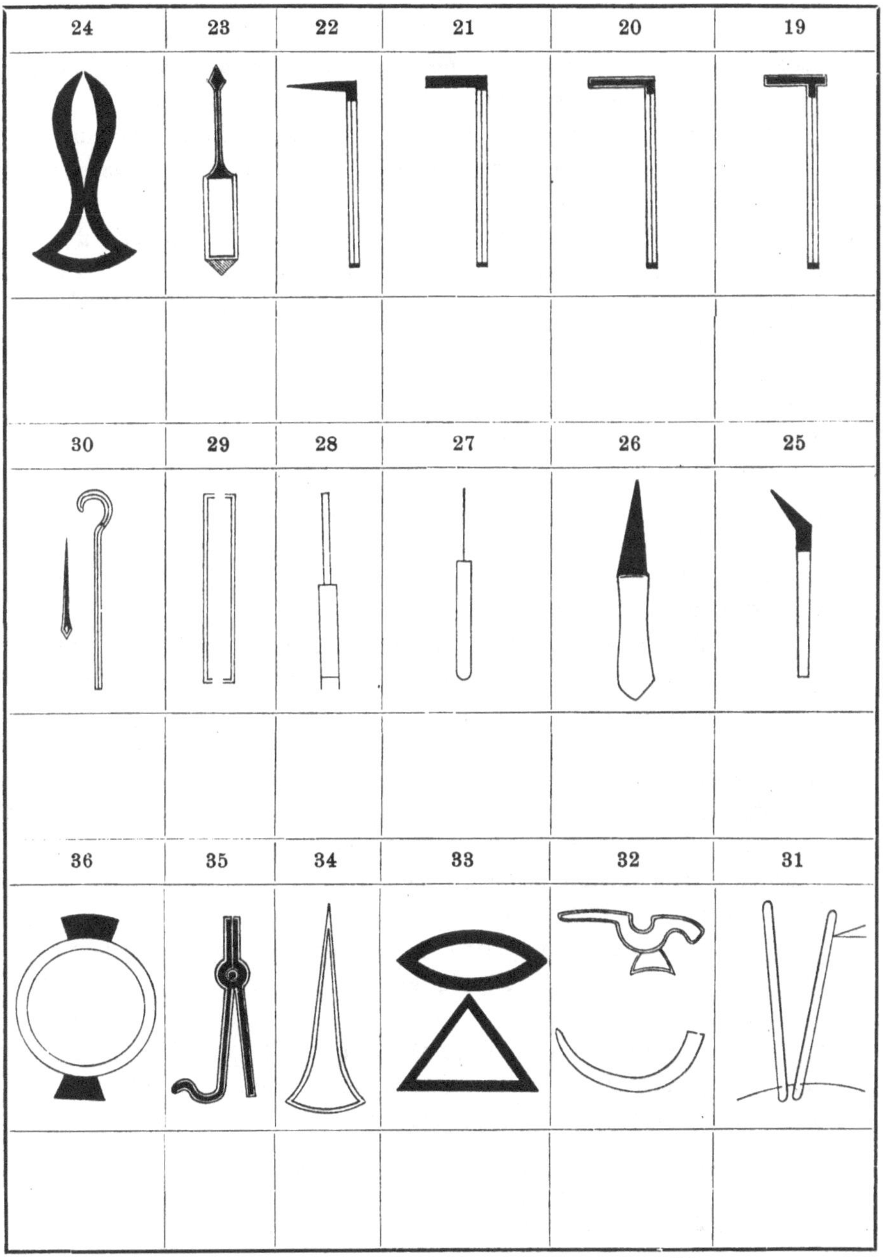

beere⟨n-Geschwulst⟩ des Lides; wird auch gebraucht beim Abschneiden der Balggeschwulst und für einzelne andre Operationen.

8. Das halbe Rose⟨n-Blatt⟩. Zum Abschneiden der Maulbeere der Bindehaut, insofern es feiner ist, als das vorige; kann auch für jenes verwendet werden.

9. Der Speer (ḥarba). Derselbe spaltet die Balggeschwulst und geht darunter hinein und schneidet ab. Entbehrlich macht ihn das Myrtenblatt.

10. Das Myrtenblatt (āsa). Erhoben wird ⟨damit⟩ das Flügelfell und damit abgehäutet, während zum Abschneiden desselben die Scheere benutzt wird. Man spaltet damit auch die Verwachsung der Augenlider.

11. Die Axt (ṭabar).[24] Zum Eröffnen der Stirn-Vene: der Länge nach wird sie auf die Ader gelegt und mit dem Mittelfinger der rechten Hand die Durchtrennung gemacht.

12. Das Scheermesser (mūs).[25] Leicht von Klinge. Gespalten wird damit die Balggeschwulst, mit Vorsicht.

13. Der Spalter (mišrāṭ). . . . gegen die verborgene Materie. Er wird benutzt zur Eröffnung der Chemosis. Er kann die Lanzette, und diese ihn vertreten.

14. Der Kratzer (miǵrād). Zum Reiben der Krätze und zum Herausgraben der Steinbildung. Dafür kann die halbe Rose eintreten.

15. Die Lanzette (mibḍaʿ). Mit rundköpfiger Spitze, zur Ausrottung der Blase (širnāq). Gespalten wird damit auch das Hagelkorn und ähnliches.

16. Die Sichel (minǵal). Zum Spalten der Verwachsung zwischen den beiden Lidern. Sie wird auch angewendet bei dem Hasen-Auge (šitra).

17. Der Auszieher (minqāš). Gedehnt wird damit die Warze; danach schneidet man sie ab mit dem erforderlichen Instrument.

18. Der Sammler (milqaṭ).[26] Gesammelt (gerupft) wird damit das überflüssige Haar. Damit wird auch der in's Auge gefallene ⟨Fremdkörper⟩ herausgezogen.

[24] Hat in J. die elegante Gestalt einer Streit-Axt.

[25] In J. fehlt dieser Text.

[26] In J. ein wenig anders dargestellt: Gelenk statt elastischer Feder.

19. Brenneisen für die Kopfnaht und die Seiten des Kopfes (mikwā 'l-jāfūḫ). Gebrannt wird damit die Kopfnaht und die beiden Adern der beiden Seiten des Kopfes.

20. Brenneisen für die beiden Schläfen (m. aṣ-ṣadġaini). Zum Brennen der beiden Adern an den beiden Schläfen und der beiden Adern hinter den beiden Ohren.[27]

21. Brenneisen für die Thränenfistel (m. al-ġarab). Gebrannt wird damit die Thränenfistel nach ihrem Aufbruch.

22. Brenneisen für den Ort des Haars (m. mauḍi' aš-ša'r). Zum Brennen der Oerter des überschüssigen Haars nach dem Ausrupfen desselben.

23. Reiniger (miḥsaf) für die Thränenfistel. Hiermit wird der ganze Augenwinkel gereinigt, — für denjenigen, welcher das Brennen bei der Fistel nicht liebt.

24. Rabenschnabel (šaft).[28] Zum Herausnehmen dessen, was am Auge oder an der Innenfläche des Lids festhaftet, wie ich es im 14. Kapitel von den Krankheiten der Bindehaut geschildert habe.

25. Gerstenkorn-Lanzette (ḏāt aš-ša'īra). Eine Lanzette. Die Länge ihrer Schneide ist die eines Gerstenkorns, zum Eröffnen der Bindehaut vor der Star-Operation.

26. Dorn-Messer (sikkīn). Geschnitten werden damit die Stirn-Adern, worüber ich noch sprechen werde.

27. Runde Star-Nadel (mihatt mudawwar). Du kennst das Verfahren damit. Sie kann die dreieckige, und die dreieckige sie ersetzen.

28. Die hohle Star-Nadel (mihatt muǵawwaf).[29] Zum Saugen des Stars. Du kennst diese Operation. Gott weiss es am besten.

29. Die Röhre für die Ameisen⟨-geschwulst⟩ (unbūbat an-namla). Zum Eindringen in die Ameisengeschwulst. Die letztere wird dadurch radical beseitigt, wie du weisst.

30. Haken und Nadel (ǵūrkān wa ibra) zur Einfädlung des Haars. Wenn der überschüssigen Haare nur wenige sind, so werden sie mit diesen beiden Instrumenten beseitigt.

---

[27] Die ganze Nummer fehlt in J.

[28] Bei Ali b. Isa (II, 44) „ǵaft" (Persisch = krumm).

[29] In J. ungenau.

31. Brettchen zur Abschnürung (dahaq at-tašmīr). Für denjenigen, welcher ⟨dazu⟩ das Esen nicht mag. Es soll sein Faden sein ...[30]

32. Einschnauber (mis'aṭ) und Horn (qarn) zum Einblasen. Mittels des letzteren werden die Pulver in die Nase geblasen. Die abwehrenden Mittel mit dem Einschnauber.[31]

33. Bleiplatte der Beschwerung (ruṣāṣ at-taṯqīl). Sie ist rund oder dreieckig oder länglich, nach Maassgabe des Vorfalls.[32]

34. Ein leichter (dünner) Reiniger (miḥsaf). Man gebraucht ihn bei der Behandlung der Thränenfistel. Er macht den starken Reiniger ⟨Nr. 23⟩ entbehrlich.

35. Grannen-Zange (kalbatāni nuṣūlīja). Man braucht sie, wenn eine Granne oder etwas dergleichen in's Auge gefallen ist, wie in den Bindehaut-Krankheiten auseinander gesetzt worden.

36. Ein Ring (ḥalqa) mit Handgriffen. Das Hantiren damit geschieht nach Maassgabe der Stärke ..., wie ich es erkannt habe.

Zusatz. Im Anschluss an diese glänzenden Figuren-Tafeln des Ḫalīfa will ich noch die andren Abbildungen augenärztlicher Instrumente aus den Lehrbüchern der arabischen Augenärzte, vor allem die Abbildungen und Beschreibung der Star-Nadeln, kurz besprechen.

Als Vorbemerkung möge dienen, dass mihatt (von der Wurzel htt, fregit,) eine Star-Nadel mit rundlicher Spitze bedeutet; miqdaḥ (von der Wurzel qdḥ, perforavit,) eine solche mit dreikantiger Spitze; dass aber in manchen arabischen Texten die beiden Worte fast regellos mit einander abwechseln.

A. B

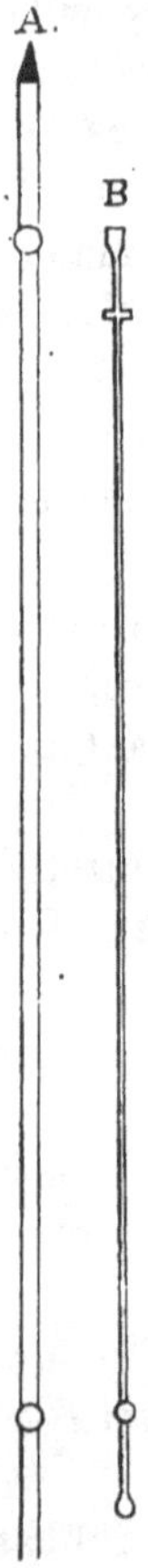

Fig. 37

Auf dem Rande von S. 130 der prachtvollen Pariser arabischen Handschrift 1100 (N. O., 3480), welche das Erinnerungsbuch für Augenärzte von 'Alī b. 'Īsā enthält, und welche Dank der Güte des Herrn Directors der Bibl. Nat. uns in Berlin für

[30] In P. fehlt eine Zeile, in J. die ganze Ueberschrift dieser Figur.
[31] Zweiter Satz fehlt in P. In J. ist 32 auf zwei Nummern vertheilt.
[32] P. unvollständig.

3 Monate zur Verfügung stand, ist vom Abschreiber (oder von einem späteren Leser oder Besitzer der Abschrift) eine Figur der soliden und der hohlen Star-Nadel mit kurzer Beschreibung hinzugefügt, während der Text des Werkes gar nicht darauf hinweist. J. Sichel in Paris hat dieser Figur eine längere, bereits 1848 verfasste, aber erst 1868 gedruckte Abhandlung[33] gewidmet; jedoch den die Figur erklärenden Text nicht richtig übersetzt. Die genaue Uebersetzung lautet folgendermaassen.

Fig. 37, A steht an der Spitze: „Geht in das Auge hinein.“ Ferner am hinteren Ende: „Ort des Niedersteigens (Herausgehens) des Stars.“ Sodann rechts vom Körper der Nadel: „Dies ist die Figur der hohlen Star-Nadel, welche die ḫorasānische heisst; sie spaltet den Star bis nach seinem Innern.“ Endlich links vom Körper der Nadel: „Und er geht heraus vom Ende der Nadel. Doch ist Gefahr dabei, weil sie das Auge spaltet.“

Bei der soliden Nadel (Fig. 37,B) steht am vorderen Ende: „Dies ist viereckig.“ Am hinteren Ende: „Dies ist gerundet.“ Links vom Körper: „Dies ist die Figur der runden Star-Nadel (mihatt).“

Die Abbildung der dreikantigen Star-Nadel (miqdaḥ) finden wir, nebst einigen anderen, in dem Werk „nūr al-ʿujūn“ (Licht der Augen), das Ṣalāḥ ad-dīn aus Ḥamā in Syrien um 1296 u. Z. verfasst hat, wenigstens in der Pariser Handschrift desselben, suppl. arabe Nr. 1042.[34]

Fig. 38 giebt das Bild der dreikantigen Star-Nadel genau so wieder, wie sie in der Pariser Handschrift sich vorfindet. (Es dürfte die hohle dreikantige Nadel in natürlicher Grösse sein.)

Die dreikantige Star-Nadel (miqdaḥ) findet sich auch in dem Buch des Abulqāsim, das allerdings nicht eine

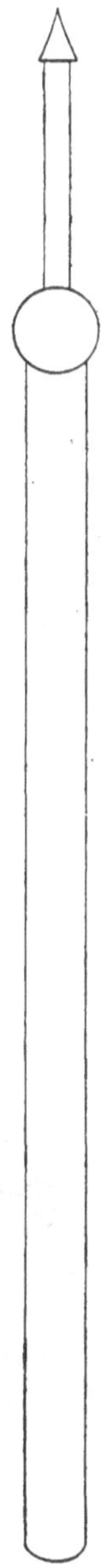

Fig. 38

[33] Arch. f. Ophth. XIV, 3, S. 3—25.

[34] Nicht in der Gothaer Handschrift, A. 1994.

Augenheilkunde, sondern eine Chirurgie und nur einen Theil seines grösseren allgemein-medicinischen Werkes (at-tasrīf, Gewährung) darstellt, schon dreimal gedruckt ist und im Kap. 23 des II. Abschnitts den Star-Stich abhandelt. I. Blatt 15[b] der mittelalterlich-lateinischen Uebersetzung, welche 1500 zu Venedig gedruckt ist, enthält drei „forme magda", die recht plump gezeichnet sind. II. Die Ausgabe von Joh. Channing (Oxonii 1778, 4⁰). welche den arabischen Text nach zwei Handschriften und die vom Herausgeber neu angefertigte lateinische Uebersetzung enthält, bringt aus der einen Handschrift 3 Figuren, die denen der venetianischen Ausgaben im wesentlichen Theil ähnlich sind, während die andre Handschrift nur eine Figur und unter den beiden andren Ueberschriften zwei Lücken zeigt. III. Figg. 51 und 52 der französischen Uebersetzung von L. Leclerc (Paris 1861, S. 93) kann man als befriedigende Abbildung von

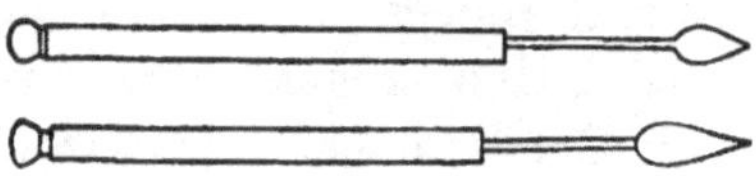

Fig. 39

„zwei Formen der dreikantigen Star-Nadel" bezeichnen (Fig. 39), ebenso das Bild der dreieckigen Star-Nadel aus Anonym. Esc. Nr. 876. (Fig. 40.) Vgl. oben S. 103.

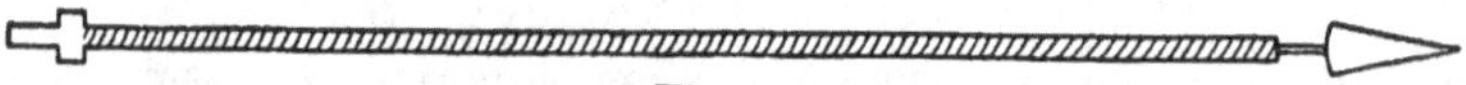

Fig. 40

Schliesslich erwähnen wir noch die Augenheilkunde von „Salomon Alcoati, christianus Toletus", die um 1159 n. Chr. verfasst und von Prof. Pagel 1896 in verdienstvoller Weise herausgegeben worden ist. Die Star-Nadel, welche auf S. 164 dieser Ausgabe abgebildet wird, wäre für ihren Zweck völlig ungeeignet. Sie stimmt eher mit dem Speer des Ḫalīfa (unsrer Nr. 9) überein.

Solche Figuren, welche in Werken der Neuzeit als arabische bezeichnet, aber nicht den Quellen, d. h. den arabischen Handschriften, sondern der Einbildungskraft ihren Ursprung verdanken, sollen uns hier nicht beschäftigen.

Jetzt kommen wir zu den Beschreibungen augenärztlicher Instrumente bei den Arabern, wollen uns aber auf die der Star-Nadel beschränken.

'Alī b. 'Īsā sagt (II, c. 73) uns nur, dass die Spitze der Star-Nadel dreikantig und nicht ganz scharf ist; ferner, dass ausnahmsweise bei schlaffer Bindehaut diese zuvor mit der Lanzette (mibḍa') durchbohrt wird. Regelmässig übt diesen Vorakt sein Zeitgenosse 'Ammār, und zwar „mit einem Messerchen (ismil[35]), das al-barīd[36] genannt wird". Bei Abulqāsim, der wiederum diesen Vorakt nur bei sehr widerstehender Augenhülle empfiehlt, ist das Instrument al-barīd abgebildet: lanzenförmig in der venet. Ausgabe (fol. 15[b]) (Fig. 41); sichelförmig bei

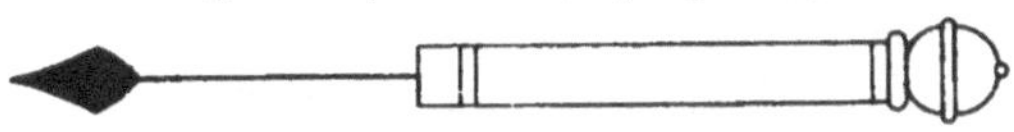

Fig. 41

Leclerc (Fig. 42). Die Ausgabe von Channing zeigt zwei

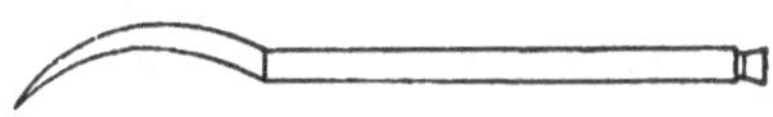

Fig. 42

verschiedene Figuren dieses Instruments, S. 170 ein sichelförmiges, S. 171 ein geradlinig-dreieckiges. Auch Anonym. Escor. hat ein sichelförmiges Messerchen (al-barīd). Fig. 43.

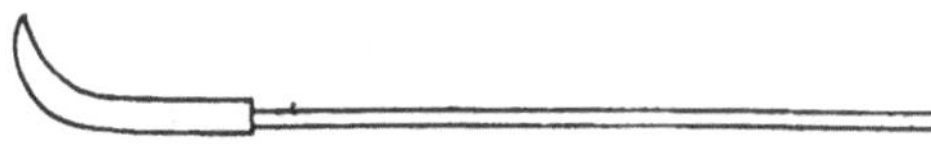

Fig. 43

Genauer, als 'Alī b. 'Īsā, ist 'Ammār. Es heisst bei ihm: „Dies ist das Bild der Nadel (miqdaḥ), damit der Forscher es kennen lerne. Ihre Länge misst 1 1/2 Handbreiten (= 18 cm), ohne die Spitze, mit welcher die Operation ausgeführt wird. Die Länge der Spitze, welche in das Auge hineingeht, sei wie das Nagelglied des Daumens (= 3 cm). Ein Ring sei an der Nadel hergestellt, welcher zwischen ihrem Körper und der Spitze trennen soll.

Das Ende der Spitze sei dreikantig, damit erstlich die Punctions-Stelle eine dreieckige Form erhält, und somit die Wunde schneller heile; und damit zweitens, wenn die Spitze

[35] = σμίλη. (So in H.)

[36] Wohl persisch.

eingedrungen ist, immer ermöglicht werde, dass eine von den drei Seiten, welche auch immer es sei, auf den Star falle und ihn herunterdrücke, ohne dass man die Nadel zu drehen und sich zu bemühen braucht." Wie man sieht, fehlt die Angabe der Dicke. Das sollte (in H.) durch die Abbildung ergänzt werden, denn die Ueberschrift der (fehlenden) Figur besagt ausdrücklich, dass die Länge und Dicke im richtigen Maassstab wiedergegeben ist.

Bezüglich seiner Hohl-Nadel sagt ʿAmmār: „Die Gestalt der Hohl-Nadel sei gehöriger Weise ebenso wie die der massiven; nur sei die hohle dicker. Die Höhlung gehe von dem einen Ende bis zum andren. Die Stelle, mit welcher der Star gesogen wird, sei eine Durchbohrung an einer der drei Flächen. Dies ist das Bild der Hohl-Nadel. Sie werde verfertigt aus Kupfer oder aus Gold."[37]

Ziemlich genau mit Obigem übereinstimmend und wohl aus dem Werk des von ihm so hoch gepriesenen ʿAmmār entnommen, ist diejenige Beschreibung der Star-Nadel, welche wir bei Ṣalāh ad-dīn vorfinden:

„Aus rothem oder gelbem Erz[38] muss die Nadel gemacht werden, damit sie bei der Operation sichtbar werde in der Durchsichtigkeit der Hornhaut. Ihre Länge sei $1^1/_2$ Fäuste, unterhalb des Kopf-Endes, mit welchem die Operation ausgeführt wird. Die Länge des Kopf-Endes der Nadel (miqdaḥ), welches hineingeht in das Auge, sei wie das Nagelglied des Daumens. Ein Halsring werde auf der Nadel angebracht, um zwischen Körper und Kopf-Ende derselben zu scheiden. Der Kopf soll dreikantig sein, aber nicht mit scharfen Kanten, damit, wie auch immer die Nadel gedreht wird, eine der drei Seiten auf den Star fällt und ihn herunterdrückt. Ihre Spitze sei derart, dass sie nicht die Traubenhaut durchbohrt. ... So ist die Figur der Nadel. Sie führt den Namen miqdaḥ. ..."

Die Beschreibung der Hohl-Nadel ist bei Ṣalāḥ ad-dīn wörtlich ebenso, wie bei ʿAmmār.

---

[37] Bei Šāḏilī heisst es „aus legirtem Gold".

[38] D. h. aus Kupfer oder Messing.

Viertens.

Die Star-Tabellen (P. Blatt 113ᵛ fgd.; J., S. 169 fgd.).

Von den Krankheiten in der Pupille bleibt uns noch der Star, der in's Auge hinabsteigt[39], und was dazu gehört.

Das sind die Tabellen, welche die Zahl der Arten des Stars und seiner Beschaffenheit und seiner Farben und seiner Namen und ⟨der Unterscheidungen⟩ zwischen dem guten und dem schlechten und seiner Ursachen und seiner eigenthümlichen Anzeichen umfassen. Es sind 12 Arten. Wie trefflich auch die Unterscheidung ist, welche A. b. J. in seinem Erinnerungsbuch zwischen den sichtbaren und den verborgenen ⟨Augen-⟩ Krankheiten hervorgehoben hat; — bei dem Star kommen diese beiden Eigenschaften zusammen vor: denn im Beginn seiner Entstehung liegt er jenseits der Grenzen unsrer Wahrnehmung, sein Anzeichen gehört dann zu den nicht sinnfälligen; aber, wenn er erst ausgebildet und eingewurzelt ist, dann ist seine sinnliche Wahrnehmung ganz leicht geworden.[40]

Seine nächste Ursache ist der Erguss, der sich sammelt hinter der Hornhaut und stehen bleibt zwischen ihr und der Traubenhaut und die Mitte der Pupille verdeckt.

I. ⟨Der erste Star.⟩ Seine Beschaffenheit ist stahlfarbig. Er ist auch unter dem Namen des luft-artigen bekannt. Er ist gut und passend für die Operation. Den luftigen hat man ihn genannt wegen seiner Klarheit, weil ja die Luft eigentlich keine Farbe hat. Seine Ursache ist starke Kälte im Kopf und im Auge, sein Kennzeichen ist Aehnlichkeit mit polirtem Stahl.

II. ⟨Der zweite Star.⟩ Der glasfarbige, auch unter dem Namen des perlfarbigen bekannt. Er kommt bereits der Operations-Tauglichkeit nahe. Seine Ursache ist Kälte der Mischung des Kopfes und des Auges. Sein Kennzeichen ist Aehnlichkeit mit ungefärbtem Glase.

III. Der himmelfarbige neigt zur Bläue und ist schlecht und taugt nicht zur Operation. Seine Ursache ist starkes

---

[39] Al-mā'an-nāzil fi'l-'ain, „das Wasser, das herabsteigt in's Auge."

[40] P. hat noch einen unklaren Satz, der in J. fehlt, und nicht auf Star sich bezieht.

Erbrechen, sein Kennzeichen ist Aehnlichkeit mit der Farbe des Himmels.

IV. Der hagelkorn-artige ist gleichfalls schlecht und passt nicht zur Operation. Seine Ursache ist Verharren bei vieler feuchter und dicker Nahrung. Sein Kennzeichen ist Hinneigen zur weissen Farbe und Uebereinstimmung mit einem Hagelkorn.

V. Der grüne, so genannt, weil eben seine Farbe grün ist. Er ist schlecht und eignet sich nicht zur Operation. Seine Ursache ist ein Fall, der den Kopf oder das Auge betroffen. Sein Kennzeichen ist Aehnlichkeit mit der grünen Farbe des Grünspans, der aus den Minen stammt, oder des klaren.

VI. Der gelbe (aṣfar), so genannt, weil er eben gelb von Farbe ist. Er ist gleichfalls zur Operation ungeeignet. Seine Ursache ist ein Schlag, der das Auge betroffen hat. Sein Kennzeichen: er gleicht der Farbe eines Baumblatts, wenn dasselbe im Herbst zum gelben sich umändert.

VII. Der rothe, auch der goldfarbige genannt; er ist schlecht und taugt nicht zur Operation. Ursache ist andauernder heftiger Kopfschmerz oder eine blutige Materie. Kennzeichen: Aehnlichkeit mit der Farbe des lauteren Goldes.

VIII. Der blaue ist ebenfalls schlecht und passt nicht für die Operation. Seine Ursache ist Schwäche des Seh-Geistes. Er befällt die Greise, bei denen die natürliche Wärme zu schwach ist, und die Dünste nicht hinreichend aufgelöst werden. Kennzeichen: er ist stärker blau, als der himmelfarbige.

IX. Der gipsförmige wird er genannt; er ist versteinert und taugt gleichfalls nicht zur Operation. Ursache: lang anhaltende Krankheit hat zur Folge zunehmende Anfeuchtung des Auges. Kennzeichen: Aehnlichkeit mit Gips in seiner Consistenz und seiner Farbe.

X. Der schwarze wird er genannt; er ist schlecht und taugt nicht zur Operation. Seine Ursache ist starke Dunkelheit des Auges und Vermehrung der Eiweiss-Feuchtigkeit, bei heissem Temperament des Gehirns. Kennzeichen: er ähnelt der Farbe des Leimes.

XI. Der quecksilberne wird er genannt. Er ist schlecht und eignet sich nicht zur Operation. Ursache: Vereinigung kalter Mischung des Gehirns und des Auges mit Verdickung, der sich beimischt die zum Auge sich ergiessende Feuchtigkeit. Kennzeichen: er bewegt sich im Loch der Traubenhaut auf und ab, als ob es Quecksilber wäre.

XII. Ich habe einen Star gesehen, welcher dem dünnen Eiweiss an Consistenz und Farbe ähnelt; er ist schlecht und taugt nicht zur Operation und heisst Eiter-Star. Ursache: zu geringe natürliche Wärme, zu geringe Klärung dieses Ergusses.

Er entsteht auch aus andrer Ursache, z. B. in Folge der Entbindung u. a. m. Die Kennzeichen sind erwähnt in seinem Namen. Erwähnt hat auch der Verf. der „Verbesserung des Sehers und des Sehens", dass er ihn vorgefunden habe.

Fünftens.

Beschreibung der Operation mit der dreikantigen Star-Nadel

(mihatt) oder mit dem Instrument (ibra). Hast du dich überzeugt von der richtigen Beschaffenheit des Stars und von seiner Reife, durch die dir bereits bekannten Kennzeichen; so wähle für die Operation einen Tag aus, der klar ist und frei von Wind; wie du weisst, soll es ein nördlicher Tag sein.

Dann lass den Kranken — den du vorher mit aller Sorgfalt entleert hast, durch abführende Arznei und Aderlass und Reinigung des Kopfes und des Körpers, — gegenüber dem Licht im Schatten sitzen. Er sei gegenüber der Sonne. Nimm dich in Acht vor den Dingen, vor denen ich dich gewarnt habe. Lass ihn sitzen auf einem Kissen. Bring seine Kniee nahe seiner Brust. Seine Schenkel soll er mit seinen beiden Händen umspannen. Du sitzest auf einem Stuhl, etwas höher, als der Kranke. Verbinde dasjenige Auge, welches nicht operirt wird. Auch, wenn Star darin ist, muss es doch verbunden werden, damit es nicht das andre zur Mitbewegung veranlasse. Der Verband sei mittelstark, aber sorgfältig. Hierin liegt ein doppelter Nutzen. Erstlich, ⟨wie gesagt,⟩ bewegt sich nicht dies verbundene Auge zur Zeit der Operation des andren und wird also nicht durch seine eigne Bewegung die des andren verstärken. Zweitens, wenn die Operation Erfolg hat und du dem Operirten einen Gegenstand zeigst, so kann er ihn nicht mit dem gesunden Auge gesehen haben. In jedem Fall ist das Verbinden des nicht operirten Auges nothwendig, schon wegen des erstgenannten Nutzens, mag es nun selber gesund oder krank sein. Befiehl einem Gehilfen, hinter dem Kranken zu stehen und seinen Kopf fest zu halten. Dann erhebe das obere Lid des Auges, dass es sich von dem unteren trennt, und dir das ganze Auge frei liegt.

Nunmehr befiehlst du dem Kranken, seine Pupille gegen den grösseren Augenwinkel hin zu wenden, aber dabei doch nach dir hin zu sehen[40a], ähnlich wie bei dem gewöhnlichen Einwärtsschielen, bis du die gemeinsame Grenze zwischen Hornhaut und Bindehaut vor dir hast, den Ort der Bindehaut-Verwachsung, damit die Star-Nadel eine Stelle finde, wo sie eindringen kann bis zur Grenze der Traubenhaut, ohne die Hornhaut zu verletzen. Denn, ist es richtig, dass die Star-Nadel zur Zeit der Operation von den Augenhäuten nur allein die Bindehaut ⟨und Lederhaut⟩ durchtrennt; so hat die erstere, falls sie nicht in die gemeinsame Grenze zwischen Hornhaut und harter Haut eindringt, überhaupt keinen Ort zum Eindringen.

Beherzige dies. Dies gehört zur genauen Einsicht der praktischen Wundärzte. Gott heilige ihre Geister.

Wisse, dass der Name mihatt (Star-Nadel) herkommt von mahd (Wiege). Sie heisst, ursprünglich Wiege des Stars; später wurde sie in der Sprache der Menschen umgeändert und mihatt genannt.[41]

Nunmehr nimm einen Abstand von dem Kranz (dem Hornhaut-Umfang) nach dem kleineren (Schläfen-) Winkel des Auges hin, so gross, wie der Schwanz der Star-Nadel ⟨breit ist⟩: das ist die Breite[42] eines Gerstenkorns. Markire den Ort, welchen du durchbohren willst, mit dem Schwanz der Star-Nadel, dadurch

---

[40a] Nicht etwa nach oben oder nach unten!

[41] Diese Etymologie ist falsch und kindlich. — Vgl. Ṣalāḥ ad-dīn Anm. 139.

[42] Arab. steht Länge. Die Länge eines unsrer Gerstenkörner misst etwa 10 mm, die Breite 4 mm. Offenbar ist letztere gemeint.

dass du auf ihn drückst, bis darin eine Aushöhlung erscheint. Dies geschieht aus zwei Gründen: erstlich damit du den Kranken an Geduld gewöhnest und ihn prüfest; zweitens damit für das spitze Ende der Nadel ein Ort geschaffen werde, auf dem es feststehe und nicht abgleite, wenn du durchbohren willst. Darauf bezeichne den Ort mit einem Wenig Spiessglanz. Die Marke sei gegenüber der Pupille, in deren Nachbarschaft ein ganz klein wenig höher, nicht aber niedriger.

Diese deine Operation geschehe am rechten Auge mit der linken Hand und am linken mit der rechten.

Nun wende die Nadel um und setze die scharfe, dreikantige Spitze auf die markirte Stelle und drücke mit der Nadel sehr kräftig darauf, bis du die Bindehaut ⟨und Lederhaut⟩ durchbohrst und fühlst mit der Nadel, dass sie in eine weite Leere gelangt ist.

Wisse, die Bindehaut ist öfters schlaff, trotz der Härte ihres Körpers, so dass in Folge dessen die Nadel nicht eindringt.

Dann musst du auf sie, bevor du die Nadel anwendest, einen rundköpfigen, hierfür bestimmten Spalter (mibḍaʿ) einwirken lassen, — man nennt ihn das Gerstenkornmesserchen; oder, wenn dir ein solches nicht zur Hand ist, so nimm eine gewöhnliche Lanzette (mibḍaʿ), wickle neue Baumwolle darum und lass an ihrer Spitze soviel frei, als das Maass der Bindehaut-Dicke beträgt: dies Maass sei so viel wie ein Gerstenkorn ⟨breit ist⟩ oder ein wenig mehr. Dies Verfahren ist sicherer, als die Öffnung der Bindehaut mit der Spitze der Star-Nadel, auch sicherer in Bezug auf den Erfolg der Operation.

Wenn du nun auf die Star-Nadel drückst, so soll ihr spitzes Ende ein wenig nach dem kleinen Augenwinkel (d. h. nach der Schläfe) sich neigen, weil es so am sichersten für die übrigen Augenhäute ist. Selbst, wenn sie abgleitet, kannst du ruhig sein. Doch, bevor du die Nadel eindrückst, musst du mit dem Daumen und dem Zeigefeiger derjenigen Hand, welche nicht die Nadel führt, des Augapfels von oben[43] und von unter her dich bemäch-

[43] „Von unten und von oben her“ wäre richtiger, da der Daumen unten, der Zeigefinger oben angelegt wird. Aber A. b. J., S. 231, hat es genau ebenso, wie Ḫalīfa, der überhaupt den Text des ersteren wiedergiebt, nur durch Zusatz-Bemerkungen erweitert.

tigen, und zwar auf den Lidern, damit das Auge sich nicht drehen kann und nicht durch seine Bewegung dich ermüdet.

Das Maass dessen, was von der Star-Nadel eindringt, soll soviel sein, als was bis zur Pupille reicht und nicht darüber hinausgeht. Wenn es darüber hinausgeht um die Breite eines halben Gerstenkorns, so ist das noch angängig; wenn es aber mehr ist, so ist das schädlich und bewirkt Abschabung. Während die Star-Nadel eindringt, halte fest den Kopf des Kranken mit den Fingern deiner ⟨andren⟩ Hand, welche nicht die Star-Nadel führt, und lege die Nadel auf den unteren Theil deines Daumens mit dem du operirst, als ob sie darauf ruhen sollte; und rede dem Kranken gut zu mit freundlichen Worten, auf dass seine Angst sich beruhige.

Er soll aber nichts gegessen haben, denn sonst stösst ihm ⟨dann⟩ bisweilen Erbrechen zu. Merkst du doch etwas davon, so lass ihm von solchen säuerlichen Arzneien schlürfen, wie Syrup von Rhabarber und unreifen Trauben und Tamarinden.

Dann leg' auf sein Auge einen Bausch von neuer Baumwolle und blase darauf ein wenig mit warmem Hauch; und wenn du es vorziehst, so sauge, als ob du ein Getränk einschlürfst, — zur Beruhigung des Auges von seiner Unruhe.

Dann drehe die Star-Nadel allmählich, unter geringem Pressen, nach innen zu, bis du sie über dem Star erblickst. Denn das rothe Kupfer wird sichtbar wegen der Klarheit der Hornhaut.

Aus diesem Grunde zieht man es vor, dass die Star-Nadel aus rothem Kupfer hergestellt werde.

Aber die Traubenhaut wird während der Drehung der Nadel zurückgestossen und nicht zerrissen, weil auf der ersteren eine klebrige Zottenbildung sich befindet. Aus diesem Grunde macht man auch die Spitze der Star-Nadel nicht ganz scharf, damit sie eben nicht die ⟨Traubenhaut⟩ durchbohre.

Hierauf sieh dir die Nadel an, an welchem Ort sie sich jetzt befindet. Ist sie noch nicht zu dem Ort des Stars gelangt, so drücke sie ein wenig vor. Ist sie bereits darüber hinausgelangt, so ziehe sie ein wenig zurück, bis sie sich genau über dem Star befindet. Hast du dies gethan, so hebe den unteren Theil (den Stiel) der Star-Nadel ein wenig in die Höhe, damit der Star nach unten gedrückt werde, und ihn der Sammtkörper der Traubenhaut mittelst seiner Zottenbildung anziehe, welche du bereits in der Anatomie kennen gelernt hast. Ist nun der Star sofort herabgestiegen, so warte ein wenig und beeile dich nicht mit dem Herausziehen der Star-Nadel, damit er nicht wieder aufsteige und zurückkehre. Sollte er doch aufsteigen, so drücke ihn zum zweiten Male herunter. Derartiges ist mir mehrere Mal passirt. So z. B. war in dem Auge einer Frau der Star sechs Mal niedergedrückt worden; jedes Mal war ich geduldig gewesen, fast eine halbe Stunde lang, während der Star unter der Spitze der Nadel lag und die Pupille von ihm befreit war; sowie ich aber die Spitze der Nadel in die Höhe hob, kehrte der Star zurück und stieg nach kurzer Zeit wieder empor, — trotz der Güte seiner Consistenz. Schliesslich aber lag er ⟨unten⟩ fest. Jedoch sechs Tage darauf kehrte er zu seinem ursprünglichen Zustand zurück und war ein wenig dicker geworden, als er vorher gewesen. Nun wiederholte ich die Operation und hatte jetzt ⟨dauernden⟩ Erlolg. Der Verfasser der „Verbesserung des Sehers und des Sehens" macht in seinem Buch die folgende Mittheilung: „Ich habe einmal einen Star operirt, dessen Ursache eine Verletzung gewesen, und der etwas Dicke an sich hatte. Müde hat er mich gemacht, bis er herabstieg. Ich verharrte dabei, den Star unter der Nadelspitze zu halten, während gleichzeitig der Kopf des Kranken beschwert wurde: nämlich zuerst wurde eine Unterlage auf den Kopf gelegt, darauf ein schwerer Mörser und in dessen Mitte auch wieder ein schweres Gewicht gelegt. So hielt ich ihn fest und verharrte so von Mittag bis gegen Abend. Als ich dann schliesslich die Spitze der Star-Nadel in die Höhe hob, da sah ich, dass der Star liegen geblieben!, und die Operation Erfolg gehabt." Dies ist sein Wortlaut, nebst der Hinzufügung: „Ich fühlte bei diesem Star, als ob ein Stein unter der Spitze der Nadel sich befände."

Jetzt kehren wir zurück zur Vollendung unsrer Darstellung.[44] Häufig ist der Star dünn. Aber es kommt beim Star auch der Fall vor, dass, wenn die Nadel ihn zurückstösst,

[44] D. h. nach dem Citat aus der „Verbesserung" geht Ḫalīfa wieder daran, den A. b. J. auszuschreiben. Vgl. dessen S. 233.

er untertaucht, als ob er in einen Brunnen fiele, ohne eine Spur zu hinterlassen. Andrerseits giebt es auch eine schwierige Art, welche uns müde macht.

So habe ich in der Stadt Aleppo einen Menschen operirt, der nur ein einziges Auge besass, und dieses war vom Star befallen. Da er des Sehens völlig beraubt war, schien ihm die Operation gering. Der Star in seinem Auge war gut, jedoch ein wenig zur Leichtigkeit und Dünne hinneigend. Als ich ihn operirte, ermüdete er mich etwas, durch sein Wiederaufsteigen. Da beschwerte ich den Kopf des zu Operirenden mit dem Mörser, er selber half mir mit durch Herunterschnauben. Von diesem Augenblick an hatte die Operation Erfolg. Der Kranke wies auf mich hin, während noch die Nadel in seinem Auge war. Als ich aber am dritten Tage sein Auge öffnete, da war der Star wieder aufgestiegen und kreiste beständig um das Loch der Pupille, als ob es ein Kreisel[45] wäre. Ich behandelte ihn 7 Tage, da war er in seinem gesunden Zustand. Alsdann behandelte ich ihn volle 40 Tage, bis die Wunde fest verwachsen war. Sorgfältig war die Behandlung in Bezug auf Abstufung zum Licht. Als er danach in's Bad gegangen und zurückgekehrt war, da sah er. Ich selber und alle, die ihn beobachteten, verwunderten sich über das Stehenbleiben des Stars im Umkreis der Pupille. Der Mensch blieb in seinem sehenden Zustand; der Star schwebte zwischen Hornhaut und Traubenhaut und umkreiste die Pupille, indem er spielte, wie das Quecksilber. Das ist etwas, was ich bei keinem andren Operirten gesehen und auch in keinem Buch gelesen habe.[46] Wenn der Star nun dir Schwierigkeit macht, ehe er heruntersteigt, und immer wieder zurückkehrt, sowie du mit dem Drücken nachlässt; so zerstreue ihn nach allen Seiten, nach unten und nach oben und gegen die beiden Augenwinkel hin. Wenn er dir Schwierigkeit macht, so räth 'Alī b. 'Īsā:[47] „Mach' bluten den Ort, dadurch dass du die Nadel nach der Seite des kleinen Augenwinkels hin drückst,

[45] Wörtlich „Spielzeug".

[46] Eine ganz bemerkenswerthe Beobachtung von Verschiebung eines kleinen Star-Kerns in die Vorderkammer, bei Erhaltung der Sehkraft. Das Folgende ist wieder nach A. b. J., S. 233 u.

[47] A. b. J., S. 234.

damit ein wenig Blut herauskommt; mische es mit dem Star und drücke ⟨beides zusammen⟩ herunter; dann kehrt der Star nicht wieder. Deswegen musst du auch, wenn Spontan-Blutung erfolgt, das Blut mit dem Star mischen und beides zusammen versenken; das ist sicherer, weil der Star dadurch dick (schwer) wird."

Dies ist nach meiner Ansicht sehr schwierig; ich mache mich niemals daran.[48] Sagt doch ⟨Galenos⟩: „Die feinste Art der Operation ist ⟨identisch mit⟩ Geringfügigkeit des Schmerzes." Wie kann das Blut aus dem inneren Ort am kleineren Augenwinkel herauskommen, ohne dass der Kranke dabei Schmerz empfindet?[49] Und dabei erklärt er dies für das beste Verfahren. Vielleicht hat ʿAlī b. ʿĪsā es so gemacht, weil er eine schwere[50] Hand hatte bei der Operation.

Fordere auch den Kranken auf, dich zu unterstützen, dadurch, dass er die Luft nach unten hin zieht, — von seinem Munde, nicht von der Nase aus; denn das hilft, den Star nach unten zu ziehen. Hat der Star nun nach unten sich gesenkt, so ziehe die Nadel ganz allmählich, unter Dreh-Bewegung, nach aussen heraus. Die feinste Ausführung der Operation ist ⟨identisch mit⟩ Geringfügigkeit des Schmerzes, wie ich soeben erwähnt habe. Wenn du nun die Nadel herausgezogen und das Auge unversehrt gefunden hast, so leg' auf Eigelb, geschlagen mit Rosen-Oel. Prüfe aber nicht die Sehkraft des Auges, nach dem Herausziehen der Nadel; denn das ist eine Ursache für Wiederaufsteigen des Stars.

Findest du aber, dass Blut in die Stelle ⟨des Einstichs⟩ ausgetreten ist, so verbinde von aussen mit zerstossenem Salz; denn das löst jenes.

Verbinde beide Augen zusammen mit einer starken Binde und mache den Knoten der Binde bei dem einen der beiden Ohren, so dass er nicht unter dem Kopfe sei, wenn der Kranke schläft. Schlafen soll er in einem verdunkelten Zimmer auf

---

[48] Bemerkenswerther Fall von Kritik einer klassischen Regel. Die Grundlage der Kritik ist übrigens — ein Ausspruch Galen's. — Danach wird wieder A. b. J. ausgeschrieben.

[49] Text vielleicht nicht ganz in Ordnung.

[50] Text allerdings „lange".

seinem Hinterkopf. Stütze seinen Kopf von den beiden Seiten mit weichen Kissen. Gebiete ihm, unbeweglich wie ein Todter zu liegen.

Einen Menschen soll er beständig zu seiner Bedienung haben. Wenn dieser doch aus dem Zimmer geht, und der Kranke ihn verlangt; so soll er es so machen, dass er mit einem Rohr auf ein Kissen klopft: dann hört es der Diener und antwortet, ohne dass der Kranke zu schreien braucht. Wenn er etwas haben will, soll er es mit seiner Hand heischen. Die Schläfen sollst du ihm mit betäubenden Mitteln bepflastern, zum Schutz gegen Kopfschmerz; du findest jene im Arznei-Verzeichniss dieses Buches.

Behüte ihn vor Husten, Niessen und vielem Sprechen und den sonstigen Bewegungen. Falls ihm doch Niessen zustösst, soll er die Nase kräftig reiben; das hat hemmende Wirkung. Wenn er Husten verspürt, soll er Rosenwasser mit Mandel-Oel trinken; das hat beruhigende Wirkung.

Seine Nahrung sei dünn und bestehe nicht aus solchen Dingen, welche beim Kauen Mühe machen, sondern vielmehr aus solchen, die leicht sind und schnell zu verdauen, wie Pflanzenkost, Gemüse und Schlürf-Eier. Du findest dies in den Kapiteln des erwähnten Arznei-Verzeichnisses.

Verringere seine Nahrung und halte ihn zurück vom Trinken vielen Wassers, damit sein Harn wenig sei. Wenn er Nothdurft verspürt, so soll er nicht aufstehen, sondern lege ihm ⟨ein Stechbecken⟩ unter.

Am dritten Tage ⟨nach der Operation⟩ löse seinen Verband, während er in seiner Lage liegt; nimm den Verband ganz allmählich ab und wasche das Auge mehrmals mit Baumwolle, die mit Rosenwasser getränkt ist; nicht soll dich dabei das Auge fühlen; öffne es nicht. Darauf benetze einen Baumwollenbausch mit Eiweiss und lege dies auf das Auge und verbinde wieder vollständig. Wenn du aber erst am vierten Tage den ⟨Verband⟩ lösest, so ist es noch besser. Ist der ⟨Operirte⟩ am Ende des vierten Tages, so löse den ⟨Verband⟩ und wasche das Auge mit einer Rosen-Abkochung. Lass ihn dann sitzen, Kissen hinter ihm, gegen die er sich lehnt; er verharre bei geringer Bewegung. Hänge vor sein Gesicht ein schwarzes Läppchen oder ein schwarzes Wollentuch, das letztere ist noch besser. So lass ihn bis zum siebenten Tag, indem du ihn stufenweise allmählich an das Licht gewöhnst. Danach bringst du ihn aus dem dunklen Zimmer in ein andres, das ein wenig mehr Licht hat. Bei dieser Lebensweise bleibe er bis zur Vollendung von vierzig Tagen; bekleide in diesen Tagen sein Auge mit dem[51] Schleier der Tuarik.

Wenn du willst, so magst du in sein Auge einige Sonden voll Bluteisenstein oder schwarzen Spiessglanz bringen.

Wenn in diesen Tagen ⟨der Nachbehandlung⟩ der Star wieder aufsteigt, so wende zum zweiten Mal die Nadel an, falls nicht Entzündung deutlich hervortritt; lass die Nadel in das nämliche Loch wieder eintreten, denn dasselbe verwächst nicht schnell, weil ⟨die Haut⟩ knorpelartig ist.

Nimm dich in Acht, dass der Körper des Kranken nicht zu voll sei, und dass er nicht an Kopfschmerz leide; denn sonst ist dein Thun nutzlos.

Mitunter entsteht an der Durchbohrungstelle wildes Fleisch; fürchte dich nicht, sondern schneide es ab mit der Scheerenspitze, wie du es kennst; denn es heilt.

Ṭabari[52] erwähnt in seinen hippokratischen Heilungen das Folgende: „Es ist notwendig, dass der Star-Operateur sehtüchtig sei, von klarem Blick, scharfsichtig; und wohlbekannt mit des Auges Häuten und Feuchtigkeiten und mit der Natur aller seiner Theile. Er sei auch nicht ⟨operations-⟩gierig und wähle zur Operations-Zeit eine von den beiden Nachtgleichen; er hüte sich vor den 4 Wende-Punkten und soll die Operation vom Beginn

[51] „mit dem, womit bekleidet werden die Augen der Tuarik."

[52] Nur in J., nicht in P. — Abu'l-Ḥaṣan Aḥmad b. Muḥammad aṭ-Ṭabarī (um 360 d. H. = 970 u. Z.) schrieb ein umfangreiches Werk über die gesammte Heilkunde unter dem im Text genannten Titel. Das Werk ist in München Nr. 810 uns erhalten. Diese Münchener Handschrift haben wir durchgesehen, den Abschnitt von der Augenheilkunde (das vierte der zehn Bücher) in's Deutsche übertragen und viel merkwürdiges darin gefunden; — übrigens auch einen besseren Text für das obige Citat, das aus drei Stellen des Star-Kapitels zusammengeschweisst ist.

der sommerlichen Wende und der herbstlichen und der winterlichen und der des Frühlings um 20 Tage aufschieben, in denen er die Diät ständig mache und die Mischung beruhige. Denn die Wende-Punkte regen die Mischung auf, sowie die Winde ja die Wässer auf der Erde aufregen.

Die Star-Nadel[53] sei gestaltet wie die Elle von Garara, nach beistehender Figur, länglich, dreikantig; die Spitze weniger massiv und scharf, jedoch nur im mittleren Grade, zur Durchbohrung, glatt, ohne Risse und Rauhigkeiten; ein rundliches Halsband sei zwischen dem dickeren und dem dünneren Theil, zur Trennung.

Das beste Material für Herstellung der Star-Nadel ist weissliches Kupfer; danach kommt das Kupfer, welches als Ṭalikūn[54] bekannt ist, und danach das Gold. Viele Instrumenten-Macher stellen sie aus rothem Kupfer her, damit sie unter der Hornhaut gut sichtbar sei.

Hat man sich zur Operation entschlossen, so gehe man ein an der Stelle, welche zwischen dem Kranz und dem kleineren Augenwinkel liegt und führe die Nadel langsam ein, — am besten und sichersten, nachdem vorher die Stelle mit der Spitze der Lanzette eröffnet worden; langsam lasse man die Nadel eindringen und neige sie nicht nach dem Grunde des Auges, auf dass nicht Spinngewebshaut oder Hornhaut zerrissen werde, und das Sehen aufhöre. Langsam schiebe man das Instrument vor, bis es in gleicher Höhe mit der Pupille ist, und man den Star und das Instrument erblickt. Dann drücke man den Star nach unten, bis die Pupille von diesem frei und das Sehloch sichtbar wird, und der Kranke erklärt, dass er alles sieht. Dann ziehst du das Instrument langsam wieder heraus.“

Der Verfasser des Königlichen Buches[55] sagt das Folgende:

---

[53] Die Figur fehlt.

[54] J. a. B. Nr. 1445 (II, S. 398). Es ist gelb und dehnbar.

[55] Auch dies Citat fehlt in P. Das von ʿAlī ibn al-ʿAbbās (gegen 994 u. Z.) verfasste, sehr geordnete Lehrbuch der gesammten Heilkunde ist zu Būlāq (bei Kairo) 1294 (d. H. = 1877 u. Z.) arabisch gedruckt und enthält im II. Band, S. 476 (c. 28) diese Darstellung der Star-Operation.

Uebrigens hat der gedruckte Text eine kleine Lücke, die wir durch gesperrten Druck angedeutet haben, und die wir bereits aus den beiden

„Befiehl dem Kranken zu sitzen an einem hellen Ort. Du selber sitzest etwas höher. Verbinde das gesunde Auge und öffne das kranke mit deinen Fingern. Dann nimm die Star-Nadel (mihatt), d. i. das Instrument, mit welchem die Star-Operation am Auge ausgeführt wird; dann messe ⟨vom Hornhautrand⟩ nach dem kleinen Augenwinkel eine Strecke ab, so gross wie die Dicke des Stils der Star-Nadel, oder etwas mehr, gegenüber der Pupille. Hierauf lege die scharfe Spitze der Star-Nadel an diesen Punkt und drücke darauf mit Kraft, bis sie eindringt, und du mit der Nadel fühlst, dass sie bereits in einen freien Raum gelangt ist. Darauf neige die Nadel nach der Seite der Pupille und dringe mit ihrer Spitze bis zur Mitte der Pupille vor. Denn hierbei siehst du die Nadel ganz deutlich unter der Hornhaut. Nunmehr senke die Nadelspitze nach dem unteren Theil der Pupille und führe damit den Star nach unten und hänge ihn an den Zottenkörper der Traubenhaut. Dies mache mehrere Male, bis du aus der Pupille, was darin von Star war, fortgeschafft hast, und warte ein wenig. Wenn du dann siehst, dass der Star nicht zu seinem ursprünglichen Ort (d. h. in die Pupille) zurückkehrt, dann zeige dem Kranken etwas und lass ihn sehen; danach ziehe die Nadel langsam heraus unter Dreh-Bewegung. Kehrt aber der Star zurück zu seinem Ort, so führe ihn zum zweiten Mal herab und zum dritten Mal, bis er festhaftet: dann ziehe die Nadel heraus, wie ich es soeben beschrieben habe.

Hierauf träufle in's Auge das Wasser von gekautem Kümmel und Salz und lege auf eine Compresse und thue darauf Eigelb mit Rosen-Oel und lege einen Verband an und verbinde auch das gesunde Auge, damit es sich nicht bewege und dadurch das

---

arabischen Codices dieses Werkes [Berlin, a) Ms. Orient. arab. Nr. 96, Bl. 37^b und b) Cod. Sprenger 1886, Bl. 427^b] ergänzt hatten. Doch hat unsere J. Handschrift des Kāfī in dieser Lücke eine bessere Lesart.

Wir haben ja auch die lateinische Uebersetzung (Liber totius medicinae . . . quem Haly filius Abbas edidit, Lugd. 1523). Aber das Wichtigste über die Stelle des Einstichs-Punktes bleibt unverständlich, einmal wegen der schlechten Sprache der sklavisch genauen Uebersetzung, sodann weil iuxta mensuram stibii für stili gedruckt ist, was man ohne Zuhilfenahme des arabischen Textes nicht leicht vermuthen wird.

andre. Danach liege der Kranke auf seinem Rücken in einem dunklen Zimmer. Verbiete ihm alle Bewegung. Er nehme sich in Acht vor Niessen, Husten u. dgl. Behandle ihn mit ververdünnender Diät. Seine Nahrung sei Suppe von Rebhühnern und Fasanen, worin zerkleinerte Brotkrume sich befindet, bis zum 7. Tage. Lass das Auge in seinem Zustand unter Verband bis zu diesem Tage, es sei denn, dass dies gehindert wird durch Hitze oder Entzündung, welche das Auge befällt. In diesem Fall musst du vor dem 7. Tage den Verband lösen und mit den Heilmitteln gegen Entzündung die Behandlung einleiten.

Hast du nun am 7. Tage den Verband gelöst, so erprobe die Sehkraft durch Sehen von Gegenständen. Übrigens ist es nicht nothwendig, schon gleich nach dem Herausziehen der Nadel die Sehkraft zu erproben; denn das gehört zu dem, was den Star wieder nach oben bringt. Wisse dies. Dann wirst du recht geleitet sein, wenn Gott der Erhabene will."[56]

Manṣūr erwähnt in seinem Erinnerungsbuch, dass der griechische Augenarzt ⟨Antyllos das Folgende⟩ gesagt habe: „Ich habe Leute gesehen, welche den unteren Teil der Pupille gespalten und den Star herausgenommen haben; dies ist nur möglich bei einem dünnen Star, bei einem dicken ist es nicht möglich, weil die Eiweiss-Feuchtigkeit mit diesem Star ausfliesst.

Es sagt Galen[57]: Von Staren, die nicht operirt werden, giebt es drei Arten; es ist der quecksilbrige und der schwarze und der gipsförmige. Er sagt ferner: Ein solcher Star wird selten Erfolg haben; hüte dich vor seiner Operation. Er sagt weiter: Doch giebt es Heilung für denselben nach dem Fernhalten von Licht, dauernder Diät, Abhalten vom Coïtus.

Rufus erwähnt, dass der Star, welcher nicht operabel erscheint, manchmal sich umändert zur Möglichkeit der Operation, — nämlich durch Anwendung von Meeres-Schaum und seine reinigende Wirkung.

Ṭabarī macht die folgende Mittheilung. Ein geschickter Operateur hat erklärt, daß er einen quecksilbrigen Star operirt, den Kranken vom Licht fern und das Auge eine längere Zeit hindurch verschlossen gehalten:

---

[56] Dies ist die beste Darstellung der Star-Operation aus einem arabischen Lehrbuch der gesammten Heilkunde, weit besser, als die im Kanon (S. 162). Darum haben wir dieses Citat hier übersetzt, obwohl es wahrscheinlich in J. nur ein Einschiebsel darstellt.

[57] Das Kleingedruckte fehlt in P. und dürfte Einschiebsel sein in J.

dann öffnete er dasselbe und fand, dass er ein wenig sah. . . . Eine Erzählung. Ich habe in der Gesellschaft der Mogolen das Auge eines Verwundeten operirt, der ein Vornehmer war bei seinem Herrn; grüner Star war ihm zugestossen und völlige Blindheit. Da regelte ich seine Diät, indem ich ihn in die Obhut eines der verständigen Emire gab. Sorgfältig wurde der Kopf des Kranken vor Bewegung behütet zur Zeit der Operation. Da eröffnete ich mit dem Messer und führte die Nadel ein und drückte den Star ganz und gar nieder; da wurde sein Blick klar und am nächsten Tage war sein Auge gesund. Das ist das wunderbarste was ich gesehen[58] . . .

Galen sagt im ersten Commentar zur Werkstatt des Arztes:[59] Bei allen Krankheiten am Auge selber, innerhalb der Lider, welche mit dem Eisen geheilt werden, musst du das ⟨zu operirende⟩ Auge ⟨schräg⟩ zur Sonne und dem strahlenden Licht hinwenden . . .; aber der Kranke, welcher am Lid operirt wird, soll zweckmässiger Weise dem Licht gerade gegenüber sein. Er sagt ferner in der Werkstatt des Arztes: Der Wundarzt muss den Star unter der Nadel eine Zeit lang an dem Ort festhalten, wo er ihn haften lassen will, bis er eben festklebt.[60]

Er sagt in den Krankheiten und Symptomen: Die beste Ausführung der Operation und ihre Vorzüglichkeit besteht in der Geringfügigkeit[61] des Schmerzes, und wenn der Kranke nicht gerade gegenüber der Sonne sich befindet, sondern an einem Orte, der ausserhalb ihrer Strahlen liegt.

[58] Die Sprache dieses Einschiebsels ist nicht ganz klar. Das Wunderbare soll in der grünen Farbe gefunden werden, die sonst Erfolg bei der Star-Operation ausschliesse.

[59] „Katitriūn“ steht deutlich im Arabischen. Vgl. Galen XVIII, 6, S. 679 fgd.

[60] Dieser Satz wird in Continens (f. 41^b, II § 887) wohl dem Galen zugeschrieben, aber in seinen drei uns vollständig erhaltenen Commentaren zu der hippokratischen Schrift von der Werkstatt des Arztes ist er nicht zu finden und dürfte aus einer andren Schrift des Galen stammen. (Möglicher Weise waren bei den Arabern jene Commentare des Galen mit seiner Chirurgie zu einem Werke verbunden.) Ebendaselbst im Contin. folgt auch der nächste Satz des Ḫalīfa.

[61] Dieser Satz des Galen, den wir griechisch nicht belegen können, hat dem Ḫalīfa so gefallen, dass er ihn in diesem Kapitel nun schon zum dritten Male anführt; und gleich danach noch zum vierten Male.

Er sagt in den Heilmittel-Arten und in andren Büchern,[62] dass die Ziegen sich selbst ihr Auge operiren, mit einem spitzen Dorn, und dann sehen.

Würde mit diesem Instrumente das Auge des Menschen operirt, so würde dasselbe nichts sehen. Dies liegt daran, dass bei dem Menschen und bei der Ziege die Pupille nicht gleich ist in Bezug auf Engigkeit und Weite; und dass auch der Star, welcher in das Auge der Ziege hinabsteigt, demjenigen des Menschen nicht in jeder Hinsicht gleich ist: deshalb und noch aus andren Gründen wird das Endstück der Nadel (miqdaḥ), womit das Auge der Ziege operirt wird, wohl dünner sein können, als das Endstück der Nadel (mihatt), mit welcher das Auge des Menschen operirt wird.

Du weisst, die Leichtigkeit der Operation beruht in der Geringfügigkeit des Schmerzes. Die höchste Kunst besteht darin, dass die Nadel (mihatt) auf dem Star reite, ohne seine Umhüllungshaut zu eröffnen. Denn der Star steht gleichsam in einem Punkt auf der Oberfläche der Pupille, — ⟨wie ein Steinchen auf dem Sieb⟩ nachdem es aus dem gesiebten Staub hervorgegangen.

Dünn ist die Haut, die du auf ihm findest. Verkenne nicht diese seine Beschaffenheit. Ganz allmählich ergiesst sich der Star. Bei seinem Ergiessen ist es möglich, dass nur der Körper sich ausbildet . . .[63] Nicht ⟨entscheidend⟩ ist die dünne Haut. Wegen ihrer Dünne bedingt sie nicht die Erweiterung und Verschmälerung des Stars beim Verschluss des gesunden Auges; noch das Feststehen des Stars bei der Bewegung deines Daumens über das Lid. Der Beweis für die Richtigkeit unserer Ausführungen liegt in den Worten des Schaich:[64] „Häufiges Zusammendrücken des Stars mit ⟨deinem⟩ Daumen und Bewegen

---

[62] Wir können den Satz nur aus der unechten „Einführung" (Galen XIV, 674) belegen. Vgl. G. d. A., S. 332. — Hier ist das Star-Kapitel zu Ende in P., die also eine erhebliche Lücke aufweist. Denn die Operation mit der Hohl-Nadel war vorher angezeigt worden.

[63] Text nicht in Ordnung. „Das Papier ist hier schlecht", steht am Rande unsrer Abschrift von J.

[64] K., S. 158. (Uebrigens zwar sinngemäss, aber nicht wörtlich citirt.)

mittelst ⟨deiner⟩ Finger erschwert die Operation." Ist der Star, wie er sein soll, zur Zeit der Operation, so findest du, dass er beim Herabsteigen verborgen bleibt unter der Nadel und verborgen unter der Traubenhaut, wie der Mond, der verfinstert ist hinter einer Wolke. Das ist das Beste, was ich in Bezug auf die Kunst der Operation beobachtet.

Wisse, verlängern musst du das Verweilen der Nadelspitze auf dem Star, nach seinem Herabsteigen, und seine Befestigung; und zwar so, dass er in den Grund und in die Tiefe des Auges gedrückt werde, indem mit deinen beiden ⟨Fingern der Stiel der Nadel⟩ erhoben wird. Alles dies geschehe mit höchster Behutsamkeit.

Was ⟨den Erfolg⟩ der Operation hindert, ist Missmuth und Zornmüthigkeit; denn dies gehört zu den Veranlassungen der Wiederkehr des Stars.[65]

Wisse, der Star wird ⟨auch⟩ noch auf eine andre Weise operirt, nämlich durch Aussaugen mit der hohlen Nadel nach beifolgendem Bilde.[66]

Das Verfahren ist so. Du machst alles, was du bei der ersten Behandlungsweise gemacht, bezüglich der Entleerung und Reinigung und Diät und Vorsicht. Dann lässt du den Kranken sitzen nach der Art, die du nun schon kennst; und sitzest ihm gegenüber auf einem Stuhl und lässt seinen Kopf halten und hältst sein Auge mit Daumen und Zeigefinger deiner linken Hand, wie du es auch schon kennst, und öffnest die Bindehaut mit dem Gerstenkorn-Messerchen und lässt in ⟨die Öffnung⟩ die hohle Nadel ⟨mihatt⟩ eindringen.

Es sei das Loch der Nadel an einer ihrer Seiten, um seine eigne Länge vom Ende entfernt[67], wie die Lage ist für das

[65] In J. folgen jetzt zwei Sätze, von denen der eine keinen Sinn giebt, der zweite offenbar nicht hierher gehört: „Es sagt Galen, dieser Star ist derjenige, welcher bei der Operation ist; und man reibe ein am Ende deiner Rede. — Da nun zu Ende ist die Erörterung über die Kennzeichen des Stars und den Kanon seiner Heilungen; so wollen wir jetzt die Art der Operation und zwar die Art der Operation mit der Nadel schildern."

[66] Die Figur fehlt in der Handschrift.

[67] Arab. „höher". Die Oeffnung sitzt also seitlich am Ende, wie „das Auge" bei unsren Kathetern. Die Gestalt der arabischen Klystiere er-

Loch des Klystiers. Sowie die Nadel auf den Star gelangt ist, wird das Loch der Nadel auf den Star gelegt, in entsprechender Weise. Dann befiehl dem Gehilfen, dass er sauge, als ob er etwas einschlürfe, nach aussen. So wird der Star austreten mit dem Saugen. Doch ist eine Kunst bei dem Saugen. Saugt man zu kräftig, so wird mit dem Star die Eiweiss-Feuchtigkeit herausgezogen. Saugt man zu leicht, so wird der Star nicht vollkommen herausgeschöpft. Wenn du aber den Star ⟨zu saugen unternommen⟩, und derselbe nicht herauskommt; so ist seine Operation danach recht schwierig. Deshalb geschehe das Saugen in richtiger Art und mit Behutsamkeit.

Hast du alsdann die Nadel (mihatt) unter Drehen herausgeführt, so leitest du die Nachbehandlung genau so, wie du es bereits kennen gelernt, sieben Tage lang. Aber bei dieser Operation brauchst du den Kranken nicht liegen zu lassen. Denn vor der Wiederkehr des Stars bist du ganz sicher.

Manṣūr sagt in seinem Erinnerungsbuch: „Ich habe Leute gesehen, welche an Stelle der Nadel (miqdaḥ) eine Röhre aus Glas eingeführt und mit dem Star die Eiweiss-Feuchtigkeit ausgesaugt haben.“

Ḥunain[68] sagt: „Operirt wird der Star, wenn er die von mir beschriebenen Zeichen der Güte erkennen lässt. Die beste Zeit für die Star-Operation ist gegen Ausgang des Monats und gegen Ausgang des Tages. Wenn die Bindehaut durchbohrt wird und du mit der Nadel (mihatt) auf dieselbe drückst, so nimm dich in Acht, dass deine Nadel (miqdaḥ) nicht läuft, und dass sie nicht zum Schwarzen der Traubenhaut von innen her gelangt und dieselbe zerreisst. Sei behutsam mit dem Star, indem du ihn von seinem Ort verschiebst; sei behutsam, nicht zu stark auf denselben zu drücken, damit nicht seine Hülle zerreisse, weil dann der Star sich zerstreut, und es dir schwer

fahren wir aus der Chirurgie des Abulqāsim (II, c. 88, A. v. Leclerc S. 196): das Ende ist geschlossen und hat zwei Löcher auf der einen Seite, ein drittes auf der andren.

[68] Dies möchte ein späteres Einschiebsel sein. Denn Ḫalīfa erwähnt in seiner Liste nur die zehn Makalen des Ḥunain; aber dies Citat stammt aus der elften, von den Augen-Operationen.

würde, ihn zusammenzuhalten. Hat die Zottenbildung der Traubenhaut den Star angenommen, so ordne Ruhigstellung vom Kopf des Kranken an. Hast du ihn nach der Operation sieben Tage beobachtet, so reibe ihn nachher ein mit wärmenden, lösenden Mitteln, wie Narde, Safran u. dgl. Bring aber nicht in sein Auge etwas von den scharfen Pulvern, ehe nicht vierzig Tage vergangen sind. Wisse, wenn dem Operirten ⟨die ersten⟩ drei Tage vergangen sind, und sein Auge kein Zufall betroffen; so ist er ausser Gefahr."

Es sagt der Schaich[69]: „Der ⟨Kranke⟩ befinde sich nicht gegenüber dem Fenster oder an einem grell beleuchteten Orte. Wenn die Nadel allmählich eingedrungen ist bis zu der bestimmten Grenze, dann überhöhe mit derselben den Star und lass sie reiten auf dem letzteren und höre nicht auf, ihn herunter zu drücken, bis das Auge klar ist, und der Star hinter der Hornhaut und der Traubenhaut nach unten gedrückt worden. Danach hafte die Nadel an ihrem Ort eine genügende Zeit, damit der Star an jener Stelle verbleibe. Hierauf werde die Nadel von dort entfernt, und ⟨der Arzt⟩ sehe zu, ob der Star wieder aufsteigt. Wenn er wieder aufsteigt, so wiederhole man die Behandlung, bis man Sicherheit hat. Falls der Star nicht folgte, nach der Seite hin, wo man ihn hinabdrücken und hinbringen will, sondern nach einer andren Seite hin ⟨neigt⟩; dann drücke ihn nach der Seite hin, nach welcher er sich neigt, und sperre ihn dort ein."

Wenn du die Operation gut ausgeführt, so hast du Erfolge dabei, so Gott will. Ibn Buṭlān[70] sagt im Buch der Tafeln: „Der Operateur soll zur Zeit der Operation stehen[71], gegenüber dem zu Operirenden; das ist besser, als wenn er auf einem Stuhle sitzt."

Ich habe vernommen, dass einer der berühmtesten Operateure unsrer Zeit eine Frau von hohem Ansehen operirt hat,

[69] K., S. 162.

[70] Vgl. Anm. 8.

[71] Text „auf seinen Knien stehen". Auch in der Neuzeit wurde vielfach die stehende Stellung des Operateurs bei der Niederdrückung des Stars vorgezogen.

während sie auf ihrem Rücken lag[72], und Erfolg von seiner Operation gehabt hat. Ich habe dir dies ⟨ausdrücklich⟩ mitgetheilt, damit du nicht alles für unwahr erklärst, was du von seltsamen Operationen vernimmst, die von der Norm abweichen. Gott, der Erhabene, weiss das Richtige am besten. Zu Ende ist der Abschnitt von den Operationen mit dem Eisen."

[72] Heutzutage wird die Star-Operation meist in liegender Stellung des Kranken vorgenommen. Vgl. übrigens Arlt, Operationslehre, S. 266, 1874.

III

ṢALĀḤ AD-DĪN

AUGENARZT AUS ḤAMĀ IN SYRIEN

DAS BUCH „LICHT DER AUGEN“

Einleitung.

„Das Buch Licht der Augen und Sammlung der Abtheilungen“ (Kitāb nūr al-ʿujūn[1] wa-ǵāmiʿ al-funūn) von Ṣalāḥ ad-dīn ibn Jūsuf al kaḥḥāl bi-Ḥamāt (d. h. dem Augenarzt aus Ḥamā in Syrien) ist von Lucien Leclerc (II, S. 205) der wissenschaftlichen Welt bekannt gegeben worden nach der Handschrift Nr. 1042 du supplément arabe der National-Bibliothek zu Paris, Folio, 178 Blätter, zu je 27 Zeilen. Diese Handschrift ist im Jahre 1126 (d. H. = 1714 u. Z.) angefertigt.

Es ist also eines der umfangreichsten[2] arabischen Werke über Augenheilkunde. Von dieser Handschrift (p) hatte Herr Dr. A. Hille zu Paris 1847 eine Abschrift angefertigt, die uns von seinem Sohne zur Verfügung gestellt wurde. Leider ist sie unvollständig, es fehlt die zweite Hälfte. Herr G. Salmon zu Paris hatte die Güte, das grosse und wichtige Kapitel (VIII, 5) über Star und Star-Operation für uns abschreiben zu lassen und zu vergleichen.

Die zweite Handschrift desselben Werkes (g, Gotha Nr. 1994), welche von W. Pertsch[3] beschrieben ist, wurde uns freundlichst zur Verfügung gestellt. Sie ist älter, als p; nicht sonderlich gut geschrieben und enthält im zweiten Buch, bei dem wichtigen Abschnitt über die mathematische Lehre vom Sehen, eine grosse und beklagenswerthe Lücke. Es fehlt ihr auch der Name des Verfassers. Dieser fehlt übrigens auch bei dem einzigen arabischen Bibliographen, welcher dieses Werk erwähnt, nämlich bei Ḥ. Ḫalfa.[4] Es heisst bei diesem, unter Nr. 14040:

[1] Der Titel nūr al-ʿujūn (Licht der Augen) war bereits dem persischen Lehrbuch der Augenheilkunde von Abū Rûḥ aus dem Jahre 480 (d. H = 107$^7/_8$ u. Z.) beigelegt worden. — Der zweite Theil des Titels für das Werk des Ṣalāḥ ad-dīn, nämlich wa-ǵāmiʿ al-funūn, ist nur des Reimes halber hinzugefügt.

[2] Kāfī hat 250, muršid 300 Blätter.

[3] Die arab. Handschriften der Herzogl. Bibl. zu Gotha, IV, 1883, S. 30.

[4] Da dieser erst 1658 u. Z. zu Constantinopel verstorben ist, so darf man wohl in den Bibliotheken Stambuls noch ein oder das andre Exemplar unsres Werkes zu finden hoffen.

„nūr al-'ujūn wa-ǵāmi' al-funūn. Sein Anfang ist: „„Lob sei Gott, dem Schöpfer des Himmels. Er hat ihn geschmückt mit strahlenden Sternen."" Verfasst hat er das Werk für seinen geliebten Sohn Abū ar-Raǵā. Es umfasst zehn Bücher (Makalen), worin er niedergelegt von der Lehre des Galenos und des Dioscurides und ar-Rāzī und vom Königlichen Buch und vom Qanūn und von Ibn Zuhr und von Zahrāwī und seine eigne Erfahrung hinzugefügt hat."

Vom Verfasser ist uns nichts weiter bekannt. Das Buch muss nach einer in demselben erwähnten Thatsache um das Jahr 696 (d. H. = 1296 u. Z.) verfasst sein, wie Leclerc angiebt.[5]

Das Werk beginnt mit einer langen, kulturgeschichtlich bemerkenswerthen Vorrede. Dann folgt die Inhaltsangabe der zehn Makalen, aus der sich ergiebt, dass Ṣalāḥ ad-dīn die Reihenfolge des klassischen Werks von 'Alī b. 'Īsā einfach übernommen. Auch im einzelnen wiederholt er vielfach den Text des letzteren fast in wörtlicher Uebereinstimmung, indem er allerdings zwischen die einzelnen Sätze des 'Alī b. 'Īsā eigne Bemerkungen und Citate einschiebt.

In Citaten ist er ebenso gross, wie Ḫalīfa. Uebrigens erstrebt er darin die grösste Ordnung. „Wenn ich," sagt er in der Einleitung, „den Text der Rede eines von den trefflichen, vorher erwähnten citirte; so schloss ich ihn am Ende mit diesen drei Punkten .·.[6] Dieses Zeichen, das in einer der Interpunction entbehrenden Sprache, wie es die arabische ist, doppelt angenehm gewesen wäre, wird leider im weiteren Text der beiden Handschriften an den entsprechenden Stellen nicht vorgefunden.

Als seine Quellen nennt Ṣalāḥ ad-dīn in seiner Einleitung den Galenos, Dioscurides, das Königliche Buch, den Kanon, Ibn Zuhr und al-Zahrāwī und die Bücher der jüngeren, die über dieses Gebiet geschrieben. Im Text erwähnt er 1) die augen-

[5] II, 205. Er fügt hinzu, dass Ḥ. Ḫalfa uns das Todesjahr des Vf.s nicht mittheilt. Aber Ḥ. Ḫ. nennt uns ja überhaupt nicht einmal den Namen des Vf.s.

Mit der erwähnten Zeitrechnung stimmt überein, dass im Licht der Augen das Buch von Qaisī citirt wird, welches gegen 1250 u. Z. geschrieben ward.

[6] Dieselben sind an dieser Stelle nicht in p, wohl aber in g erhalten.

ärztlichen Schriften des Ḥunain, Ṯābit b. Qurra, ʿAlī b. ʿĪsā, ʿAmmār, al-Qaisī, von Aʿjan al-Baṣrī die Prüfung des Augenarztes, ein Collegien-Heft (fī dustūrihi) von Ibn abi'l Bajān, dem Lehrer des Uṣaibiʿa, von Ibn Sina optische Schriften, von Abulqāsim die Chirurgie; 2) ferner die allgemein-ärztlichen Werke von al-Kindī, Masīḥ, Ibn Sina, Ibn al-ʿAbbās, ar-Rāzī, Ibn Zuhr, Amīn ad-daula, Ibn abi'l Bajān, Ibn Ǵazla; 3) endlich von Griechen Hippokrates, Diagoras, Dioscurides, Galenos, Antyllos, Oreibasios, Paulos; ferner Platon, Aristoteles, Empedokles, Demokritos, Epikuros, Hipparchos, Eukleides, Porphyrios, Gregorios.

Uebrigens sind viele von diesen Citaten nur secundär, d. h. aus Compendien entnommen.

Aus dem ersten Buch, welches die Anatomie des Auges enthält, ist für uns am interessantesten die Figur des Auges.[7] Dieselbe ist bereits von P. Pansier[8] vor Kurzem veröffentlicht, aber ohne den erläuternden Zusatz, der uns allein das Verständniss derselben eröffnet. Es ist nämlich ein „Kreuzschnitt“ (taqāṭuʿ aṣ-ṣalībī) des Auges. Folgendermaassen möchte sie zu erklären sein. (S. Figur S. 200.)

Araber[9], wie Griechen, dachten sich die Krystall-Linse in der Mitte des Augapfels. Schneidet man nun den Augapfel erst durch eine wagerechte Ebene in eine obere und eine untere Hälfte und theilt die letztere wieder durch eine senkrechte, von links nach rechts gehende Ebene in einen vorderen und einen hinteren Abschnitt; so gewinnt man ein hinteres, unteres Viertel des Augapfels, dessen wagerechte Schnittfläche in der oberen Hälfte unsrer Figur dargestellt ist, während die untere Hälfte der letzteren die senkrechte Schnittfläche des Augapfels darstellt. Nur so hat die phantastisch-stylistische Figur überhaupt einen Sinn.[10]

---

[7] Auch Abbildungen von Instrumenten zu Augen-Operationen kommen vor. Doch sind diese Figuren weder so gut noch so zahlreich, wie die im Kāfī. Die mathematisch-optischen Figuren im zweiten Buch entstammen zum Theil der Optik des Eukleides.

[8] Coll. ophth. vet. auctor. fasc. II, Paris 1903, S. 89.

[9] A. b. J. I, c. 8 (S. 13). Ibn Sina, Kanon, III, III, 1, 1 (S. 12.)

[10] Der Copist hat allerdings zwei Schreibfehler begangen — oder vielmehr die Figur überhaupt nicht verstanden.

In der arabischen Welt hat sie bis auf unsre Tage eine gewisse Bedeutung bewahrt. Sie findet sich als Bild des Auges einerseits in dem handschriftlichen Auszug der Taḏkira aus der Bibliothek des Drusen Ḥamza al-kaḥḥāl, der 1860 zu Damascus seinen Tod gefunden; andrerseits in dem am 23. Raǵab 1276 (d. H. = Jan. 1860 u. Z.) zu Kaïro fertig gedruckten (lithographirten) Buch „der Zauber der Augen" (Kitāb siḥr al'ujūn).

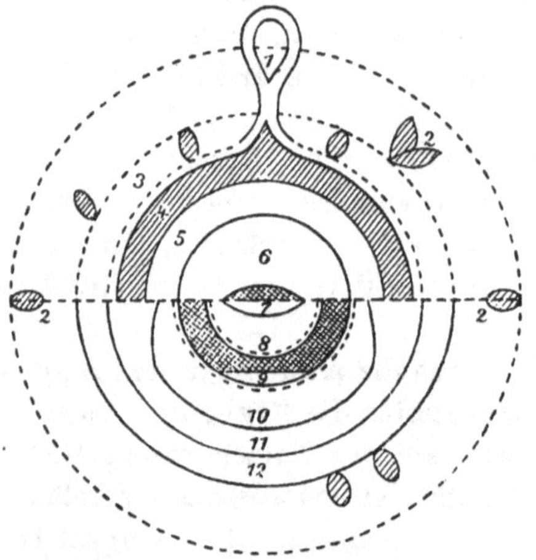

1. Hohl-Nerv. 2. Muskeln. 3. Harte Haut. 4. Aderhaut. 5. Netzhaut. 6. Glas-Feuchtigkeit. 7. Krystall. 8. Spinngewebshaut. 9. Eiweiss-Feuchtigkeit. 10. Aderhaut (Text Hornhaut). 11. Harte Haut (Text Traubenhaut). 12. Bindehaut.

Das zweite Buch vom „Licht der Augen" kennzeichnet den Verf. Ṣalāḥ ad-dīn als einen grossen Gelehrten. Ist er doch, soweit uns bekannt geworden, der einzige arabische Augenarzt gewesen, der es gewagt hat, in seinem Werke über praktische Augenheilkunde die Theorie des Sehens[11] geometrisch darzustellen und mit Figuren auszustatten, von denen übrigens einige der Optik des Eukleides entstammen.

Diese Darstellung beginnt mit dem folgenden Satz: „Wisse, die Gelehrten theilen sich in Bezug auf die Art der Gesichtswahrnehmung in drei Sekten. Die erste ist die der Mathematiker. Diese behaupten, dass der Sehstrahl vom Auge ausgeht. Die Anhänger der zweiten Sekte behaupten, dass das Sehen sich vollziehe mit Hilfe der äusseren Luft. Die dritte ist die der Naturkundigen (Physiologen). Diese behaupten den Eindruck." Nunmehr folgt eine Erörterung der Ansichten

[11] Sogar Ibn Sina, der Schaich, der doch in andren Werken so eingehend die Theorie des Sehens behandelt, hat sich nicht dazu herbeigelassen, in seinem Kanon der Heilkunde bei dem Abschnitt von den Augenkrankheiten ausführlicher davon zu sprechen. Vgl. K., S. 18 und 132.

zahlreicher (griechischer) Autoren über das Sehen, die fast wörtlich dem doxographischen Auszug aus Aëtios[12] entnommen und nur um zwei Beispiele vermehrt ist.

Ṣalāḥ ad-dīn vertheidigt zuerst die Lehre der Mathematiker, entscheidet sich dann kurzer Hand für die der Physiologen, hauptsächlich auf Grund der Beweise von Ibn Sina, die dieser in seiner Schrift von der natürlichen Durchsichtigkeit (aš-šaffāf aṭ-ṭabī'ī) und in den „Quellen der Philosophie“ ('ujūn al-hikma) geliefert; ja er verspürt vielleicht eine heimliche Neigung zu der Mystik eines Porphyrios und Gregorios. Merkwürdiger Weise sucht man den Namen des berühmten Ibn al-Haiṯam, des Verf.s der arabischen Optik, vergebens in der ganzen Erörterung. Die Uebersetzung dieses zweiten Buches vom Licht der Augen bot so grosse Schwierigkeiten, dass wir erst daran verzweifelten. Zuerst machte sich die natürliche Schwierigkeit des Gegenstandes geltend, die geometrische Darstellung der Theorie des Sehens mit ihren neuen Kunstausdrücken, die erst allmählich uns klar wurden. Sodann stand uns für den grösseren und wichtigeren Theil des Buches, der in der Gothaer Handschrift ausgefallen ist, nur die eine, die Pariser Handschrift, zur Verfügung. Allerdings war unsre Abschrift von Hrn. G. Salmon zu Paris sorgfältig collationirt und verbessert worden. Aber der Verfertiger der so späten Pariser Handschrift, die ja erst im Jahre 1714 u. Z. hergestellt worden, hatte offenbar nicht das geringste Verständniss für den Gegenstand, so dass die Buchstaben in den geometrischen Erörterungen des Textes durchaus nicht mit denen der Figuren übereinstimmen. Ganz allmählich, nach wiederholten Versuchen, gelang es uns, diese Fehler des Textes zu überwinden und schliesslich eine verständliche Uebersetzung herzustellen, die wir als ein immerhin merkwürdiges Zeugniss arabischer Kultur den Lesern unsrer Schrift vorzuführen uns nicht versagen wollen.

In den folgenden Büchern des „Lichts der Augen“, welche von der eigentlichen Augenheilkunde handeln, schliesst sich Ṣalāḥ ad-dīn so eng an die Darstellung von 'Alī b. 'Īsā an, dass trotz seiner grossen Ausführlichkeit und anerkennenswerthen

[12] Vgl. den alsbald folgenden Text unsrer Uebersetzung des zweiten Buches vom Licht der Augen.

Genauigkeit ihm doch kein besonderes Lob der Selbständigkeit zuertheilt werden kann.

Sehr eingehend und gründlich ist sein Kapitel über den Star. Um den Unterschied zwischen dem Jahr 1000 und 1300, zwischen ʿAmmār und Ṣalāḥ ad-dīn, zu kennzeichnen, wollen wir die erfrischend einfache Definition des Stars von dem ersteren mit der scholastisch und künstlich aufgebauten des letzteren zusammenstellen.

ʿA.: „Der Star schwebt in der Mitte der Pupille. ... Der Star ist ein Körper, bedeckt mit einer Haut, wie der des Eies."

Ṣ.: „Wisse, der Star ist eine verstopfende Krankheit und gehört zu den Krankheiten der Zahl (d. h. zu den Neubildungen). Es folgt ihm eine Zusammenhangs-Trennung. Es ist also der Star ein fremder Erguss, der sich sammelt aus sehr feuchtem Dampf, — unter Betheiligung des Gehirns, wenn dessen Mischung feucht geworden, — und der im Loch der Traubenhaut auftritt, zwischen Eiweiss-Feuchtigkeit und Hornhaut, und die Gestalten hindert, in die Krystall-Feuchtigkeit vorzudringen."

Bezüglich der gewöhnlichen Star-Operation folgt Ṣalāḥ ad-dīn dem ʿAlī b. ʿĪsā. Aber die zweite Operation, mit der Hohl-Nadel, hat er fast wortgetreu, mit allen Krankengeschichten, aus seinem geliebten ʿAmmār ausgeschrieben, allerdings unter ausdrücklicher Nennung seines Gewährsmannes. Mit gesunder Kritik unterscheidet er bei dieser Aussaugung des Stars zwischen dem früheren Verfahren mit der gläsernen Röhre und dem späteren, besseren des ʿAmmār mittelst der durchbohrten, metallischen Nadel und hebt richtig hervor, dass dieses Verfahren nur für den dünnen Star passend sei.

Dass Ṣalāḥ ad-dīn ein Augenarzt gewesen, folgt einerseits aus dem Titel der Pariser Handschrift, andrerseits aus dem Inhalt des Werkes. Wiederholentlich spricht er von seinen eignen Augen-Operationen.

Wir werden in dem Folgenden nur das Wichtigste aus dem umfangreichen Werk übersetzen:

1. Die interessante Einleitung mit dem Plan und der Eintheilung des Werkes.

2. Das zweite Buch, das die Lehre vom Sehen enthält.

3. Das Kapitel (VIII, c. 5) vom Star und von der Star-Operation.

Erstens.

Einleitung.[13]

Im Namen Gottes, des Barmherzigen. Auf ihn setze ich mein Vertrauen. Lob sei Gott, der den Himmel geschaffen und ihn mit glänzenden Sternen geschmückt; der kreisen lässt das Firmament, womit er gewollt[14], d. h. wie er gewollt; der zu seinem Bestehen nicht auf einen andren angewiesen ist, wie es sind die Eigenschaften; der nicht braucht die Zeitlichkeit, wie die Substanzen, die da scheinen — in dieser Welt den sehenden Augen und in der zukünftigen den schauenden. Ich lobe ihn mit dem Lobe dessen, der sein glänzendes Licht gesehen; ich bezeuge: Es giebt keinen Gott, ausser Gott. Er hat keinen Genossen. Ich bezeuge mit dem Zeugniss des Ueberzeugten, dass Er ist der erste und der letzte, der innere und der äussere.

Danach betrachte ich die Art der Schöpfung des Menschen und, was Gott in Seiner Güte und Wohlthat für ihn zusammengesetzt hat an Vorzügen und Wohlthaten; indem er leuchten liess am Haupt seines Körpers zwei funkelnde Sterne, die er als Wächter gesetzt für die Glieder und geschmückt mit Schaam und Scheu.[14a]

Gesondert hat er für jedes Glied eine Krankheit und dafür auch das Heilmittel erschaffen, und den Schlüssel der Behandlung in den Erläuterungen der Gelehrten und in dem Nachdenken der Weisen niedergelegt.

Nachdem ich nun die hervorragenden Leistungen der Alten studirt und die Sammlungen der Neueren, habe ich mit Schmerz bemerkt, wie ich das wenige Wasser des Lebens in Scherz und Irrthum vergossen. Da verfasste ich dieses Buch für Dich, mein

---

[13] Die Einleitung stimmt nicht ganz wörtlich überein in den beiden Handschriften; in g fehlt auch der Name des Verf.'s.

[14] Koran-Vers. [14a] Vgl. Plutarch. Moral. p 528 E.

lieber Sohn Abū'r-raǵā[15], — Gott schütze Dich und uns beide mit dem Schutz des Wissenden! — da Du mich gebeten hast, Dir ein Buch über die Wissenschaft des Auges und seine Behandlung zusammenzustellen, damit es Dir ein Kanon sei, worauf Du Dich stützen kannst, sowohl auf Deinen Reisen, wie auch zu Hause. Deiner Bitte habe ich entsprochen. Meine Schrift überhebt Dich der Nothwendigkeit, viele Bücher nachzuschlagen oder auf Reisen mitzuschleppen.

Genannt habe ich sie „Licht der Augen und Sammler der Fächer". Ich habe darin ⟨vieles⟩ niedergelegt von der Lehre des trefflichen Galenos und des Dioscurides und des Rāzī und aus dem Königlichen Buch und aus dem Kanon und von Ibn Zuhr und von Zahrāwī und aus den Büchern der jüngeren, die über dieses Gebiet geschrieben; und dazu noch viele Dinge, die ich zu dem ärztlichen Kanon hinzugefunden und erprobt bei Augenkrankheiten, und die ich prompt in ihrer Wirkung gefunden.

Jeden Gegenstand habe ich an den passenden Platz gesetzt. Wenn ich den Text der Rede eines der vorher erwähnten Trefflichen citire, so schliesse ich ihn am Ende mit diesen drei Punkten ‹‹.[16] Getheilt habe ich die Schrift in Bücher (maqāla) und Kapitel (bāb) und sie mit einem ⟨weiten⟩ Talar von therapeutischen Vorschriften bekleidet. Ich hoffe zu Gott, dass über seine Verfassung nicht dasselbe gesagt werden könne, wie zu dem, „der angeredet wurde in der Nacht".[17]

Zwei Arten von Lesern wird dieses Buch ganz sicher finden: entweder einen solchen, der es vom Standpunkt seiner reichen Wissenschaft aus betrachtet, — dieser erkennt das Irrthümliche in dem Buch und verbessert dasselbe, um den guten Willen des Urhebers zu ehren; oder einen andren, der aus Unachtsamkeit fortwährend strauchelt und mit Randbemerkungen recht freigebig ist. Ich aber wiederhole, was Ḥarīrī gesagt hat: „„Findest

---

[15] Abū'r-raǵā = Vater der Hoffnung.

[16] Dieselben finden sich nur an dieser Stelle, und zwar nur in g; weiterhin in keiner der beiden Handschriften. Diese Schluss-Punkte wären recht nützlich gewesen, zumal in einer Sprache, die, wie die arabische, der Interpunktion vollkommen entbehrt.

[17] Vers.

du Fehler, so fülle die Lücken aus; lobe aber das andre, woran kein Tadel ist.““[17a]

Du, mein Sohn, stütze Dich auf dieses mein Vermächtniss, auf dass Du in dieser Welt, wie in jener, wahrhaften Nutzen gewinnst. Wisse, diese Kunst ist eine Gabe von Gott, dem Erhabenen. Er schenkt sie demjenigen, der sie verdient, damit derselbe zwischen Gott — gepriesen sei Er! — und dem Kranken ein Mittler werde, zur Gewährung von Gesundheit, aus seinen Händen. Reiche Ehrung erwächst ihm von Seiten der Menschheit; man weist auf ihn als Beispiel in seiner Kunst; bei ihm, in seiner Praxis beruhigen sich die Menschen. Und in der andren Welt hat er Lohn und Vergeltung vom Herrn der Welten. Denn gross war sein Nutzen für die Geschöpfe Gottes, besonders für die Armen. Dazu kommt, was Dir selber zufliesst an Vollkommenheit der Charakter-Eigenschaften, an Edelmuth und Barmherzigkeit. Anlegen musst Du das Kleid der Reinheit und Keuschheit und Gottesfurcht; verschweigen die Dir anvertrauten Geheimnisse, besonders die der Fürsten; das Gute lieben und den Glauben, Dich abmühen mit dem Studium der Wissenschaft, den eitlen, unnützen Begierden des Körpers nicht fröhnen, den Gelehrten Dich anschliessen, den Kranken Dich widmen, auf ihre Behandlung eifrig bedacht sein, auf Mittel und Wege sinnen zur Herbeiführung ihrer Gesundheit. Ist es Dir möglich, die Armen noch dazu aus deinem Vermögen zu unterstützen, so sollst du dies mit Freuden thun. Nicht Schätze zu sammeln sei Dein Bestreben, sondern nur Dein Honorar zu erwerben. Hüte Dich, auf eine tödtliche Arznei hinzuweisen, oder auf eine Salbe, welche die Sehkraft hemmt oder schädigt.[18] Gott, der Erhabene, möge uns beide unterstützen, nach seinem Willen hin.

[17a] Solche Sätze sind in arabischen Schriften üblich. Vgl. z. B. Les Prolegomènes d'Ibn Khaldoun, trad. p. M. de Slane, Paris 1863, I, p. 12: Je prie les hommes ... instruits d'examiner mon ouvrage ... et lorsqu'ils recontrent des fautes, de vouloir bien les corriger, en me traitant toutefois avec indulgence.

[18] Hier erkennt man ganz deutlich einige Gedanken aus dem „Eid“ des Hippokrates und eine bemerkenswerthe Uebertragung derselben auf das Gebiet der Augenheilkunde.

Bereits Ḥunain hat den hippokratischen Eid in's Arabische über-

Dieses Werk erstreckt sich über zehn Bücher.

Im ersten erwähne ich die Definition des Auges und seine Natur und die Anatomie des Auges und die der Lider. Im zweiten Buch erwähne ich die Angelegenheit des Sehens und die Wahrnehmung der gesehenen Gegenstände. Im dritten Buch erwähne ich die Arten der Krankheiten und ihre Ursachen und Behandlungen und Zeiten und die Anwendungsweisen der Arzneien und die Regeln, welche der Arzt bei jeder Entleerung zu befolgen hat. Im vierten erwähne ich die Regeln zur Bewahrung der Gesundheit; alsdann die Krankheiten der Lider und ihre Ursachen und Arten und Behandlungen. Im fünften die Krankheiten des Augenwinkels und ihre Ursachen und Arten und Behandlungen. Im sechsten die Krankheiten der Bindehaut und ihre Ursachen und Arten und Behandlungen. Im siebenten die Krankheiten der Hornhaut und ihre Ursachen und Arten und Behandlungen. Im achten die Krankheiten der Traubenhaut und den Star, der auftritt in der Vorderfläche der Pupille, und seine Ursachen und Arten und Behandlungen. Im neunten erwähne ich die den Sinnen verborgenen Krankheiten und ihre Ursachen und Arten und Behandlungen. Im zehnten erwähne ich die einfachen Heilmittel, die auf das Auge angewendet werden.

Damit ist das Werk zu Ende, wenn Gott, der Erhabene, es will.[19]

Zweitens.

Das zweite Buch.

Im Namen Gottes, des Barmherzigen, Buch zwei, über die Angelegenheit des Sehens und die Anschauungen der Gelehrten von der Art der Wahrnehmung der gesehenen Gegenstände. Darin sind fünf Kapitel.

---

tragen. Von ihm verlangte der Chalif Mutawakkil ein tödtliches Gift, um ihn zu prüfen. Der Arzt verweigerte es, erstlich wegen seiner Religion, zweitens wegen des ärztlichen Eides.

Al-Ġāfiqī's muršid (Director), der hauptsächlich von Augenheilkunde handelt, beginnt mit dem Eid des Hippokrates; Šāḏilī endigt mit demselben.

[19] Somit hat Ṣalāḥ ad-dīn die Reihenfolge der zu behandelnden Gegenstände aus dem klassischen Werk des 'Alī b. 'Īsā einfach übernommen.

Das erste ⟨Kapitel⟩.

Wisse, die Gelehrten theilen sich in Bezug auf die Art der Gesichtswahrnehmung in drei Sekten.[20] Die erste ist die der Mathematiker. Diese behaupten, dass der Sehstrahl vom Auge ausgeht. Die Anhänger der zweiten Sekte behaupten, dass das Sehen mit Hilfe der äusseren Luft sich vollziehe. Die dritte ist die der Naturkundigen (Physiologen); diese behaupten den Eindruck.[21]

Zu der ersten Sekte gehören Demokritos und Epikuros: denn beide sind der Ansicht, das Sehen entstehe durch Bilder, die im Sehstrahl sich abbilden und zum Blick zurückkehren.[22]

Empedokles aber ist der Ansicht, dass der Sehstrahl sich mischt mit den Bildern, welche in ihm sich abbilden; er bezeichnet den vereinigten Strahl deswegen als Bildstrahl.[23]

---

[20] Diese merkwürdige Darstellung der (bei den Griechen) herrschenden Ansichten über das Sehen entstammt dem (mit Plutarch's Namen fälschlich geschmückten) Auszug aus Aëtios; Zahl, Reihenfolge und Inhalt der einzelnen Ansichten stimmt damit überein. (Vgl. H. Diels, doxographi graeci, Berolini 1879, p. 403ᵃ, 404ᵃ; Plutarchi de placitis philosophor. IV, c. 13, Ausg. v. Bernardakis, Leipzig 1893, V., S. 340). Nur ist die Meinung eines von den Späteren, den Aëtios nicht erwähnen konnte, die des Galenos, hinzugefügt; und ferner die Erörterung eines Früheren, des Eukleides, den Aëtios wohl nicht erwähnen wollte. (Vgl. G. d. A. S. 152; Euclid. opt. ed. J. L. Heiberg, Lips. 1895). Ausserdem ist von dem Araber der Versuch einer logischen Eintheilung der Ansichten gemacht worden. Diese letztere rührt offenbar nicht von Ṣalāḥ ad-dīn her, sondern von seinem Gewährsmann Ibn Sina (aus dessen „Buch der Heilung“, Kitāb aš-šifā. Vgl. M. Winter, über Avicenna's opus egreg. de anima, München 1903, S. 47). Merkwürdig bleibt, dass die arabische Optik des grossen Ibn al-Haiṯam († 1038 u. Z.) nicht erwähnt wird.

[21] ṭab' = 1. Natur, 2. Eindruck. (Wortspiel im Arabischen.)

[22] H. Diels, a. a. O.:

Περὶ ὁράσεως. Δημόκριτος Ἐπίκουρος κατὰ εἰδώλων εἴσκρισιν οἴονται τὸ ὁρατικὸν συμβαίνειν. Καὶ κατά τινων ἀκτίνων ἔκκρισιν μετὰ τὴν πρὸς τὸ ὑποκείμενον ἔνστασιν πάλιν ὑποστρεφουσῶν πρὸς τὴν ὄψιν.

[23] H. Diels fährt fort:

Ἐμπεδοκλῆς τοῖς εἰδώλοις τὰς ἀκτῖνας ἀνέμιξε προσαγορεύσας τὸ γιγνόμενον ἀκτινείδωλον συνιέθως. (Arab. „Strahl, Inhaber von Bildern.“)

Hipparchos ist der Ansicht, dass der Sehstrahl aus jedem der beiden Augen heraustritt und sich ausdehnt und die sichtbaren Gegenstände mit seinen Enden trifft und so wird, wie die Hände, welche tasten, was ausserhalb des Körpers ist; und es zur Sehkraft hinleitet.[24] Galen hat geometrische Beweise für die Richtigkeit dieser Anschauung beigebracht in seinem Buch vom Nutzen der Theile.[25]

Platon[26] ist der Ansicht, das Sehen entstehe durch Vereinigung des Glanzes ⟨, der von den Körpern ausgeht,⟩ und des Lichtes, das von den Augen ausgesendet wird; es fliesst von letzterem etwas in die Luft, die ihm wesensverwandt ist; diese Luft krümmt sich um die Körper herum, welche sie antrifft, verändert sich und verändert auch die Luft, welche zwischen jenen und dem Auge sich befindet. Da sie fliesst, schnell an Veränderung, so dehnt sie sich aus durch das feurige Licht des Blickes. Diese Ansicht nennt man Platon's Zusammenstrahlung.

Eukleides, mit andren (Anhängern) sagt im Buch der Optik: Aus der Pupille des Auges verbreitet sich eine Lichtkraft hinein in die stark leuchtende Luft, und zwar in Gestalt eines Kegels. Seine Spitze liegt bei der Pupille, seine Grundfläche bei dem gesehenen Gegenstand. Der Blick sieht nur das, worauf ein solcher Strahl fällt; das, worauf kein Strahl fällt, wird nicht gesehen. Seine Spitze geht heraus unter irgend einem Winkel. Ist dieser Winkel gross, so erscheint der ⟨gesehene⟩

---

[24] H. Diels fährt fort:

Ἵππαρχος ἀκτῖνάς φησιν ἀφ' ἑκατέρου τῶν ὀφθαλμῶν ἀποτεινομένας τοῖς πέρασιν αὐτῶν οἷον χειρῶν ἐπαφαῖς περικαθαπτούσας τοῖς ἐκτὸς σώμασιν τὴν ἀντίληψιν αὐτῶν πρὸς τὸ ὁρατικὸν ἀποδιδόναι.

[25] Vgl. G. d. A., S. 171.

[26] H. Diels schliesst diesen Abschnitt:

Πλάτων κατὰ συναύγειαν, τοῦ μὲν ἐκ τῶν ὀφθαλμῶν φωτὸς ἐπὶ ποσὸν ἀπορρέοντος εἰς τὸν ὁμογενῆ ἀέρα, τοῦ δὲ ἀπὸ τῶν σωμάτων φερομένου, τοῦ δὲ περὶ τὸν μεταξὺ ἀέρα εὐδιάχυτον ὄντα καὶ εὔτρεπτον συνεκτεινομένου τῷ πυρώδει τῆς ὄψεως. αὕτη λέγεται Πλατωνικὴ συναύγεια.

Der arabische Text scheint nicht ganz in Ordnung zu sein und musste nach dem griechischen verbessert werden. Aber vielleicht ist auch der letztere verbesserungsbedürftig.

Körper gross; ist der Winkel klein, so erscheint der Körper klein.[27]

Jetzt beginnen wir die Beschaffenheit des Sehens zu schildern. Man sagt, die Pupille ist kugelförmig und beweglich. Die seelische Kraft verändert dieselbe, hin zu dem gesehenen Gegenstand, indem von ihr jenes Licht sich ergiesst, — mögen die gesehenen Gegenstände hoch oder niedrig, rechts oder links liegen.

Insofern ein jedes Substrat der sich ergiessenden Pupille, welches ausserhalb derselben liegt, ⟨gleichfalls⟩ ein Stück von einer Kugeloberfläche darstellt; und insofern von der erstgenannten Oberfläche der beschriebene Lichtstrahl zu jedem Substrat hin sich ergiesst: so muss immer die Möglichkeit bestehen, dass von der ersteren (der Pupille) zum letzteren (dem Substrat) eine gerade Linie gezogen werden kann.

Insofern nun die Mittel ⟨-Achse⟩ — darunter verstehe ich diejenige Linie, welche vom Mittelpunkt der Pupillen-Kugel ausgeht und in geradliniger Richtung weiter zieht, bis sie auf den gesehenen Gegenstand fällt, — die Möglichkeit findet, dass zu ihr von jedem Punkt der Pupillen-Oberfläche ein derartiger Lichtstrahl ausgeht; so entstehen zu beiden Seiten in Folge der Berührung mit dem gesehenen Gegenstand zwei rechte Winkel. Was aber von der Mitte nach rechts oder nach links oder nach einer andren Seite der Grundfläche des Strahlenkegels sich neigt, — unsichtbar bleibt ein Strahl, so lange er dazu gehört: wenn er davon ausgegangen ist in Gestalt einer geraden Linie zu dem gesehenen Gegenstande hin, so schneidet er die Pupillen-Kugel, weil die Konvexität[28] der Pupille ihn verhüllt und ihn daran hindert, zu dem gesehenen Gegenstand hinzugehen und auf denselben zu fallen.

Ein Beispiel für das⟨Gesagte⟩. Gesetzt, der gesehene Gegenstand sei eine Linie *ab*.[29] Die Pupille setzen wir als eine Kugel, deren Mittelpunkt *ṭ* ist; der äussere ⟨Kreis-⟩Bogen der Pupille, aus deren Mittelpunkt die Strahlen hervorgehen, sei *gdh*, — ein Bogen des Kreises *gqhd*. Wir setzen *g* als Ende

[27] Vgl. G. d. A., S. 152.

[28] ḥadaba.

[29] Der Araber zeichnet auch von rechts nach links.

desjenigen Strahls, der auf den Punkt *a* fällt; und *h* als Ende des andren Strahls, der vom Mittelpunkt der Pupille ausgeht und auf den Punkt *b* fällt; so ist die Linie *ab* der Sehgegenstand für den Bogen *gh*. Nun ziehen wir von *ṭ* einen Strahl hin zu der Linie *ab*; dieser halbirt den Bogen *gh* im Punkte *d* und zieht in gerader Richtung zum Punkt *w* der Linie *ab*. Der Bogen *gdh*, welcher einen Theil der Pupille darstellt, ist kleiner, als die Hälfte des Kreises der Pupille, weil eben die Gestalt der Pupille derart beschaffen ist, — so hat sie der Schöpfer eingerichtet. Er sei gepriesen.

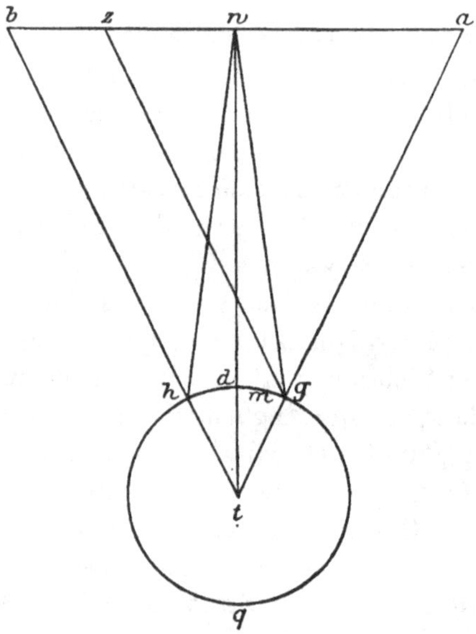

Möglich ist nun, dass man von *g* und ebenso von *h* eine gerade Linie nach *w* zieht. Aber wenn von einem beliebigen Punkt der gesamten Oberfläche des einem Kugelstück angehörenden Bogens *g d h* ein Strahl nach *w* ausgegangen ist, so war sein Ausgangspunkt *ṭ*. Zu allen den Punkten, welche zwischen *w* und *b* liegen, können gerade Linien vom Punkt *g* aus nicht hingelangen, weil die Convexität des Bogens *gd* sie abschneidet: denn *d* ist der Grenzpunkt für die Möglichkeit des Ausgehens einer Geraden nach *w*. Es ist nicht möglich, dass von *g* eine gerade Linie hervorgehe nach einem andren Punkt der Linie *wb* hin, als nach dem Punkt *w*, — es sei denn, sie schneide den Bogen *gd* bis zur Seite *wb*. Somit verhüllt der Bogen *gd* durch seine Convexität die strahligen Linien *wdga*, so dass kein Strahl von *g* auf einen Punkt von *wb* fallen kann. Auch der unterhalb des Punktes *d* auf dem Bogen *gd* belegene Punkt, der das Ende des Orts darstellt, von dem aus eine Gerade Linie hin zu dem Punkt *z* gezogen werden kann, wie z. B. der Punkt *m* auf dem Bogen *gd*, vermag keineswegs eine gerade

Linie zu dem Punkt *z* zwischen *w* und *b* zu entsenden. Ebenso ist es mit allen Punkten, welche noch näher sind zu *g*. Was von Strahlen davon ausgeht, trifft höchstens den Punkt *w*. Es ist *w* der Kopf des Lothes *wṭ*; es ist das Loth, womit der Strahl des Bogens *gd* zusammenfällt, von seinem Anfang bis zu seinem Ende. Das gleiche gilt für den Bogen *dh* von seinem Anfang bis zu seinem Ende.

Das ist die richtigste Anschauung über das, was auffallen kann ⟨von Strahlen aus dem Auge⟩. Ebenso ist die Anordnung für die Linie *aw*, wenn dieselbe Operation in der Richtung *dh* ausgeführt wird, die wir soeben an der Seite *gd* ausgeführt haben. Das gleiche gilt für die ⟨ganze⟩ Grundfläche des Lichtkegels *gabh*, der aus dem Bogen *gh* hervorwächst, wenn der Teil der Strahlung, welche auf den Punkt *w* fällt, grösser ist als das, was von irgend einem Punkt des Lichtkegels, dessen Seiten *ga* und *hb* sind und dessen Grundfläche die Linie *ab* darstellt; so ist der letztere der gesehene Körper. Dasjenige, was von der Strahlung bedeckt und ganz umschlossen wird, das ist das Loth *ṭw*, welches senkrecht ist für das Sehen.[30] Das ist das, was wir erklären wollten.

Bei der entgegengesetzten Anschauung vom Sehen geht nicht ein Lichtstrahl aus, der in die leuchtende Luft sich verbreitet, so dass gesehen wird, worauf er fällt, und nicht gesehen wird, worauf er nicht fällt. Wenn also nicht vom Blick ein Strahl ausginge, der sich mit dem Gegenstand verbindet, und nicht der Gegenstand auf den Strahl aufträfe; und wir doch finden, dass der gesehene Gegenstand vom Blick erreicht wird: so müsste nothwendiger Weise der Blick das, was er trifft und was ihm entgegentritt von den Körpern, genau nach seinem eignen Maasse sehen. Nicht könnte er hinausgehen über seine eigne Ausdehnung. Sein Vermögen entspräche dem Bogen *gh*, welchen wir gezeichnet haben. So wäre es begründet in dem Bau des Menschen, nicht anders! Nun sehen wir aber

[30] Die Pupille (*hg*) ist weiter beim Fern-, enger beim Nahe-Sehen. Der Araber nimmt an, dass dabei stets $\angle ṭgw = \angle ṭhw = 90^0$, so dass *wg* Tangente bei *g*, und *wh* Tangente bei *h*. Dann könnte allerdings keine Gerade von *g* nach *z* gelangen, ohne den Bogen *gh* zu schneiden.

doch, dass der Blick die Hälfte des Firmaments umspannt. Auch das Folgende ist ein Beweis dafür, dass eine Lichtstrahlung vom Blick ausgeht.

Wir finden ⟨ganz allgemein⟩, dass unsre Sinne nur das wahrnehmen, was sie treffen und womit sie zusammen kommen. Hierher gehören die folgenden ⟨Beobachtungen⟩. Wenn wir die Hand auf einen heissen Körper legen, so trifft sie nur das von der Hitze, was ihrer eignen Ausdehnung entspricht. Wenn der Geschmack einen schmeckbaren Körper gekostet, so hat er nur soviel geschmeckt, als an Geschmack darin vorhanden war. Ebenso ist es mit dem Gehör und mit dem Geruch.

Wäre nun der Blick nicht verbunden mit dem gesehenen Gegenstand, weil bei dem Zusammenhang und der Berührung die Sichtbarkeit des letzteren aufhörte; würde nicht von dem Blick eine Kraft sich ergiessen, die mit ihm zusammenhängend bleibt, so dass zwischen ihm und dem gesehenen Gegenstand einzig und allein die leuchtende Luft sich befände, und er selber nur die Kraft besässe, zu sehen, was er trifft: dann könnte er nothwendiger Weise von dem, was er trifft, nur soviel sehen, als seiner eignen Ausdehnung entspricht.

Wir bringen ein Beispiel sinnlicher Wahrnehmung, um zu prüfen, ob es sich in Bezug auf den Blick so verhält, wie wir es soeben dargestellt haben. Man ziehe die Linie ab, das sei der Seh-Gegenstand. Den Bogen der Pupille, welcher den Gegenstand sieht, setzen wir gleich dem Bogen gd; und wir setzen den Bogen gd gleichlaufend mit der Linie ab. Vom Mittelpunkt h des Bogens gd ziehe die gerade Linie hg' als Loth auf die Linie ab. Zu beiden Seiten von g' setzen wir die beiden Punkte w und z; es sei $wz = gd$. Wenn nun der Bogen gd nur für sich die Linie ab sieht, und kein Strahl von ihm ausgeht; dann müsste der Bogen gd nothwendiger Weise nur das sehen, was ihm entsprechend ist und ihm gegenüber liegt, während die Luft leuchtend ist. Also sähe der ⟨Bogen gd⟩ von der Linie ab nur das Linien⟨-Stück⟩ wz.

Aber ⟨in Wirklichkeit⟩ sieht der Bogen gd doch die ganze Linie ab. Also sieht der Bogen gd für sich allein das, was grösser ist, als sein eignes Maass, — jedenfalls doch nur durch ein Licht, das von ihm ausgeht und auf die wahrgenommenen Gegenstände fällt.

Sähe er das, was grösser ist, als sein eignes Maass, ohne ein von ihm ausgehendes Licht; so müsste eine zwischen den Bogen und gesehenen Gegenstand eingeschobene Scheidewand genau so gross sein wie der Bogen *g d*, um den Gegenstand vollständig zu verdecken.

Nun wollen wir in der Figur die Linie *ḥ ṭ* setzen, gleichlaufend mit dem Bogen *g d* und genau so gross, wie die Sehne desselben. Dann wäre es notwendig, dass von dem Bogen *g d* die Linie *a w* und die Linie *z b* gleichzeitig gesehen würden, die ja zu den beiden Seiten der Linie *w z* liegen und den Rest des gesehenen Körpers darstellen.

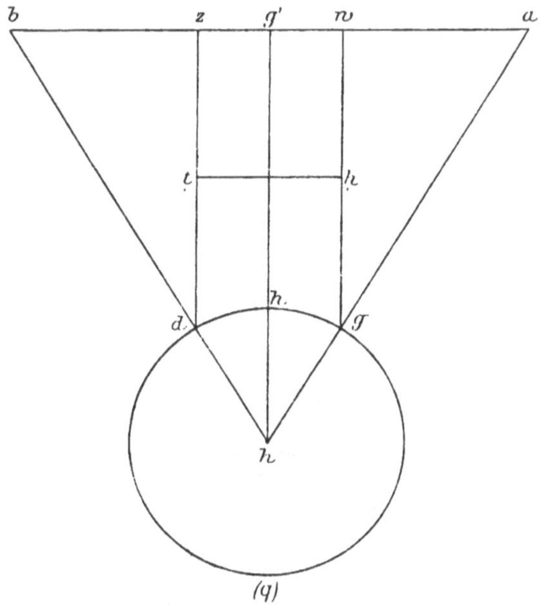

Aber wir finden das nicht so. Zuvörderst wurde durch den Bogen *g d* die ganze Linie *a b* gesehen. Der Bogen *g d* ist entsprechend (#) der Linie *w z*; aber es wurde nicht nur die Linie *w z* gesehen. Sähe nicht ein vom Bogen *g d* ausgehender Strahl; sähe vielmehr der Bogen *g d* selbst und wegen einer immanenten Kraft, die nicht über ihn hinausgeht; wäre dies das wirkliche Verhältniss: so müsste alsdann, wenn wir den Bogen *g d* durch die Linie *ṭ ḥ* verdecken, für uns von der Linie *a b* allein das Stück *w z* verdeckt werden. Aber in Wirklichkeit ist für uns die ganze Linie *a b* verdeckt, wenn die Linie *ḥ ṭ* den Bogen *g d* verdeckt. So ist das Kleine im Stande, dasjenige zu verdecken, was um viele Male grösser ist.

Und doch sollte es nur entsprechend seiner eignen Grösse verdecken.

Aus all' dem ist klar, dass der Bogen *gd* das sieht, was um viele Male grösser ist, als sein eignes Maass, — aus einer ⟨bestimmten⟩ Ursache, nämlich aus der, dass der Lichtstrahl, welcher von jenem ausgeht, in die leuchtende Luft sich ergiesst, so dass dasjenige, worauf dieser Strahl fällt, gesehen wird von dem Bogen *gd*; und hingegen das nicht gesehen wird, worauf der ⟨Strahl⟩ nicht fällt.

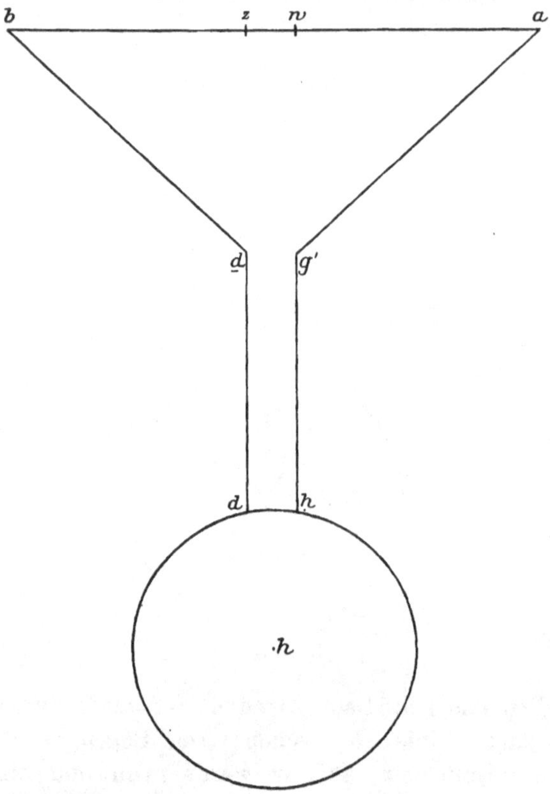

Man kann es auch noch von einer andren Seite her betrachten. Wir setzen einen Kreis, er stelle die Kugel der Pupille dar. Ihr Centrum sei *h*, von wo der Strahl ausgeht. Der Bogen *dḥ* sei das Aeussere der Pupillen-Kugel, d. h. derjenige Theil, von dem aus gesehen wird. Wir setzen eine kupferne Röhre *ḥdg'd.* Wir setzen sie auf den Bogen *ḥd* und setzen den gesehenen Gegenstand als Linie *ab*, gleichlaufend mit dem Bogen *ḥḏ*. Wir setzen von der Linie *ab* das Stück *wz* so gross, wie die Weite der Röhre. Dann müsste nothwendiger Weise der Bogen *ḥd*, insofern er die Pupille darstellt, von der Linie *ab* nur das Stück *wz* erreichen, falls eben das

Auge lediglich durch seine Stärke sähe und nicht durch eine Kraft, die aus ihm heraus geht.

Durch die Röhre haben wir die Pupille abgeschlossen, so dass sie nicht nach rechts und nicht nach links von der Röhre sehen kann und nicht nach oben und nicht nach unten; sondern nur soviel, als ihr gerade gegenüberliegt: das ist eben die Grösse *w z*. Aber in Wirklichkeit sehen wir von dem Bogen *ḥ d* aus durch die Röhre hindurch die Linie *a b* ganz und gar. Nothwendiger Weise folgt für den, welcher überlegt und erwägt, dass der Bogen *d ḥ*, wenn er aus sich allein sehen würde, und in dieser Weise abgeschlossen ist, von dem Gegenstande nicht mehr sehen würde, als seine eigne Grösse beträgt. Aber in Wirklichkeit sieht er, trotz der Abschliessung, ein vielfach grösseres, als sein eignes Maass. Auch hieraus ergibt sich nothwendiger Weise, dass das Sehen hervorgeht aus einer kegelförmigen Lichtstrahlung. Die von dem Bogen *ḥ d* ausgehende Strahlung dringt durch die Röhre und tritt heraus und zieht weiter und nimmt ihre natürliche Gestalt an, die eines Kegels. Ihr Austreten aus den beiden Endpunkten der Röhre, nämlich *g'* und *ḏ*, gestaltet sich ebenso, wie das Austreten aus dem Mittelpunkt; der Bogen *ḥ d* bildet eine kegelförmige Figur.

Ferner behauptet man — nach den Beweisen der Alten über das Hervortreten des Strahls und seine Reflexion und sein Durchdringen durch die klare Luft, wenn er sich bis zu den Fix-Sternen erhebt, — dass der aus dem Auge heraustretende Strahl sich umbiegt, wenn er einen polirten Körper von glatter Oberfläche erreicht, wie die polierten Spiegel und das klare Wasser, welches nicht Wellen schlägt: und zwar so, dass, wenn er auf den ⟨Spiegel⟩ trifft, er von demselben zurückkehrt unter gleichen Winkeln. Wenn dieser sich umbiegende Strahl auf einen Gegenstand fällt, so sieht er den letzteren an demjenigen Orte, auf welchen er auftraf, nachdem er aus dem Auge herausgegangen war; und ⟨ebenso⟩ alles, worauf der Strahl fällt, welcher zurückkehrt in Richtung auf die Pupille, indem er erreicht, was jenseits ⟨des Spiegels⟩ liegt und was diesseits. So sieht er die Fix-Sterne, wenn ihn ein begrenzter Körper in passender Biegung zurückgeworfen. Worauf der Strahl fällt, das sieht er an dem von uns definirten Orte; worauf er nicht fällt, das sieht er nicht.

Wir setzen hierfür, als Beispiel zur Erläuterung, einen ebenen, polirten Spiegel, nämlich den bei *g'*; sein Centrum sei der Punkt *g'*. Wir setzen ferner eine kupferne Röhre von der Weite einer Schreibfeder und von der Länge einer Spanne oder darüber: diese sei *a b*. Wir ziehen den Durchmesser des Spiegels *j g' k*. Die Röhre sei geneigt zur Seite von *k*. Wir setzen das Auge an den Punkt *a* bei der Röhre *a b* und blicken von dem Loch, welches bei *a* sich befindet und den Augenpunkt darstellt, in der Weise, dass der austretende Strahl hin zur Oberfläche des Spiegels hervortritt, und zwar zum Punkte *g'*.

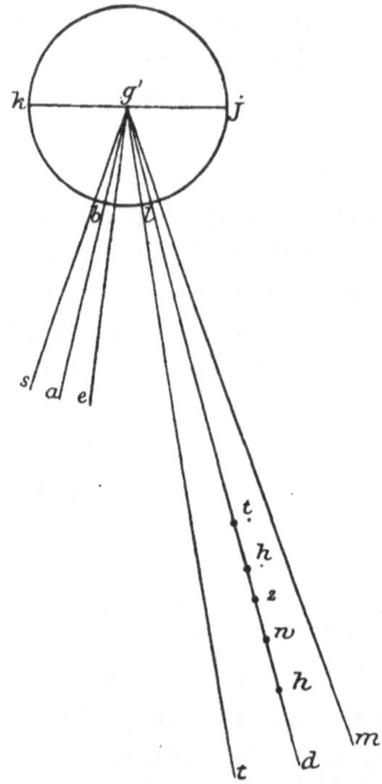

Ich behaupte nun: der Strahl, welcher ausgeht vom Augenpunkt *a*, durch die Röhre *a b* hindurchtritt und auf den Punkt *g'* unter einem beliebigen Winkel auffällt, wird in diesem Punkt *g'* zurückgeworfen, in der Weise, dass an dem Durchmesser *kj* zwei gleiche Winkel entstehen. Es sind dies die Winkel *d g' j* und *a g' k*; und diese Winkel sind einander gleich. Also der Strahl, welcher reflectirt ist vom Punkte *g'*, schreitet vor in gerader Linie bis zu dem Punkte *d*, welcher entfernt ist vom Spiegel, und ⟨kommt her⟩ vom Punkte *a*, welcher dem letzteren benachbart ist.[31]

Ich behaupte nun: jeder Punkt, welcher auf der Linie *g' l d* sich befindet, wird vom Punkte *a* — d. h. vom Auge, das auf der Linie *a b* angenommen worden, — im Punkte *g'* — d. h. im Mittel-

[31] Hieraus folgt, dass die Figur in der Handschrift falsch gezeichnet war. Wir haben sie richtig gestellt.

punkt des Spiegels — gesehen. Ich meine, *a* sieht den Punkt *d* im Orte *g'*; und ebenso den Punkt *h* und den Punkt *w* und den Punkt *z* und *ḥ* und *ṭ*. Falls die Linie *g' l d* bis auf eine Parasange[32] und mehr sich ausdehnte; so wird jeder Gegenstand, auf welchen diese gerade Linie fällt, im Punkt *g'* gesehen vom Punkt *a*, welcher das Auge am Ende der Röhre *a b* darstellt. Was aber abweicht und sich fortneigt von der Linie *g' l d*, sei es nach rechts, sei es nach links; das wird in dem Punkt *g'* durchaus nicht gesehen. Als Beispiele setzen wir die beiden Punkte *m* und *t* zu den beiden Seiten des Punktes *d*; diese beiden Punkte werden durchaus nicht im Mittelpunkt von der Röhre *a b* aus gesehen.

Nehmen wir nun die Röhre von ihrem ⟨ursprünglichen⟩ Orte fort und setzen sie auf die Linie *s g'*; dann sehen wir von dem Punkt *s* aus den Punkt *m* im Punkt *g'*, wenn $\angle\, k g' s = \angle\, j g' m$: nachdem der Strahl unter gleichen Winkeln reflectirt worden, wird *m* bei *g'* vom Punkt *s* gesehen. Jeder Gegenstand, auf welchen die Linie *g' m* fällt, wird im Punkte *g'* von Seiten der Röhre *s g'* gesehen.

Übertragen wir jetzt die Röhre und setzen sie auf die Linie *e g'*; dann sehen wir den Punkt *t* am Orte *g'* vom Punkt *e* aus, weil $\angle\, k g' e = \angle\, j g' t$: der Strahl *e g'* hat sich unter gleichen Winkeln nach *t* hin reflectirt. Jeder Gegenstand auf der geraden Linie *t g'* wird im Punkt *g'* vom Augenpunkt *e* aus gesehen. Somit ist es sinnfällig für denjenigen, welcher Geometrie versteht, dass der Strahl vom Auge ausgeht, auf den Spiegel trifft und dann reflectirt seine Richtung ändert, so wie wir es auseinander gesetzt haben.

Wird nun die Röhre fortgenommen, und nimmt das Auge ihre Stelle beim Punkte *a* ein; so erweitert sich die Strahlung und bedeckt vollständig die Oberfläche des Spiegels, auf den die Grundfläche der ersteren auffällt. Dann kehrt der Strahl zurück, indem er, wie erwähnt, unter beiderseits gleichem Winkel nach dem Punkt *d* reflectirt wird: man sieht alsdann, was auf der Oberfläche ⟨des Spiegels⟩ erscheint, die gleichzeitig Grund-

[32] 30 Stadien oder 3750 Schritt oder $^3/_4$ einer deutschen Meile. (Nach griechischen Quellen.)

fläche ⟨der Strahlung⟩ darstellt, — und zwar durch diesen vom Spiegel g' reflectirten Strahl.

Dies ist der Beweis für unsre Darlegung, dass vom Auge ein Strahl ausgeht, welcher dasjenige trifft, was sich ihm von Oberflächen der Körper entgegenstellt, und welcher an denjenigen reflectirt wird, deren Oberfläche glatt und polirt ist, wie ein Spiegel oder das Wasser: alles, was dieser ⟨reflectirte⟩ Strahl erreicht oder trifft, das wird gesehen in der Oberfläche jenes Spiegels oder Wassers, und zwar an demjenigen Punkt, an welchem der vom Auge ausgehende Strahl auffiel.

Da nunmehr klar geworden, auf welche Weise der Blick ⟨die Sehgegenstände⟩ erreicht; so wollen wir jetzt beschreiben, wie im Wasser ein kleinerer Gegenstand grösser erscheint; und ferner Sonne und Mond am östlichen und westlichen Horizont grösser, als sonst gewöhnlich, erscheinen; und dass ein Körper hinter der Kimmung, wie unter Wasser, vergrössert erscheint.

Bereits Eukleides hat im Buch der Optik erklärt, dass der Körper, der unter grossem Winkel gesehen wird, gross erscheint; und der unter kleinem Winkel gesehene klein. Ein Beispiel dafür ist auch das Folgende. Wenn ein Körper in klares Wasser eintaucht oder hinter feuchten Dämpfen sich birgt; so stellt sich seine Gestalt näher zum Sehenden dar, als der Körper nach dem Maasse der Tiefe des Wassers und dem Durchmesser der ⟨Dampf-⟩Schicht sich wirklich befindet.

Zum Beispiel[33] setzen wir die Linie ab als einen Körper im Grunde des Wassers. Der Abstand des Wassergrundes sei $ga = hb$. Für die eingetauchte Linie ab ist das Bild an der Oberfläche des Wassers oder des Dampfes die Linie $\d{h}z$[34]: nämlich $\d{h}$ und z sind die beiden Endpunkte der Lothe auf a und b. Vom Punkt $\d{t}$ gehen die beiden Geraden $\d{t}l$ und $\d{t}m$ nach den beiden Endpunkten der eingetauchten Linie ab ⟨und ferner die beiden Geraden $\d{t}j$ und $\d{t}k$ nach den beiden Endpunkten von $\d{h}z$⟩. Nun ist $\angle j\d{t}k > \angle l\d{t}m$. Folglich wird die Linie $z\d{h}$ vom

[33] Auch diese Figur war in der Handschrift fehlerhaft und musste von uns verbessert werden.

[34] Diese Darstellung ist weit schlechter, als die des Ptolemaeos! Vgl. G. d. A., S. 165.

Punkte t grösser gesehen, als die Linie ab, welche in's Wasser eintaucht, und gleichfalls vom Punkt t gesehen wird, der die Pupille darstellt.

Aus dieser Ursache werden auch Sonne und Mond und Sterne am Horizont des Ostens wie des Westens grösser gesehen, als in der Mitte des Himmels, weil eben der von der Erde aufsteigende Dampf, welcher sich in gerader Richtung nach oben erhebt, jene ⟨Gestirne⟩ vor uns verdeckt, als ob zwischen uns und jenen ein Wassersee oder eine Dampf-Schicht stände: in Folge dessen erleiden Sonne und Mond dasselbe, wie die in Wasser getauchten Körper, — nämlich sie werden am Horizont unter grösserem Winkel gesehen, als in der Mitte des Himmels.

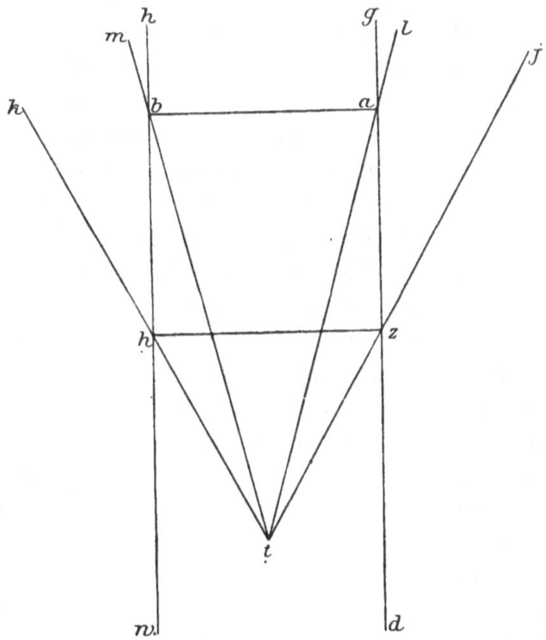

Ebenso beurtheilen wir die Kimmung: ein hinter derselben befindlicher Körper erscheint uns grösser. Die Kimmung[35] beruht nämlich ⟨gleichfalls⟩ auf einem Dampf, der von der Erde sich erhebt, während die letztere seitens der auffallenden Sonnenstrahlen stark erhitzt wird; sie entsteht nur auf den Ebenen und Niederungen. Der Dampf erhebt sich, heiss und feucht; deswegen erscheint er von fern wie Wasser, das wallt und wogt unter dem Winde: dann erscheinen alle darin befindlichen Körper vergrössert, in Folge der beschriebenen Winkel.

[35] Sarāb. Vgl. die 24. Sure des Koran. Vgl. auch Plin. VII, 1, 32.

Jetzt beginnen wir mit der Erklärung der von uns bereits erwähnten Thatsache, dass ein Körper, je weiter er sich vom Auge entfernt, um so kleiner erscheint, bis er völlig verschwindet.[36] Wir erklären: der Mittelpunkt der Pupille ist der wirkliche Ausgangspunkt der Strahlen, zufolge unsrer Definition; was von diesen Strahlen zu den beiden Seiten des Mittelpunktes herausgeht, umgiebt das Ziel, worauf man hinsieht. Von diesem Ausgangspunkt entsteht jener Winkel, der, wenn er gross ist, den Sehgegenstand gross erscheinen lässt, und umgekehrt.

Wir setzen also eine umfassende Figur, in welcher wir Grössen sehen, die gleich sind in Bezug auf Quantität und verschieden sind in Bezug auf Entfernung. Das der Pupille Nähere wird deutlicher und richtiger gesehen.[37] Wir erklären ferner den Zusammenhang des ganzen Gesehenen. Es hat ein Ziel in Bezug auf Entfernung. Ist dieses überschritten, so wird überhaupt nicht mehr gesehen. Wir erklären ferner, dass diejenige Grösse, deren Zenith-Loth (senkrechter Abstand) des von der Pupille ausgehenden Strahles länger ist, kleiner erscheint.[38] Wir erklären ferner, dass, wenn zwei Grössen geradlinig, gleich und parallel sind, und die Pupille auf einer Geraden sich befindet, die in der Mitte zwischen ihnen und ihnen parallel ist; so wird die Entfernung zwischen den beiden Grössen verschieden breit gesehen; und zwar erscheinen die von der Pupille ferneren Endpunkte näher an einander, und die näheren ferner von einander.[39] Wir erklären endlich: wenn mehrere Grössen einander gleich und parallel sind, und im gleichen Verhältniss vom Auge sich entfernen, während es möglich, dass von der Pupille eine gerade Linie ausgeht und die Entfernungen halbirt und dabei parallel ist zu den beiden geraden parallelen Linien, auf denen die Grössen sich befinden; dann erscheint die nach rechts befindliche Linie nach links verschoben, und die nach links befindliche nach rechts verschoben.[40]

---

[36] Eukleid., γ′ (S. 158).

[37] Eukleid. β′ (S. 4, 156).

[38] Eukleid. έ (S. 8).

[39] Eukleid. ς′ (S. 8, 161). Die Figur der Theon'schen Recension ist der unsrigen ähnlicher.

[40] Eukleid. ιβ′ (S. 20, 270).

Als Beispiel für die erste Erklärung setzen wir in unsrer Figur solche Grössen[41], welche gleich sind an Maass und gleichlaufend in Bezug auf Lage: es seien *a b*, *ẓ ḥ*, *ṭ j*, *k l*, *g' d*. Wir setzen *h* als Blick-Punkt. Wir setzen *a b* entfernt und *g' d* als nahe. Die Strahlung, welche die Grösse *g' d* umfasst, ist *hg' hd*. Es erscheint die Grösse *g' d* unter dem Winkel *dhg'*, der grösser ist, als der Winkel *ahb*. Denn für den Winkel *ahb* bildet die Linie *m n* die Sehne; für den Winkel *g' hd* aber die Linie *g' d*. Somit erscheint die Grösse *ab* kleiner, als *g' d*, wegen der Kleinheit ihres Winkels. Sie erscheint vom Punkte *h* aus in der Grösse von *mn*. Aber die Linie *g' d* erscheint vom Punkte *h* aus länger, als *ab*, um die beiden Grössen *g' m* und *n d*. Somit ist klar, dass *g' d* am genauesten gesehen wird und grösser erscheint, als *a b*.

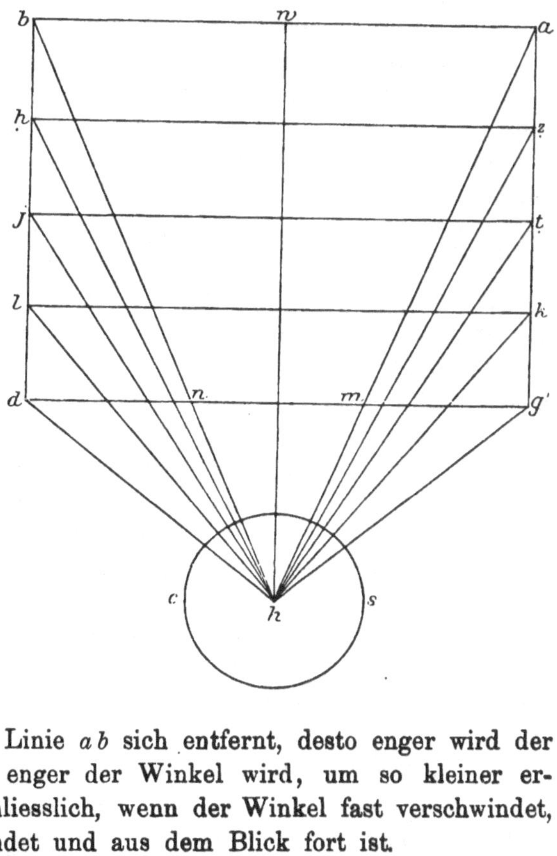

Je weiter die Linie *a b* sich entfernt, desto enger wird der Winkel *mhn*. Je enger der Winkel wird, um so kleiner erscheint *a b*, bis schliesslich, wenn der Winkel fast verschwindet, sie auch verschwindet und aus dem Blick fort ist.

Ebenso ist die Beurtheilung in Bezug auf die andren Grössen. Die Linie *k l* erscheint nämlich kleiner, als die Linie *g' d*;

[41] Der Grieche begnügt sich mit drei, der Araber setzt fünf; der letztere ist auch in der Beweisführung wortreicher: übrigens stimmen die Beweise beider nicht genau überein.

ṭj kleiner, als *kl*; *ẓḥ* kleiner, als *ṭj*; *ab* kleiner, als *ẓḥ*: alles dieses wegen der zunehmenden Verkleinerung der Winkel, welche an der Pupille sich befinden.

Als Beispiel für den zweiten Satz — dass die von der Pupille ferneren Punkte näher an einander gerückt erscheinen, die näheren aber ferner von einander, — dienen die beiden Grössen *ak* und *bl*; die Grösse ihres gegenseitigen Abstandes ist $ab = ẓḥ = ṭj = kl$. Die Entfernung *kl* erscheint nun vom Punkt *h* aus unter einem grösseren Winkel, als *ṭj*; und *ṭj* unter einem grösseren, als *ẓḥ*; und *ẓḥ* unter einem grösseren, als *ab*. Somit erscheint die Linie $kl > ṭj$; $ṭj > ẓḥ$; $ẓḥ >$ als *ab*, — weil das, was unter grösserem Winkel gesehen wird, grösser erscheint, und umgekehrt. Bei den grösseren ⟨Winkeln⟩ erscheint der Abstand der beiden Endpunkte grösser, als bei den kleineren. Bei den Punkten *k*, *l*, welche der Pupille näher sind, erscheint der Abstand von einander grösser, als bei den Punkten *ṭ*, *j*, welche von der Pupille entfernter sind. Nach dieser Analogie erklären sich auch die beiden andren Grössen ⟨*ẓḥ* und *ab*⟩.

Als Beispiel für den dritten Satz, — dass dasjenige, was nach rechts befindlich ist, nach links verschoben scheint; und nach rechts das nach links befindliche, — setzen wir in der nämlichen Figur die beiden Grössen *ak* # *bl*. Wir setzen *l* auf der Seite von *b*. Ich erkläre: *a* erscheint nach links verschoben, *b* nach rechts, — für den Punkt *h*. Von *h*, dem Ort der Pupille, gehe eine gerade Linie *hw* aus, welche *ak lb* halbirt.

Der Punkt *k*[42] erscheint mehr nach rechts verschoben, als der Punkt *a*; und der Punkt *l* mehr nach links verschoben, als der Punkt *b*. Je weiter die Linie, auf welcher die Pupille sich befindet, von den Linien *kl*, *ṭj*, *ab* sich entfernt; um so mehr erscheint *k* gegen *l* hin verschoben. Somit erscheint Punkt *a* als der nächste zur Seite *bl* und Punkt *b* als der nächste zur Seite *ak*; *a* nach links verschoben, *b* nach rechts.

Ist vollends für *b* und *a* die Entfernung von *h* verschieden, und ist *b* das fernere; so muss *b* sogar rechts von *a* erscheinen, und umgekehrt.

Somit ist aus dieser Figur alles erklärt, was wir angeführt haben.

---

[42] Text nicht ganz in Ordnung.

Man sagt weiter: Von denjenigen Grössen, welche auf einer Geraden sich befinden und höher, als das Auge, erscheinen die vom Auge ferneren uns niedriger.[43]

Als Beispiel setzen wir *ab* als eine gerade Linie, und in letzterer die Grössen *ag*, *gd*, *db*. Der Augenpunkt sei *h*. Dann erscheint *db* als die fernste der drei beschriebenen Grössen. Von *h* fällen wir das Loth *ha* auf die Linie *ab* und verlängern dasselbe bis *w*, ziehen von *g* die gerade Linie *gz* ⋕ *aw*, sie ist das Loth in *g*; ferner von *d* die gerade Linie *dḥ* ⋕ *gz*, sie ist das Loth in *d*; endlich von *b* die grade Linie *bt* ⋕ *dḥ*, es ist das Loth in *b*. Hierauf ziehen wir von *h* nach *g* eine gerade Linie, welche *ab* schneidet und bis zum Punkte *j* auf der Linie *ḥd* gelangt; ebenso von *h* nach *d* eine gerade Linie, welche *ab* schneidet und bis zum Punkte *k* auf der Linie *bt* gelangt; endlich die gerade Linie *hb*. Dann erscheinen die beiden Punkte *g*, *j* auf dem Strahl *hgj*; und der Punkt *d* erscheint näher zur Erde, als Punkt *j* — um das Maass der Linie *dj*. Der Punkt *d* erscheint dann auch näher zur Erde, als der Punkt *g*, um die Linie *dj*,

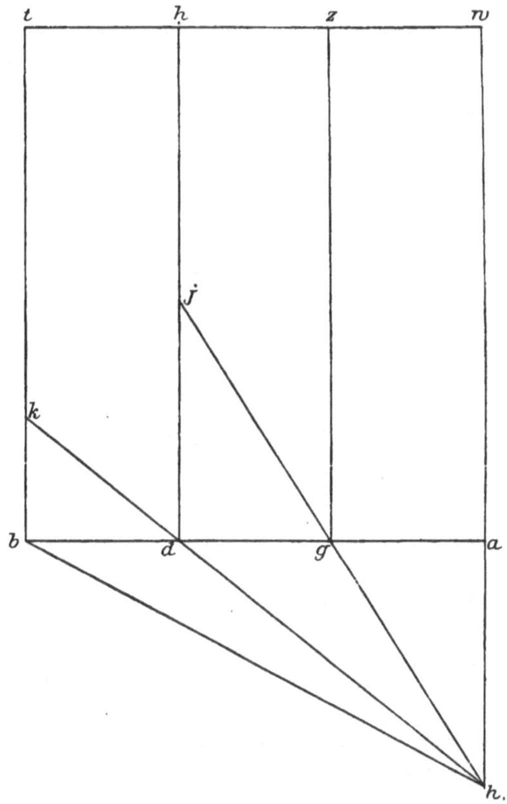

[43] Eukl. ιδ′ (S. 22 u. 171). Construction u. Beweis des Arabers ist umständlicher.

weil *j* und *g* beide auf der nämlichen geraden Linie *hgj* erscheinen. Nach dieser Regelung ist klar, dass auch Punkt *b* näher zur Erde erscheint, als *d*, um soviel, als die Linie *bk*.

Wenn hingegen diese Grössen auf der Erde sich befinden, und das Auge höher; dann erscheint der fernste Punkt *b* höher als *d*, und *d* höher, als *g*, das den nächsten Punkt darstellt.

Wir ziehen die Linien, wie zuvor, vom Augenpunkt. Der Beweis ist zwingend. Nämlich *b* erscheint höher, als *d*, um die Linie *bk*, da *kdh* die Linie e i n e s Strahles darstellt. Ebenso erscheint *g* höher als *a*, nach der erwähnten Regelung. Nach dieser Analogie erscheint das mehr nach rechts gelegene, als wäre es näher nach links und umgekehrt.

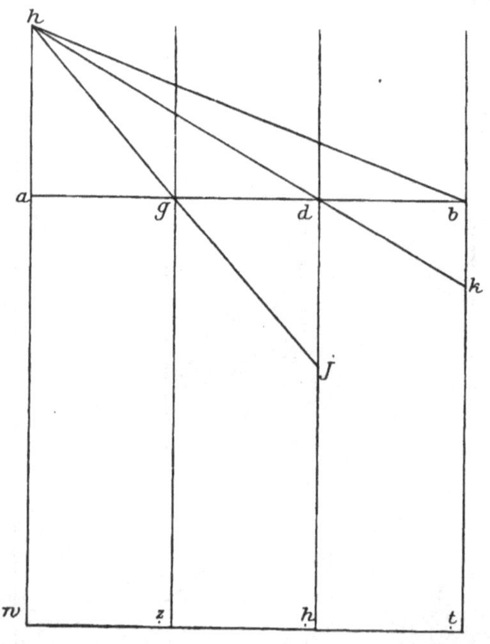

Soviel wollte ich über diesen Gegenstand bemerken.

Die z w e i t e L e h r e[43a] vertritt die Ansicht, dass die äussere Luft sich umändert durch den Strahl vom Auge, so dass die veränderte Luft zum Seh-Werkzeug wird. Man sagt folgendes: Wie es mit den übrigen Gegenständen der Empfindung der Fall ist, dass sie nicht empfunden werden, indem aus den Empfindungen etwas zu ihnen hinaustritt und auf sie fällt oder sich mit ihnen vereinigt, — genau so ist es auch mit dem Sehen. Dasselbe geschieht nicht durch das Austreten von Strahlen, welche den Sehgegenstand treffen, sondern durch eine Uebertragung von Seiten des Durchsichtigen an das Auge.

[43a] Galen, Von den Grundsätzen des Plato u. Hippokr. VII, c. 5; G. d. A., S. 173.

Die dritte Lehre ist die der Physiologen. Das sind diejenigen, welche den Eindruck der gesehenen Bilder mittelst der durchsichtigen Luft auf den Krystall behaupten.

Der Schaich (Ibn Sina) ist der Ueberzeugung, dass diese Lehre richtig sei. Im dritten Buch seiner Schrift „von der natürlichen Durchsichtigkeit“[44] sagt er, bei der Widerlegung der Ansicht vom Austreten der Strahlen, wörtlich das Folgende: „In Bezug auf die Vertheidiger der Strahlen erkläre ich, dass nur vier Ansichten möglich sind. ⟨1.⟩ Entweder ist ⟨der Strahl⟩ verbunden mit dem ganzen Blick (Sehwerkzeug) und nicht getrennt vom Sehgegenstand. ⟨2.⟩ Oder er ist verbunden mit dem ganzen Blick und getrennt vom Sehgegenstand. ⟨3.⟩ Oder er ist verbunden mit einem Theil des Blicks, mit einem andren nicht, — wie auch sein Verhältniss zum Sehgegenstand sein mag. ⟨4.⟩ Oder er geht aus vom Blick und ist nicht verbunden mit dem Sehgegenstand.

Die erste Ansicht ist durchaus unhaltbar; ich meine, dass vom Auge ein zusammenhängender Körper ausgeht, der die Hälfte der Welt erfüllt und zum Auge zurückkehrt, bis sich das Lid schliesst; und wenn es sich wieder öffnet, geht ein andrer, ebenso beschaffener ⟨Körper⟩ heraus und kehrt zurück, bis es sich wieder schliesst; und wenn es sich ein ander Mal öffnet, tritt er wieder hervor.

Die zweite Ansicht ist absurd in noch höherem Grade, nämlich, dass dieses Heraustretende sich trennt vom Blick und bis zu den beiden Richtsternen ⟨Arkturus und Venus⟩ gelangt und sie berührt, während zwischen Blick und Sehgegenstand nichts bleibt, wodurch gefühlt wird. Dies wäre wie ein Tasten mit der abgehauenen Hand, oder als ob die Schlange in ihrem Körper das zurückfühlte, was der abgeschnittene und von iḥr getrennte Schwanz betastet, in welchem ja allerdings Empfin-

[44] Oder „von dem natürlichen Durchsichtigen“ (aṭ-ṭabīʿī aš-šaffāf). Diese Schrift wird weder bei Wüstenfeld, noch bei Leclerc, noch bei Brockelmann erwähnt. Sollte die Schrift mit dem von Wüstenfeld citierten Tractatus de lumine, diaphano et corpore (Leyden Nr. 889) identisch sein? Immerhin ist es von Interesse, dass in Ṣalāḥ ad-dīn's Schrift ein so grosses doxographisches Bruchstück von Ibn Sina in arabischer Sprache wörtlich erhalten worden ist.

dung zurückbleibt. Allerdings erklärt man, es bleibe ja ein Mittelglied, nämlich die Luft, um die Sendung zum Blick zu übertragen. Dies werde ich später für nichtig erklären.

Was die dritte Ansicht betrifft, dass das ⟨austretende⟩ verbunden sei mit einem Theil ⟨des Blicks⟩, so folgt nothwendig, dass dann nicht das Ganze sieht, sondern nur das, was getroffen wird.

Setzt man die Luft als umgeändert zur Natur ⟨des Blicks⟩ und mit ihm zu einer Einheit verbunden; und sagt, beim Anblick der Himmels-Halbkugel siehst du nicht, wie die ⟨Luft⟩ sich zur Natur des austretenden Strahls umändert und wahrnehmend wird, wie ein Ding mit ihm, bis dass sie die Sterne trifft in ihrer Gesamtheit und wir den Saturn sehen und die übrigen grossen Gestirne, — so ist das offenbarer und platter Unsinn.

Wenn man sagt, dass ja die Luft nicht zerstört, sondern umgeändert werde zur Natur ⟨des Blicks⟩; und dass sie das, was der Strahl trifft, auch erreicht und von dem, was jener nicht trifft, auch das Bild nicht übergiebt; so passt darauf als Erwiderung das Folgende. Die Luft wird nicht allein von der Pupille geändert und zu ihr hingeleitet; wenn zu ihrem Wesen die Ueberleitung gehört, so braucht man keinen äusseren Körper. Ferner, die Luft, welche vermittelt zwischen zwei Linien, muss durchaus zu jeder Linie überleiten, was sie der andren übergiebt; sie muss den Strahl übergeben von der ganzen Luft, welcher übertragen wird auf die Linien, die Bilder des Wahrgenommenen, zwei oder mehrere Male, — besonders nach der einen Lehre, dass die Linien nicht selbst erreicht werden, sondern nur das, was die Luft ihnen zuführt.

Die vierte Ansicht besagt, dass der Strahl eindringt in die Luft, jedoch nur ein wenig, aber nicht verbunden ist mit dem Sehgegenstand; dann die ferne Luft ihm ⟨etwas⟩ übergiebt, und er es wieder auf das Auge überträgt. Die Uebertragung seitens der Luft hängt einzig und allein von ihrer Durchsichtigkeit ab und erfolgt ohne jede Umänderung der Luft selber; die letztere übergiebt nichts an die Pupille.

Dies ⟨die Durchsichtigkeit⟩ genügt der ⟨Pupille⟩ zum Heraustreten des ⟨Seh-⟩Geistes in die Luft und fügt sich ihm zum

Eindruck. So ist die Luft nicht ohne jede angebbare Ursache von der Pupille zu Seh-Geist umgewandelt. Der ⟨Schaich⟩ überliefert von Aristoteles — allerdings nicht in der genannten Makale[45] — die folgenden Worte: Weil der Blick sich zusammenzieht von der Weite zur Enge und sich sammelt, so liegt die grösste Unterstützung für die Richtigstellung des Bildes darin, dass der Sehstrahl vom Auge herausgeht und in die Weite sich zerstreut.

Ferner sagt der ⟨Schaich⟩ in dieser Makale, betreffs der Widerlegung der zweiten Ansicht, dass die Luft durch den Sehstrahl qualitativ sich ändere: Durch die leuchtende Luft werden wir nicht beim Sehen gehindert. Nichts Specifisches findet hierbei statt, so dass die eine Pupille es gewinnt, die andre nicht. Es kommt nicht zur Existenz eines feststehenden Zustands in der Luft, so dass sie die Qualität der Stärke oder der Schwäche annimmt. Sonst müsste ja Stärke des Blicks die Luft stärker in diesen Zustand versetzen, als Schwäche des Blicks. Es müssten die Schwachen, wenn sie sich vereinigen, stark sehen; und, wenn sie sich trennen, wieder schwächer sehen. Es müsste der Schwachsichtige, wenn er an der Seite eines Starksichtigen sitzt, stärker sehen, weil die Luft dann stärker zu diesem Zustand umgeändert wird, ebenso wie es auch der Fall ist bei der Vereinigung vieler Ursachen, da Kraft immer eine stärkere Umänderung bewirkt. So müsste die Hinleitung der Luft zum Blick und ihre Hilfe beim Sehen eine stärkere sein. Wenn der Sehschwache Hilfe von aussen fände, so müsste dies von der stärksten Wirkung für ihn sein. Ueberhaupt müssten wir Schwäche des Blicks vorfinden, falls nicht eine Verbindung hinzuträte, sei sie nun besonders stark in Bezug auf den Blick, sei es eine Vereinigung von vielen: dann wäre Schwäche des Blicks nicht möglich. Alles dies ist absurd.

Ferner sagt derselbe: Die Luft muss entweder ein Werk-

---

[45] In seinem philosophischen Hauptwerk „Kitāb aš-šifā“ (Buch der Heilung) hat Ibn Sina ausführlich von der Theorie des Sehens gesprochen. Vgl. M. Winter, Ueber Avicenna's opus egregium de anima, München 1903, S. 47 fgd. Ferner kommt sein Werk „Die Quellen der Philosophie“ (ʿujūn al-ḥikma) in Betracht, von dem in unserem Text sogleich die Rede sein wird.

zeug sein oder ein Vermittler. Ist sie ein Organ, so muss sie entweder ein empfindendes oder ein leitendes sein. Es ist aber unmöglich zu behaupten, dass die Luft ein empfindendes sei und die Sterne fühlt und, was sie fühlt, zum Blick hinleitet. Nicht beruht unser Blick auf dem Tasten. Wir sehen die Fixsterne, aber die Luft betastet sie nicht dabei. Wie thöricht wäre es zu behaupten, dass das Firmament, das mitten getrennt ist von unsrem Blick, ein Organ für denselben bilden sollte! Kein Verständiger kann so etwas annehmen.

Wir meinen, wenn die Luft wirklich durchsichtig ist, und die Farbe wirklich Farbe, und der Blick unversehrt; so braucht man weiter nicht die Existenz eines andren Dings für das Erlangen des Blicks.

Der Schaich hat auch schon in den „Quellen der Philosophie“[46] einen Auszug dieser drei Lehren gegeben, die Widerlegung der beiden ersten erörtert und den Beweis erbracht für die Richtigkeit der letzteren, derjenigen der Physiologen, welche den Eindruck behaupten. Dieser Beweis erscheint wie eine mathematische Figur. Deswegen habe ich ihn hier erwähnt. Er sagt: Irrig ist derjenige, welcher wähnt, das Sehen geschehe durch Austreten eines Dings aus dem Auge, hin zu den Sehgegenständen, um diese zu treffen. Wäre das ein Körper, so könnte man doch nicht annehmen, im Auge des Menschen sei ein ungeheurer Körper, von einem solchen Umfang, dass er die Hälfte der Weltkugel erreicht und umspannt. Wäre er dabei verbunden mit dem Blick, so könnte unmöglich diese Verbindung eine vollständige sein, da ja nicht ein Körper in einen andren eintreten kann. Dann wäre seine Ueberleitung unmöglich wegen des Getrenntbleibens. Oder es wäre das von der Luft, in das er eindringt, das Leitende: dann wäre Herausführung nicht nöthig.

Wäre es ein Accidens, so würde es doch wunderbar sein, dass es zufällig aus einem Körper herausgeht in einen andren, unabhängig von seinem Wesen, übertragend von einem Ort zum andren, und die Thätigkeit des Blicks leitet ohne Substrat.

Wir haben gesagt, dass das Accidens sich nicht stützt auf

---

[46] ʿujūn al-ḥikma, enthält Logik, Physik, Theologie. Leiden Nr. 1446. Vgl. Brockelmann I, S. 455.

das Bestehen seiner Existenz, und nicht auf das, was nothwendig ist von dem Anhaftenden, welches folgt, des Thuns oder Leidens, es stehe direct durch sich selbst dieses hinten.[46a]

Ist es aber ein Körper, so entsteht seine Bewegung entweder durch Natur oder durch Willen. Wenn durch Natur, wie so verbreitet es sich nach allen Seiten, während die Richtung der natürlichen geradlinigen Bewegung entweder durch die Peripherie geht oder zum Centrum hin? Wäre sein Austreten natürlich, so müsste es nach einer von den Seiten gehen, nach andren nicht. Denn die natürliche Bewegung erfolgt nach einer Seite hin.

Wenn auch die Bewegung der Luft träge ist, so müsste es doch wegen des Pupillenspiels geschehen, dass sie uns packt und wir nichts sehen. Sowie die Luft sich ein wenig mischt, wäre sie unbrauchbar als Instrument zum Erreichen. Wenn viele zugleich sehen, müsste jeder von ihnen besser sehen, als wenn er allein wäre, weil sie ⟨im ersteren Fall⟩ am vollkommensten zu der Beschaffenheit umgeändert würde, die sie befähigt, ein Werkzeug für den Blick zu bilden. Wäre Sehwahrnehmung ein Tasten des Strahls, so würde jede Grösse so empfunden, wie sie eben ist. Aber nothwendiger Weise muss das Fernere kleiner gesehen werden, wenn Sehen bedeutet ein Uebertragen zur Krystall-Feuchtigkeit.

Beweis.[47] Es sei die Krystall-Feuchtigkeit ein Bogen $ṭk$, um h. Es seien ab und $g'd$ zwei Grössen, die einander gleich sind, $g'd$ die entferntere; hl ein Loth auf sie beide. Gezogen werden die Geraden hkb, $hṭa$, $hḥd$, hzg'. Weil nun jedes der beiden Dreiecke abh und $g'dh$ gleichschenklig ist, und die Grundlinien beider einander gleich, und die Höhe von $g'dh$ länger ist: so ist der Winkel ahb grösser, als der Winkel $g'hd$. Da der erstgenannte Winkel den Bogen $kṭ$ umspannt, der zweite den Bogen $ḥz$; so ist der Bogen $ṭk$ grösser, als der Bogen $zḥ$. Das Bild von $g'd$ macht einen Eindruck auf $zḥ$ und das Bild von ab auf $ṭk$. Somit ist der Eindruck des Ferneren kleiner.[48]

[46a] Text nicht in Ordnung. Die Übersetzung ist wortgetreu.

[47] Die Figur der Handschrift ist ungenau: gd müsste $\#$ ab sein.

[48] Eukl. $ϛ'$ (S. 8 u. S. 160) beweist aber dasselbe mit den austretenden Sehstrahlen!

So sehen wir trennend das, was uns gegenüber ist, entweder größer oder kleiner. Ist der Raum des Gegenstandes kleiner, so ist auch das Bild kleiner. Wird das Bild zum Blick geleitet, so muss das Fernere ein kleineres Bild haben; denn es hat einen kleineren Winkel. Sehen ist möglich, trotz der

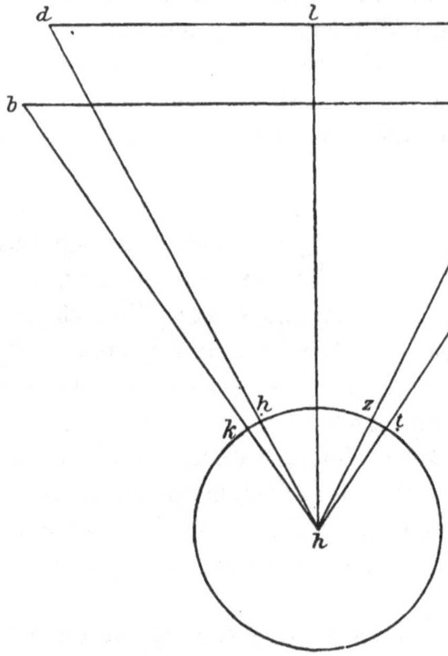

Kleinheit der Pupille, wo auch die Aufnahme des Bildes geschehe, aber nicht durch Begegnen der Strahlen, wie aus dieser Figur folgt.

Zweites Kapitel.

Ueber die Dinge, welche der Blick braucht, um die wahrzunehmenden Gegenstände in vollkommener Weise zu erfassen, und über diejenigen, welche den Sehsinn ordnen.

Vier Dinge braucht der Mensch, um die Sehgegenstände zu erfassen:

1. Sein Sehsinn muss unversehrt sein.
2. Der Sehgegenstand muss in mittlerer Entfernung sich befinden.

3. Die Bewegung des letzteren muss eine mittlere sein.

4. Die Luft muss rein und leuchtend sein.

Erstlich. Sind die Sehwerkzeuge vollkommen unversehrt, so nehmen sie die Bilder der Sehgegenstände so auf, wie sie sind.

Zweitens. Wenn der Sehgegenstand sehr weit entfernt ist, so kann ihn der Blick nicht prüfen, wegen der Kleinheit des Winkels, wie schon erwähnt.

Drittens. Grosse Schnelligkeit der Bewegung der Augen[49] macht den Eindruck der Körper darin unmöglich, wie es nöthig und bei mittlerer Bewegung der Fall ist.

Viertens. Ist die Luft trübe, durch Beimischung von Rauch, Dunst oder Staub; so verändert sie den Gegenstand und bildet eine Scheidewand, dass der Blick jenen nicht erreichen kann, wie es sich ziemt. Das Leuchten sei von mittlerer Stärke. Manche Lichtstärken überglänzen die andren. Der Sinn dieses Ueberglänzens ist nicht der, einen Eindruck auf das andre ⟨leuchtende⟩ zu machen, sondern er beruht in unsrem Sehen.[50] Wir beobachten dies, wenn wir in die Sonne blicken oder in einen stark leuchtenden Körper.

Betreffs der wahrzunehmenden Gegenstände, die dem Sehsinn unterliegen, erklärt Aristoteles, in dem Buch der Politik[51], dass dasjenige, was vom Sehen erreicht wird, aus zehn Dingen besteht: es ist das Licht und die Finsterniss, die Farben, die Körper, die Formen, der Ort, die Entfernung, die Nähe, die Bewegung, die Ruhe.

Drittes Kapitel.

Hierin erwähne ich, warum im Wasser ein kleiner Körper gross erscheint, und das Gerade krumm.

Ich bemerke hierzu, abweichend von der Ansicht der Mathematiker[52], Folgendes: Wird der Körper z. B. in ein mit Wasser

[49] Man erwartet „Körper". Aber beide Handschriften haben „Augen".

[50] [wie es ja verschiedene Härte-Grade giebt] Dieser Zusatz ist nicht recht verständlich.

[51] Wir können dies Citat nicht belegen. Es ist wohl „der Musterstaat" von Al-Fārābī gemeint.

[52] Ptolemaeos hatte schon das Richtige erkannt. (Vgl. G. d. A., S. 165). Ṣalāḥ ad-dīn's Bemerkungen sind schwach, — Schlemihl's Schatten-Theorie.

gefülltes Glas gelegt; dann erreicht der Schatten dieses Körpers, der im Wasser sich befindet, das letztere an allen seinen Seiten, zugleich mit dem, was ihn von dem Körper der Wässrigkeit bekleidet; das Wasser trägt wegen seiner Dichte diesen Schatten, — deswegen wird jener ⟨Körper⟩ gross gesehen.

Anders, wenn er sich in Luft befindet. Denn dann ist der Schatten des Körpers nur nach einer Seite, folgend seinem Körper. Weil nun die Luft sehr dünn ist und durchsichtiger, als das Wasser, deshalb ist das, was diesen Schatten trägt, wenn es auch das Ganze dieses Körpers umfasst, sofern überhaupt Luft den ⟨Seh-⟩Sinn erreicht, dennoch unsichtbar wegen seiner Feinheit und großen Durchsichtigkeit. Das ist eine bewiesene Thatsache.

Der Grund dafür, dass ein gerader Körper im Wasser krumm erscheint, und zwar nur in solchem, welches sich bewegt und wogt[53], liegt darin, dass der Körper nicht gerade gesehen werden kann, einmal wegen der Schnelligkeit, mit der er in's Wasser eingedrückt wird, sodann weil das darin eingedrückte nicht ruhig ist, indem der Blick dasselbe nur so erreicht, dass sofort ein andres Bild ⟨auf das erste⟩ folgt. Das ist die Spur des Körpers, der gekrümmt ist durch Wogen und Bewegung.

Viertes Kapitel.

Hierin will ich erwähnen, wie ein Mensch den nahen Gegenstand fern und den grossen klein sehen kann, ohne irgend eine Krankheit im ganzen Auge; ferner dass ein durchsichtiger Körper, wie Beryll u. dgl., wenn zerrieben, weiss und seiner ⟨ursprünglichen⟩ Farbe beraubt wird.

Der Schaich sagt im dritten Buch des Werkes von der natürlichen Durchsichtigkeit: Es begegnet dem Blick, durch Mangel an vollständiger Wahrnehmung, dass er einen Gegenstand entfernter sieht, und der Blick sich zertheilt durch die Betrachtung und er jenen grösser sieht. Es ist möglich, dass

[53] Das ist ein Irrthum. S. wirft zwei Dinge zusammen, die Brechung des Lichts bei seinem Uebergang in ein dichteres Mittel, und die Flimmer-Erscheinung im Auge, welches schnell bewegte Körper wahrnimmt.

ein Gegenstand, welcher geeignet ist, fern gesehen zu werden, ganz übermässig fern ist. Wird nun ein andrer noch fernerer Gegenstand vorgestellt, so wird der erstere nicht so gross gesehen, wie sein Maass ist, sondern grösser, als er ist, weil er in Wirklichkeit näher ist.[54]

In demselben Buch hat er die Ansicht eines Gelehrten überliefert, dass das Durchsichtige, wenn es zerrieben wird, Luft in sich aufnimmt und mit seinen wesentlichen Theilen vermischt. Er selber erklärt aber, dass das Durchsichtige, wie das des Glases, durch Zerreiben, oder durch Kochen, wie bei dem Eiweiss, zur Weisse zurückkehrt, — nicht durch äusserliche Beimengung von Luft, sondern durch innere Umänderung.[55]

Fünftes Kapitel.

Hierin werde ich erörtern, in wie vielen Richtungen der Sehgeist im Auge wirkt.[56] Ḥunain sagt im Buch vom Auge[57]: Sein Wirken hat acht Richtungen: Erstlich, seine Natur ist die der reinen, leuchtenden Luft. Zweitens, er hängt zusammen mit der äusseren Luft. Drittens, er fliesst von innen nach aussen. Viertens, die Annahme der beiden Bilder[58] ist für den Eindruck eines. Fünftens, es ist der Luft eigenthümlich, den Eindruck von Farben anzunehmen. Sechstens, das Licht, welches eintritt, verändert sich ebenfalls in gleicher Weise. Siebentens, wenn der Sehgeist zusammenhängt mit der äusseren Luft, dann ist der Gegenstand, welcher Eindruck macht, im Innern ebenso. Achtens, wenn der Sehgeist mit dem Verstand zusammenhängt,

[54] Eine bekannte Sinnes-Täuschung. Blickt man durch ein Drahtgitter auf eine fernere Wasserfläche und projicirt das Bild des Gitters auf die letztere, so erscheinen uns Maschen wie Stäbe des Gitters erheblich vergrössert.

[55] Auch hier hat der Araber das Richtige nicht erkannt, da er nicht wusste, dass ein inniges Gemenge kleinster durchsichtiger Theile, wenn das Brechungsverhältniss der Bestandtheile verschieden ist, undurchsichtig werden kann.

[56] Text „reitet“.

[57] Vielleicht in dem kleineren. In seinem Hauptwerk (wenigstens in der lateinischen Uebersetzung des Demetrius) ist diese Stelle nicht zu finden.

[58] So p, g hat „Lichter“.

so muss er jedes Mal, wenn er einen Eindruck von der äusseren Luft empfängt, ihn an den Verstand abgeben.

Ibn A'jan al-Baṣrī sagt in dem Buch von der Prüfung der Augenärzte: Das Sehen trifft seinen wahrgenommenen Gegenstand durch die Verbindung seines Lichts mit dem äusseren Licht, und zwar in folgender Weise: Die Formen der Dinge drücken sich zuerst in das Licht der Luft ein, und dehnen sich aus und werden darin abgebildet; dann führt die Luft mit dem Licht sie zu der Sehkraft. Dies ist so. Das Auge besitzt einen Spiegel. Darin sind verschiedene Farben, wie das Weiss und das Schwarz, die beiden Enden der Farben⟨-Reihe⟩. Deswegen nimmt er die Gestalten an, wie das Wachs den Eindruck des Siegels annimmt. Wenn nun der Blick die Farben annimmt, dann wird er zur Seele hin gezogen, und giebt ihr das ab, was ihn von den Dingen getroffen hat, wie das Licht im Spiegel und in jedem polirten Korper sich faltet und schmiegt. Wenn nun der Blick das zur Seele hinführt, was er gesehen von Formen und Farben, so hinterlässt er einen Eindruck, — nach dieser Annahme. Dann sondert dies der Verstand.

Der Beweis dafür, dass das Sehen Ueberlegung und Verstand benöthigt, liegt in dem Folgenden. Wenn ein Mensch sich entschliesst, einen Freund zu besuchen und zu ihm geht und ihn findet, während jener gerade mit Nachdenken beschäftigt ist; und ihn begrüsst und zu ihm spricht, und jener ihn anblickt und trotz alledem nicht antwortet, aber danach, zurückgekehrt von seinem Nachdenken, ihm antwortet und zu ihm redet und ihn begrüßt: so war doch das Sehen, womit er ihn zuerst erblickt, dasselbe, wie das, womit er ihn zum zweiten Male geschaut; das Versehen lag nur an dem Verstand, weil dieser das nicht untergebracht, was der Blick ihm überbracht hatte.

Das ist dasjenige, was ich zu erwähnen vermochte über die Angelegenheit des Sehens. Gott weiss es am besten.

Zum Schluss will ich noch eine andre Lehre mittheilen, an welche der weise Porphyrios[58a] geglaubt hat, und die von

[58a] Neuplatoniker, geb. 233 n. Chr. zu Tyros, gest. 304 zu Rom, Schüler des Longinus und Plotinus und Lehrer des Jamblichus.

ihm Gregorios[59] in dem Buch von der Natur des Menschen übernommen hat. Dieser erklärte: Nicht findet das Sehen statt durch das Heraustreten von Strahlen und durch die Aenderung der Luft und nicht durch Abbildung der Figuren. Die Seele selbst, wenn sie die Sehgegenstände betrachtet, erkennt ihr Wesen, insofern sie ⟨auch⟩ in den gesehenen Gegenständen ist, weil in ihr ist das Zurückbehalten der gesehenen Gegenstände. Alle existirenden Dinge haben eine Seele, durch dieselbe halten sie verschiedene Körper zusammen. Nämlich so. Nachdem er eingesehen, dass die Seele eine ist in allen Dingen, und nothwendiger Weise die logische ist; so erklärt er, dass sie ihr eignes Wesen in allen Existenzen erkennt.

Zu Ende ist das zweite Buch vom Licht der Augen. Lob sei Gott.

Drittens.

Buch acht, das fünfte Kapitel.

Vom Star und seiner Behandlung. Wisse, der Star ist eine verstopfende[60] Krankheit, er gehört zu den Krankheiten der Zahl[61] (d. h. zu den Neubildungen), es folgt ihm eine Zusammenhangs-Trennung.

Es ist ⟨der Star⟩ eine fremde Feuchtigkeit[62], die sich sammelt aus sehr feuchtem Dampf, — unter Betheiligung des Gehirns, wenn dessen Mischung feucht geworden, — und die im Loch der Traubenhaut auftritt, zwischen Eiweiss-Feuchtigkeit und Hornhaut, und die Gestalten hindert, in die Krystall-Feuchtigkeit vorzudringen.[63]

---

59 Gregorios von Nyssa († Ende des 4. Jahrh. n. Chr.) schrieb *περὶ ψυχῆς*.

60 *Ἐμφράττεται δὲ ἐν αὐτῷ τῆς ἡλιοειδοῦς αὐγῆς ὁ κατὰ τὸν ῥαγοειδῆ χιτῶνα πόρος*, heisst es zwar schon bei Galen (B. V, S. 635, von den Sätzen des Hippokr. u. Platon, VII c. 5); aber in die Definition des Stars ist die Verstopfung erst bei den Arabern aufgenommen. Vgl. K., S. 155.

61 Galen, Von den Verschiedenheiten der Krankheiten c. 6 (B. V 1, S. 862). Auch der Star wird hier zu den widernatürlichen Neubildungen gerechnet. Vgl. auch sein System der Heilkunst, XIV c. 13 und G. d. A., § 214.

62 K., S. 155; A. b. J., S. 213.

63 K., S. 156.

Es besteht Verschiedenheit in Bezug auf seine Grösse und auf seine Beschaffenheit.[63a]

Die Grössen-Verschiedenheit beruht im Folgenden[63a]: wenn es viel ist, verstopft es das ganze Loch, und das Auge sieht gar nichts; wenn es gering ist im Vergleich zu dem ⟨Seh-⟩ Loch, so verstopft es nur einen Theil, und ⟨das Auge⟩ sieht mit dem offen gebliebenen Theil der Pupille, — und zwar entweder nur einen Theil des betrachteten Gegenstandes, wenn eben nur ein Theil des letzteren dem offen gebliebenen ⟨Theil der Pupille⟩ gegenübersteht; oder das ganze, wenn das Ganze jenem gegenübersteht. Wenn es die Mitte der Pupille befällt, während die Umgebung noch offen geblieben; so sieht man die Seitentheile des betrachteten Gegenstandes, aber in der Mitte sieht man ein Loch: die Bedeutung der Thatsache ist die, dass man ⟨daselbst⟩ nicht sieht, sondern Dunkelheit sich einbildet.[64]

Was die qualitativen Unterschiede betrifft, so ist in Beziehung[64] auf die Consistenz der eine Star dünn und klar und verdeckt nicht Licht und Sonne, der andre ist ⟨hingegen⟩ sehr dick.

Was aber die Farbe anbetrifft, so theilt sie sich in elf Arten.[65] Die erste ist luftfarbig; die zweite glasfarbig (grünlich); die dritte nach dem Weissen hinneigend, hagelkorn-ähnlich, es ist die perl-farbige; die vierte ist weiss, nach dem blauen hinneigend und türkis-artig[66], sie wird die himmelblaue genannt; die fünfte ist grünfarbig; die sechste gelb; die siebente roth, goldfarbig; die achte blau[67]; die neunte gipsfarbig; die zehnte schwarz; die elfte gleicht dem Quecksilber und bewegt sich im Auge auf und ab, als ob es Quecksilber wäre.[68]

Einige der früheren Aerzte[69] glauben, Star sei Verdickung

[63a] K., S. 156.

[64] Ziemlich wörtlich nach K., S. 157.

[65] Ziemlich genau nach A. b. J., S. 214; nur etwas mehr ausgeführt.

[66] fīrūzağ. („Der Türkis ist himmelblau bis berggrün." Quenstedt, Mineralogie, 1855, S. 392).

[67] azraq.

[68] Man kann an Krystall-Bildung im vorderen Theil des Glaskörpers, oder eher an einen beweglichen, silberglänzenden, complicirten Star denken. Vgl. A. b. J., S. 215.

[69] Ḥunain, nach A. b. J., S. 219.

des Eiweisses. Dies ist aber ein Irrthum, wie bewiesen wird durch den Ausspruch des Galen im zehnten Buch[70] vom Nutzen der Theile, dass der Sitz des Stars in dem Raum zwischen Hornhaut und Krystall-Feuchtigkeit sei; und dass die Star-Nadel hin und her gehe in einem weiten Raum, nach oben und nach unten, nach rechts und nach links; überhaupt sähen wir, dass die Nadel nach allen Richtungen sich drehen lässt, ohne irgendwo anzustossen, was darauf hinweist, dass hier wirklich ein weiter Raum besteht.

Seine Worte lauten „zwischen Hornhaut und Krystall-Feuchtigkeit“; nicht aber sagt er „zwischen Traubenhaut und Krystall-Feuchtigkeit“: ⟨es ist so,⟩ als ob er sagte, dass der Star hinter der Hornhaut die Bilder der Gestalten gesehener Gegenstände davon abhält, zur Krystall-Feuchtigkeit zu gelangen. Diese Anschauung wird gerechtfertigt durch den (weiteren) Ausspruch des Galen, im IV. Buch von den Krankheiten und Symptomen[71], dass, wenn die Eiweiss-Feuchtigkeit dick wird, davon das Herabsteigen des Stars im Auge eintritt: er sagt aber nicht, dass ihre Verdickung der Star sei.[72]

Ein andrer Beweis liegt in dem Folgenden. Wäre der Star Verdickung der Eiweiss-Feuchtigkeit, so würde zur Zeit der Operation, wenn wir die Nadel einführen und die Traubenhaut durchbohrten, bis sie zur Eiweiss-Feuchtigkeit gelangte, um von ihr den Star herunterzudrücken, ⟨die Eiweiss-Feuchtigkeit⟩ ausfliessen und heraustreten, beim Ausziehen der Nadel aus dem Stich-Kanal, oder vielmehr schon vor dem Ausziehen derselben.[73]

Die Prüfung dessen, was noch dazu eines Beweises bedarf, liegt in dem Folgenden. Zur Zeit der Operation wird ⟨für unsren Blick⟩[74] nur die Bindehaut durchbohrt. Trotzdem sehen wir den Star deutlich vor[75] der Pupille, hinter der Hornhaut.

[70] c. 4 (B. III, S. 781).

[71] Das ist das erste Buch von den Ursachen der Symptomen (c. 2, B. VII, S. 95). Vgl. A. b. J. II, c. 73 Anm. 1 u. 30.

[72] Nach A. b. J., S. 219.

[73] A. b. J., S. 216.

[74] Ergänzt nach A. b. J., S. 217.

[75] Das vor ist für uns ein unerklärlicher Widerspruch mit dem Folgenden, dass er schmäler erscheint, bei enger Pupille.

Er wird klar durch seinen Glanz und verschmälert sich, wenn die Pupille sich verengt beim Strahl der Sonne und des Lichtglanzes, und verbreitert sich, wenn jene in der Dunkelheit sich verbreitert.[76]

Durch diese Beweise ist erhärtet, dass ⟨der Star⟩ nicht eine Verdickung der Eiweiss-Feuchtigkeit darstellt, sondern dass die Verdickung der letzteren seitens einer feuchten Qualität das Herabsteigen des Stars in das Auge bewirkt; und dass dieser zwischen der Hornhaut und der Traubenhaut sich befindet.

Die Ursache dafür, dass der Star zur Zeit der Operation in das Loch der Traubenhaut hineingelangt, bis ihn die sammetartige Hinterfläche der letzteren festhält, liegt darin[77], dass die Nadel, wenn sie zwischen die beiden Häute gelangt, mit dem Star gleichzeitig auf die Traubenhaut drückt und diese dann sich erweitert, und ihre sammet-artige Hinterfläche den Star an sich zieht. Sowie aber die Nadel herausgegangen, hört jener Druck auf, und die Pupille kehrt zu ihrem ursprünglichen Zustand zurück: geradeso, wie wir dies bei der Gebärmutter[77] beobachten, ihre Erweiterung beim Austreten der Frucht und ihre Rückkehr zum ursprünglichen Zustand nach der Entbindung.

Die Ursachen ⟨des Stars⟩ sind acht.[78] Die erste ist eine primitive (d. h. Verletzung), wie Stoss oder Schlag auf den Kopf oder auf das Auge. Die zweite beruht in dem Greisen-Alter, wie der Star ja meistens die Greise vornehmlich befällt, in dem letzten Theil ihres Lebens-Alters, wegen der Schwäche der natürlichen Wärme und wegen der Schwäche ihrer Augen, und weil die überschüssigen Feuchtigkeiten (Absonderungen) Gewalt über sie gewinnen. Die dritte Ursache liegt in der Mischung (dem Temperament), wenn z. B. Kälte oder Feuchtigkeit die Ueberhand über die Mischung eines Menschen gewinnt.

Die vierte ⟨Ursache des Stars⟩ beruht in der Beschaffenheit des Organs, insofern jener zumeist die dunklen Augen befällt und besonders die grossen Augen und die Glotz-Augen, wegen der Menge der Feuchtigkeit und wegen der dahin zielenden

---

[76] Die Licht-Reaction der Pupille bei Star findet sich nicht bei A. b. J., wohl aber bei ʿA. Vgl. oben, S. 115.

[77] Nach A. b. J., S. 218.

[78] Ausführlicher und dabei strenger gegliedert, als A. b. J., S. 215.

Ursache derselben, — nämlich wegen der Anfüllung im Kopfe stösst die Natur diese Feuchtigkeit nach jenem Orte hin. Die sechste ⟨Ursache⟩ beruht auf solchen Dingen, die in den Körper eingeführt werden; hieher gehört die Aufnahme von feuchtenden Speisen, wie Fische und Milch, und von dicken, wie Rindfleisch, und von Dunst-entwickelnden, wie Knoblauch und Zwiebeln, oder von schlechten Stoffen, wie Melanzane[79]: denn häufiger Genuss derselben erzeugt den schwarzen Star im Auge. Die siebente Ursache liegt in solchen Dingen, die aus dem Körper austreten, wie Erbrechen und ⟨Darm-⟩Entleerung. Die achte Ursache ist Veränderung des Körperzustands; hieher gehört der Star, welcher in Folge von langwierigen Krankheiten oder von chronischem Kopfschmerz auftritt; ferner gehört hieher das Eindringen derartiger Feuchtigkeit in diejenigen Adern, durch welche die Häute ⟨des Auges⟩ ernährt werden.

Die Ursache für das Auftreten der erwähnten elf Star-Arten beruht darauf, dass eben der Star eine Feuchtigkeit (Ausschwitzung) darstellt; meist kommt er von überwiegendem Schleim. Je nachdem diesem eine der Dyskrasien sich hinzugesellt, verändert sich die Farbe des Stars.

So entsteht der luft- wie der glas-farbige von zartem Schleim, der hagelkorn-artige von noch weicherem und zarterem, der gipsförmige von sehr dickem Schleim; der himmelblaue von der Mischung der gelben Galle mit einem wenig von der schwarzen. Galen sagt „in den Krankheiten und Symptomen“, dass die himmelblaue Farbe sich aus weiss und roth und schwarz mischt.[80] Der ⟨rein⟩blaue entsteht aus dicker schwarzer Galle und Schleim; der grüne aus dickem Blut und dickem Schleim und schwarzer Galle; der rothe von Blut, der gelbe von gelber Galle, und der schwarze von schwarzer Galle.[81]

Kennzeichen. Diese Krankheit ist im Beginn ihrer Entstehung schwer zu erkennen[82], weil sie dann denjenigen Ge-

---

[79] badinǵān, Solanum Melanogena (A. M. Nr. 55, S. 159, Drag. S. 591).

[80] Galen, Von den Ursachen der Symptome I c. 6 (B. VII, S. 120): *τὸ κυανοῦν δὲ λευκοῦ καὶ λαμπροῦ συνελθόντων καὶ εἰς μέλαν κατακορὲς ἐμπεσόντων.* (Der Uebersetzer in's Arabische las vielleicht *πυρροῦ*.)

[81] Diese humoral-pathologische Orgie ist unserem S. eigenthümlich.

[82] A. b. J., S. 214.

sichts-Erscheinungen ähnelt, welche von Dünsten des Magens u. dergl. herstammen. Hat der Star aber erst sich festgesetzt, so ist seine Erkennung leicht.

Hinweist auf Star eine im Auge des Kranken wahrnehmbare Trübung, welche dem Nebel oder der Wolke gleicht, zumal wenn dieselbe nur in dem einen der beiden Augen sich findet, und wenn dabei gleichzeitig der Kranke solche Gesichts-Erscheinungen hat, dass er glänzende Gegenstände, wie Kerzen, verdoppelt (mehrfach) sieht, wenn er vor seinen Augen Mücken und Fliegen schweben sieht, und haarähnliche ⟨Gebilde⟩ und Münzen, besonders beim Anblick der Sonne und der Kerzen, und auch um die Kerze einen Hof sieht, wie um den Mond.[83] Einige sehen auch Strahlen, wie von Sternschnuppen und wie den Blitz. Entsprechend jener Ausschwitzung und ihrer Beschaffenheit sind diese Gesichts-Erscheinungen in ihren Gestalten und ihrer Farbe.

Behandlung. Zunächst befiehl dem Kranken, von denjenigen Speisen sich fern zu halten, welche Feuchtigkeit und dicken Dunst erzeugen, — als da sind Milch, Käse, Fisch, Lattich, Rindfleisch, Ziegenfleisch in grösserer Menge und das Fette vom Schaf-Fleisch, Bohnen, Linsen, Kohl, Früchte, Wein, zumal ungemischter, Zwiebeln, Knoblauch, Senf, Basilienkraut und Porree.[84] ⟨Er halte sich auch fern⟩ vom späten Abend-Essen, vom Trinken vielen Wassers, zumal des kalten, vom allzu häufigen Baden, besonders nach der Hauptmahlzeit, vom Coïtus, vom Fasten und vom Erbrechen. Aber die verdünnende Nahrung, die Hauptmahlzeit inmitten des Tags, aus gebratenem und geröstetem von kleinen Vögeln und Hühnern und von dem rothen Fleisch des Schafes, mit Reis und Mastix, und aus kleinen Eiern mit Thymian und Spargel[85], — das ist nützlich bei dieser Krankheit. Vor dem Schlaf einzunehmen von Thymian Kassie, Ingwer und Mastix zu gleichen Theilen, nebst weissen Zuckers zwei Theilen von dem Ganzen, und zwar eine Gabe von zwei Drachmen, — das ist nützlich.

---

[83] Eine sehr gute Schilderung.

[84] Der Zettel der verbotenen Speisen ist länger, als bei A. b. J., S. 224.

[85] Die erlaubte Speisekarte fehlt bei A. b. J., S. 224, der sonst ähnliche Grundsätze empfiehlt.

Antyllos verbietet dem Starkranken das Schröpfen und den Genuss von Fischen und vom Fleisch des Kleinviehs und vom Dattelwein und von Gemüsen; und gestattet ihm nur einmal in der Mitte des Tages zu essen.

Der Schaich ⟨Ibn Sina⟩ sagt im dritten Buche des Kanon[85a]: „Ich habe einen Mann beobachtet, der zu vernünftiger Einsicht gelangt, und dem ein Star zugestossen war; da behandelte er sich selber mit Abführung und Diät und Verringerung der Nahrung und Aufgeben der Suppen und der befeuchtenden Sachen und mit Beschränkung auf Gebratenes und Geröstetes und mit der Anwendung von auflösenden und verdünnenden Augenpulvern: und zurückgekehrt ist ihm die Sehkraft in vortrefflicher Weise. In Wahrheit, wenn der Star in seinem Anfang als solcher erkannt wird[86], so nützt dabei ⟨nur⟩ die Lebensweise; wenn er aber ausgebildet ist, so nützt nur die Operation. Wer den Star hat, muss sich hüten vor Ueberfüllung, vor dem Weingenuss und dem Coïtus und soll sich beschränken auf das nothwendige ⟨Mahl⟩ am Mittag; Fische, Früchte und dickes Fleisch soll er ganz besonders meiden. Das Erbrechen, mag es auch durch Reinigung des Magens nützen, ist doch ausnehmend schädlich in dem besonderen Fall des Stars.“[87]

Ibn Zuhr sagt in seinem Buch „Erleichterung“[88]: Beeile dich vor dem Herabsteigen ⟨des Stars⟩ mit der Reinigung des Körpers durch die abführenden Arzneien und beschränke dich dabei nicht auf die Bittermittel allein, sondern mische mit denselben auch noch Koloquinthen-Pulpe und Knoblauch und Engelsüss[89] und Speisesalz und Mastix. Ich gebe dir an diesem Ort eine Regel, die du dir für immer merken sollst. Lass den ⟨Star-⟩Kranken nicht zur Ader, selbst wenn es nothwendig scheint,

85a K., S. 110.

86 K.: „wenn man dem Star i. s. A. helfen will“, — eine bessere Lesart. Sonst hat dem S. derselbe Text des Kanon vorgelegen, wie uns heutzutage.

87 Da uns hier die Urschrift des Citats zur Hand ist, so können wir das Ende desselben genau angeben. Wir ersehen übrigens, dass lange Abschnitte des Textes nur aus aneinandergereihten Citaten bestehen.

88 taisīr (adjumentum).

89 basbājiǵ, Polypodium vulgare, A. M. Nr. 67, S. 164.

so lange sein Leib verhärtet ist. Thuest du dies doch, so schleppst du noch zu der Krankheit ein gewaltiges Unglück herbei. Verordne milde Abführung, wie du willst, mit einem der sanfteren Mittel. Nicht soll er essen, während noch Speise im Magen weilt. Essen soll er Küchelchen, die gebraten oder mit Rüben gekocht sind. Schauen soll er andauernd auf die Augen lebender Wild-Esel; das ist ein specifisches Heilmittel, das ich durch die Erfahrung erprobt habe. Nach Angabe der Aerzte nützt der Dunst ihres Fleisches, wenn es mit Safran gekocht wird; bei fortgesetzter Behandlung ist es möglich, dass dieser Dunst auflösend wirkt, und dass Heilung eintritt, durch die Gnade Gottes, des Höchsten. — Nach dem Herabsteigen des Stars sollst du dich nicht an ihn machen, bis dass er ausgebildet und reif ist. Operirt man vor der Reife, so kehrt der Star wieder.

Rāzī sagt im zweiten Buch des Continens[90], dass der Star zunimmt, und seine Ansammlung sich festigt in Folge von Schröpfen, zumal in der Nackengrube, sowie durch Fisch-Genuss. Demgemäss verordnen wir dieses, wenn die Reifung des Stars sich verzögert.

Derselbe sagt ferner: Derjenige, in dessen Auge Star beginnt, hüte sich vor Gurgeln, Niessen, Schreien, weil dies die Materie herbeizieht; jedoch Abführung mit Bittermitteln ⟨ist nützlich⟩. Derselbe berichtet ferner aus dem gesammelten Buch[91]: Derjenige, in dessen Auge Star beginnt, soll nicht erbrechen, weil dies die Materie zu seinem Auge hinzieht; aber er muss Körper und Kopf reinigen durch Bittermittel, Abführ-Pillen und Gold-Pillen.

Danach wende Atrifel-[92]Mittel an und von diesen das folgende Recept: Grosser Atrifel, aus dem Heft des Amīn ad-daula; es nützt gegen Erschlaffung des Magens und gegen Feuchtigkeit desselben, reinigt das Gehirn, klärt das Ohr und verschönert die Farbe. Man nimmt Myrobalanen aus Kabul

---

[90] al-ḥāwī.

[91] Kitāb al-maǵmūʿ.

[92] Electuarium aus Emblica, Terminalia Chebula u. T. Bellivica A. M. Nr. 12, S. 146.

und andre Myrobalanen und Emblica ohne Steine[93], und zwar schwarze, und Pfeffer und langen Pfeffer, von jedem drei Drachmen; Ingwer und Knabenkraut[94] und Muskat-Blüthe[95] und indische Kresse[96] und Mannes-Treu[97] und geschälten Sesam und weissen Zucker und Schlaf-Mohn[98] und rothe und weisse Behenn-Nuss, von jedem eine Drachme: dies wird vereinigt, gestossen, gesiebt, mit abgeschäumtem Honig geknetet, mit Rindstalg gemischt und angewendet.

Das Buch von der Leitung[99] ⟨sagt darüber⟩: Seine Kraft dauert von zwei Monaten bis zu zwei Jahren.

Ibn Abi'l Bajān[100] ⟨fügt hinzu⟩: Es wird angewendet nach drei Monaten. Nach der Atrifel-Latwerge gieb von der folgenden Knetung, deren Recept aus dem zweiten Buch des Continens stammt, von dem daselbst erklärt wird, dass es nützlich und heilsam sei bei Star-Beginn. Man nimmt Kalmus, Asant, Ingwer und Fenchel-Samen, von jedem einen Theil; zerreibt es, knetet es mit Honig und verwendet dann an jedem Tag das Maass einer Büchse.

Heisse ⟨den Star-Kranken⟩ auch weissen Kampfer zu riechen und Majoran und Jasmin. Zu dem, was nützt, gehört auch, dass man von dem grossen Theriak zu wiederholten Malen einnimmt, und dass man häufig in einen Spiegel[101] schaut. Das hat einen sichtlichen Nutzen.

Nimm' dich aber in Acht vor dem Aderlass, ausser bei starker Nöthigung, weil derselbe die natürliche Wärme herabsetzt und deshalb die Sehkraft schwächt.

Zu dem, was im Beginn dieser Krankheit nützt, gehört auch das Brennen der Schädelnaht und das Zerschneiden der Adern in den beiden Schläfen und hinter den beiden Ohren.

---

[93] sir amlaǵ. Vgl. A. M., S. 146.

[94] buzīdān, Orchis Morio, A. B. Nr. 79, S. 167; Drag., S. 150.

[95] basbāsa, Macis. A. M., Nr. 80, S. 167.

[96] šitaraǵ, Lepidium latifolium, A. M. Nr. 351, S. 225.

[97] šašqāqul, Eryngium campestre, A. M., Nr. 81, S. 168.

[98] ḫašḫāš.

[99] al-minhāǵ. Vgl. Anm. 121.

[100] Lehrer des Uṣaibi'a, also im XIII. Jahrh. u. Z.

[101] Hier steht ein unleserliches Wort; vielleicht šabaḥ, Silhouette.

Die alten Gelehrten sind darüber einig, die Neueren haben es erprobt und den Nutzen davon bestätigt.

Bist du nun sicher vor Erguss von Materie, so reibe das Auge ein mit lösenden und verdünnenden Mitteln. Dazu gehört ⟨das Folgende⟩. Galen sagt in seiner Abhandlung über den Theriak an den Kaiser[102]: Hirn der Fledermaus mit Honig nützt gegen den Star, der in das Auge hinabsteigt; ebenso wirkt das Hirn des Schafes und die Galle der Hyäne, wenn sie mit Honig gemischt wird, und man damit einreibt; und die Galle des Falken, wenn sie mit Lilien-Oel gekocht wird, und man damit einreibt: man erzielt davon einen sichtlichen Nutzen.

Derselbe sagt im X. Buch der Heilmittel: Galle des jungen Stiers[103] ist kräftiger, als alle andren Thier-Gallen. Danach kommt die Galle des Bären und danach die der Ziege, danach die des Schafes und die des Schweines. Des letzteren Galle ist sehr schwach an Wirkung. Aber die Gallen aller Vögel sind beissend und scharf; sie trocknen kräftig. Die Gallen der Hähne und Hühner sind besonders stark und tief eingreifend in die Wirksamkeiten der Heilkunde.

Derselbe sagt ferner im dritten Buch der örtlichen Heilmittel[104]: Die Aerzte haben für den Star-Anfang Heilmittel aus Gallen und Bienenhonig. Am meisten loben sie den Scarus, das ist der Sterngucker-Fisch.[105] Derselbe erklärt gleichfalls in dieser Abhandlung: Die Verheissungen dieser Arzneien sind gross, die Wirkungen aber meistens ganz unbedeutend.

Rāzī sagt im 2. Buch des Continens, nach Alexander: Die Galle der Hyäne ist nützlich für den, in dessen Auge der Star herabgestiegen. Ebenso die Galle des Wolfs. Sie ist ebenfalls stark bei allen Bedeckungen[106] ⟨der Pupille⟩. Auch die Adler-Galle, gemischt mit Andorn.[107] Hasen-Galle, in's Auge des Star-Kranken geträufelt, bewirkt Heilung.

---

[102] In der Galenischen Sammlung besitzen wir zwei Schriften über den Theriak, an Piso und an Pamphilianus. In der ersteren finden wir einige Andeutungen für dieses Citat. Vgl. Gal. B. XIV, S. 241.

[103] Galen, B. XII, S. 277, 279.

[104] majāmir. Es ist aber das vierte Buch! Vgl. Galen, B. XII, S. 725.

[105] šabbūṭ, Uranoscopus.

[106] ġišāwāt. [107] farāsiūn.

Derselbe sagt, nach Alexander: Die Galle des Hundes nützt gegen Star-Beginn.

Recept einer Salbe aus dem zweiten Buch des Contin., die gleichfalls gegen Star-Anfang nützt. Man nimmt Ingwer, Pfeffer und langen Pfeffer und Zimmt und Hefe[108], Ulmen-Asche, Kalmus, Gummi vom wilden Oel-Baum, Wurzeln des grossen Schöllkraut, Asche von der Fledermaus, Asche von der Schwalbe, Ammon'sches Salz, Wolfsmilch, Asant und Sagapen[109]: es wird tüchtig zerrieben und mit Ziegen- oder Fisch-Galle angefeuchtet, bis es sich kneten lässt; daraus macht man ein Kollyr und reibt davon ein, mit Rautenwasser. Hieher gehört auch das Gallen-Kollyr. Man nimmt Fisch-Galle, Bocks-Galle und Falken-Galle, zu gleichen Theilen; sie wird getrocknet, zerrieben, mit Fenchel-Abkochung geknetet, daraus ein Kollyr bereitet, getrocknet und angewendet.

Ein Kollyr, das er gleichfalls anführt und das auch gegen Star-Anfang nützlich ist. Koloquinthen-Pulpe wird in Wasser macerirt, darauf gerinnt das letztere. Dann nimmt man Bocks-Galle und trocknet sie in einem Becher. Nun nimmt man von der letzteren zehn Drachmen, und von der Coloquinthen-Gallerte zwei Drachmen; dazu Ammon'sches Salz eine grosse Drachme[110], Wolfsmilch die gleiche Menge: das Ganze wird mit einer Drachme Sagapen-Harz vermischt, ein Kollyr daraus bereitet, vom letzteren etwas mit Fenchel-Wasser zerrieben und damit eingerieben.

Ein Kollyr, das gleichfalls dagegen nützt. Man nimmt Koloquinthen-Pulpe, kocht sie und lässt ihren Saft gerinnen, und nimmt davon einen Theil; Balsam-Oel $^1/_2$ Theil, Wolfsmilch die gleiche Menge, Ammon'sches Salz die gleiche Menge; knetet es mit dicker Ziegen-Galle, die in der Sonne getrocknet ward, macht ein Kollyr daraus und wendet es an mit Fenchel-Wasser.

Aus den Auswahlen von al-Kindī[111]: Man nimmt Samen von Indigo, zerreibt ihn sehr gut und reibt damit ein. Denn

---

[108] durdī = foex, amurca olei, foex vini petrificati.

[109] Die Mengen sind nicht angegeben.

[110] mitqāl = 6 Gramm.

[111] Der fürstliche Philosoph, Verf. einer Arzneimittel-Lehre, starb 880 u. Z. zu Bagdad.

das nützt zur Lösung des Stars und gehört zu den Geheimnissen der Star-Behandlung.

Der Verfasser des Ergebnisses[112] hat es ebenfalls übernommen und ⟨hinzugefügt⟩, dass es die Kerne des Indigo sind; und es dankten jenem Ibn Zuhr und Masīḥ.[113]

Auch die innere Schale des Trappenmagens[114], wenn sie im Schatten getrocknet und zur Einreibung benutzt wird, ist von besonderem Nutzen gegen das Herabsteigen des Stars in's Auge.

Ebenso, wenn Gallen-Salben mit den Kollyrien gemischt werden; von Boḫtišū'[115] ⟨ist das folgende Recept⟩: Man nimmt Galle von wilden Thieren und von Vögeln und Blut von Eidechsen und Schwalben-Asche und Vipern-Haut und Ingwer und bereitet daraus mit Fenchel-Wasser ein Kollyr und zerreibt es auf Ebenholz und reibt damit ein, — für Star-Anfang.

Der Schaich ⟨Ibn Sina⟩ sagt im dritten Buch des Kanon[116]: „So wollen wir einige erprobte Mittel erwähnen; z. B. nehme man von enthülsten Lorbeer-Körnern, Gummi einen Theil, reibe es — mit dem Urin eines unschuldigen Knaben für den Star, für Sehschwäche mit reinem Wasser, — und wende es an.

Derselbe hat von Aëtios aus Amida übernommen[117]: Geknetet wird Vipern-Galle mit Honig und damit eingerieben, es ist sehr gut. Ich (Ibn Sina) sage aber dazu: Glaubwürdige Menschen haben die Vipern-Galle erprobt; nicht hat sie die Wirkung eines Giftes hervorgerufen. ⟨Also⟩ gehört der ⟨genannte⟩ Versuch zu denen, die man nicht zu scheuen hat.

Derselbe hat noch ein andres erprobtes Mittel: Vom Saft der Beeren von der Insel Kypros[118], vom Gamander und von

[112] natīǵa, nämlich al-Qaisī, um 1250 u. Z., in Aegypten.

[113] Jūḥannā b. Māsawaihi war allerdings ein Zeitgenosse des Al-Kindī.

[114] qāniṣat al-ḥubārā. Vgl. A. b. J., S. 226, Anm. 68.

[115] Es giebt vier dieses Namens: 1. Boḫtīšū' b. Ǵirǵīs, Leibarzt mehrerer Chalifen, verf. Kitāb at-tadkira für seinen Sohn Šibrīl. 2. Boḫt. b. Šibrīl b. Boḫt., † 256. 3. Boḫt. b. Jaḥja. 4. Boḫt., Leibarzt des Muttaqī. Zwei bis vier ohne Literatur bei Qifṭī. Alle waren berühmte Aerzte.

[116] K., S. 160.

[117] K., S. 161.

[118] Im K. steht Fanaqdis. Dies muss in Kypros verbessert werden.

Korallen, je eine grosse Drachme; dies werde mit Fenchelwasser geknetet.

Ibn al-'Abbās sagt im 5. Buch des königlichen Werkes: Reibe ein mit Zink-Blume, ⟨der gewöhnlichen⟩ und der Isbahanischen, die gepflegt ward mit Fenchel-Wasser, sowie auch mit der Galle vom Rebhuhn, vom Falken und vom Fisch und vom Steinbock, nebst einem Wenig Balsam-Oel, und mit Sagapen-Harz. Diese Arzneien nützen beim Anfang der Krankheit. Hat sie sich aber befestigt, so giebt es kein Recept eines Augenmittels, das gegen den in's Auge herabgestiegenen Star in erheblicher und deutlicher Weise Nutzen stiftet. Man nimmt goldfarbigen ⟨Galmei und⟩ Feuerstein[119] und legt ihn in einen neuen rothen Topf, und thut Glas in den Topf und verstopft den Deckel, und lässt es sechs Tage darin; sein Kennzeichen, wenn es gut ist, besteht darin, dass es weiss geworden; es wird zerstossen und gut zerrieben und damit eingerieben.

Ibn Qurra[120] ⟨sagt im Buch⟩ vom Seher und vom Sehen: Ein Kollyr, das nützt gegen den Beginn des Herabsteigens vom Star in die Augen. Man nimmt vom Wasser des frischen Fenchel 30 Drachmen, giesst darauf 10 Drachmen Bienenhonig und Galle von der Weihe und von der Taube und von der Ziege und andre Gallen, die man ausserdem noch vorfindet. Dies wird auf dem Feuer leicht gesiedet. Ferner nimmt man eine Drachme Sagapen-Harz, eine Drachme Pfeffer, eine Drachme Aloë aus Sokotra und $^1/_2$ Drachme Ammon'sches Salz; das Ganze wird zerrieben, ⟨mit Ausnahme des⟩ Sagapen, das gesiedet wird mit den vorher aufgezählten Stoffen; und die zerriebenen Arzneien zugemischt, während es noch auf dem Feuer steht. Der Sud wird in ein ehernes Gefäss gethan, man rührt es tüchtig und thut es in ein Glasgefäss und reibt damit ein, — gegen Sehschwäche und Star-Anfang; denn es bringt grossen Nutzen.

Recept eines Gallen-Kollyrs von Ibn Ǵazla, im ⟨Buch der⟩

[119] Text allerdings nur marqašīṭā (Feuerstein); doch ist iqlīmia wohl zu ergänzen.

[120] Gemeint ist wohl der berühmte Arzt und Astronom Ṯābit b. Qurra (826—901 u. Z., zu Bagdad). Doch besteht eine noch ungelöste Streitfrage bezüglich des ihm zugeschriebenen Lehrbuchs der Augenheilkunde.

Leitung[121], nützlich gegen Sehschwäche und Star-Anfang. Man nimmt Galle von der Hyäne, vom Rebhuhn, vom Habicht, vom Fuchs, vom Geier, vom Bär, vom Sterngucker-Fisch, von jeder Art eine Drachme; Sarcocoll und Aloë aus Sokotra und Safran, von jedem einzelnen zwei Drachmen; knetet dies mit Wasser von frischer Raute und mit Fenchel-Wasser und macht ein Kollyr daraus.

Ein Kollyr aus dem „Ergebniss".[122] Man nimmt Kalmus, zerreibt ihn mit Essig und reibt damit ein, einen bis sechs Monate lang; denn es trocknet den in's Auge herabsteigenden Star. Wenn man einen Falken mit Lilien-Oel kocht und damit das Auge von aussen einstreicht, so kupirt dies die Materie des in das Auge herabsteigenden Stars.

Im „Gedenkbuch" des ʿAlī b. ʿĪsā[123] ⟨steht⟩ ein Kollyr von Paulos, das nützlich ist gegen Star-Anfang. Man nimmt Sagapen-Harz drei Drachmen, Asant zehn Drachmen, weissen Niesswurz die gleiche Menge, mischt dies mit dem Gewicht von sieben grossen Drachmen (miṯqāl) Bienenhonig und wendet es an.

Derselbe sagt: Das Einziehen von Hahnen-Galle in die Nase ist nützlich; und ebenso das von Schwarzkümmel[124] ist nützlich für Star-Anfang; ebenso vermag die Einreibung von Zwiebelwasser mit Honig zu reinigen und den Star zu kupiren.[125]

Recept[126] eines Kollyrs, das an Stelle der Gallen-Salben gebraucht werden kann, nützlich für Star-Anfang und Pupillen-Erweiterung. Man nimmt Wiesen- oder Garten-Raute, armenischen Salpeter, Rettich-Samen, Aloë aus Sokotra und Safran, Senf und indisches Salz und schwarzen Pfeffer, von jedem 3 Drachmen; Samen von Ammei, Ammon'sches Steinsalz und Grünspan, von jedem $2^1/_2$ Drachmen; ⟨gebrannte⟩ Kerne von Myrobalanen aus Kabul, Fenchel-Samen, weissen Pfeffer, Meeres-

---

121 al-minhāǵ. Vgl. Anm. 99. Ibn Ǵazla lebte im 11. Jahrh. u. Z. (Vgl. die 8. Anm. bei Ḫalīfa.)

122 Vgl. Anm. 112.

123 A. b. J., S. 225 — genau ebenso.

124 A. b. J., S. 225, hat „Blutegeln".

125 Nach A. b. J., S. 226.

126 Dies ungeheure Recept stimmt bis auf Kleinigkeiten mit dem Text bei A. b. J., S. 226, überein.

Schaum, von jedem einzelnen fünf Drachmen; verbrannte junge Schwalben und Schalen von babylonischen Weiden und getrockneten Weiden-Saft von jedem 10 Drachmen; goldfarbenen Galmei und Feuerstein und gebranntes Kupfer und Kreuzdornsaft (Lycium), von jedem einzelnen 6 Drachmen; langen Pfeffer $3^1/_2$ Drachmen, Lilien das gleiche, indische Zinkblume die gleiche Menge: diese Arzneien werden zerrieben, gemischt, geknetet mit Press-Saft frischer Rauten und mit Rettich- und Fenchel-Wasser, eine Woche lang im Schatten getrocknet, ein Kollyr daraus bereitet, und damit eingerieben, Morgens und Abends, jedoch nicht bei gefülltem Magen.

Von demselben ⟨A. b. J. haben wir auch⟩ ein feuchtes Kollyr gegen Star-Anfang. Man nimmt Hyänen-[127]Galle, Balsam-Oel und altes Oliven-Oel und Honig — in einigen Recepten steht Rautenwasser statt Oliven-Oel, — mischt es mit dem Honig, hebt es auf und wendet es an.

Aber, wenn die Gesichts-Erscheinungen sehr reichlich sind, was von grosser Menge des ⟨krankhaften⟩ Ergusses herrührt, dann nützen diese Kuren nicht und dann giebt es keine Behandlung dafür, ausser der Operation, sowie der Star erst ausgebildet worden.

Wisse, der Star wird in den Augen einiger Menschen vollkommen, so dass er ihren Blick absperrt, schon im Zeitraum von einem Monat oder von zwei Monaten. Bei andren Menschen wird er erst in einem Jahre vollkommen oder in mehr als einem Jahre, nach Maassgabe der Mischung des Kranken und je nachdem ihn die Feuchtigkeit beherrscht.

Das Kennzeichen der vollkommenen Ausbildung des Stars besteht darin, dass der Kranke zwischen schwarz und weiss nicht mehr unterscheidet, und die Zahl ⟨der Gegenstände⟩ nicht erkennt.

Am besten passt zur Operation, was die Farbe anlangt, der luft- und der glas- und der perl- und der himmelfarbige Star; ferner der, welcher dem polirten Stahl und dem Blei gleicht.[128] Aber der gipsfarbige und der grüne und der

[127] A. b. J., S. 228, „Eidechsen“.

[128] [Das Folgende ist gemeinsames Zeichen, dass der Star sich gesammelt hat und fest geworden.] Passt nicht hierher.

schwarze und der gelbe passt nicht für die operative Behandlung. In Hinsicht auf Consistenz passt für die Operation am besten derjenige, welcher die Mitte hält zwischen dick und dünn. Denn der allzudünne bleibt nicht unter der Nadel, vielmehr steigt er schnell wieder zu seinem ⟨früheren⟩ Orte empor, — nicht hält ihn fest die Sammet-Schicht ⟨der Traubenhaut⟩. Der ganz dicke aber gehorcht nicht der Nadel in ihrer Bewegung und rückt nicht von seinem Ort.

Das Kennzeichen des Stars von mittlerer Consistenz ist so. Wenn du ihn beobachtest im Halbschatten und deinen Finger darauf drückst; so findest du, dass er sich schnell zertheilt, aber rasch wieder zurückkehrt und sich sammelt. Jedoch gehört die häufige Anwendung dieses Versuchs zu dem, was den Star trübt und die Operation schwierig macht. Man macht den Versuch anders: man legt einen Baumwollen-Bausch auf das Auge und bläst stark hinein.

Galen sagt im X. Buch von den örtlichen Mitteln[129]: Der Star, welcher von einem Schlag entsteht, wird nicht geheilt, weil das auf die Eiweiss-Feuchtigkeit gelagerte Häutchen[130] (Röhrchen) zerreisst; und in das Loch geht, wenn operirt wird, ein andrer Star.

Alī b. ʿĪsā[131] sagt, dass dann der Star sich immer wieder ergiesst; man erklärt auch, dass ein Theil des Stars in der Pupille selbst verbleibt.

Ferner ist die Operation vergeblich, wenn mit dem Star eine Verstopfung in dem hohlen Nerven verbunden ist; und die Pupille hinter dem Star sich nicht erweitert, sowie du das gesunde Auge geschlossen hast. Weiter ist die Operation vergeblich, so lange der Star nicht vollkommen reif geworden; das Kennzeichen dafür habe ich bereits erwähnt.

Rāzī sagt im 2. Buch des Contin.: Ein Mann kam zu mir, um das Auge sich operiren zu lassen; aber der Star hatte sich noch nicht gesetzt. Da befahl ich ihm, dass er fortfahre, Fische zu essen und sich zu schröpfen, bis der Star sich setzte. Darauf

---

[129] Nicht zu belegen. Dieses Buch handelt von Mitteln gegen Nephritis, Ischias u. dgl.

[130] unbūb, internodium arundinis, tubulus. Der Satz ist unklar.

[131] Verbessert nach A. b. J., S. 223.

operirte ich ihn. Hätte ich ihn operirt vor der Reifung, so wäre ein andrer Star bald an seinem Ort wiedergekehrt.

Endlich ist die Operation auch noch vergeblich, wenn der Star-Kranke die Strahlen der Sonne oder ihren Glanz oder das Licht der Kerze nicht wahrnimmt.

Hingegen gehört es zu den besten Kennzeichen des guten Stars, dass die Pupille in der Finsterniss sich erweitert und im hellen Licht sich verengt. Wenn der Starkranke auf der Strasse geht, so öffnet er seine beiden Augen, als ob er sähe.

Es ist klar, dass die Ursachen, welche die Operation hindern, sechs an Zahl sind. Die erste ist Schlechtigkeit der Farbe, die zweite Schlechtigkeit der Consistenz, die dritte Verletzung als Ursache, die vierte complicirende Verstopfung im Sehnerven, die fünfte noch nicht vollendete Ausbildung, die sechste Fehlen des Lichtscheins.[132]

Auch auf den Kranken[133] musst du achten. Er darf nicht ⟨zur Zeit der Operation⟩ an Kopfschmerz leiden, weil sonst danach Entzündung in den Augenhäuten entstehen könnte; er soll dann auch nicht von Husten geplagt sein, nicht ärgerlich und jähzornig, weil dies Wiederkehr des Stars veranlasst.

Der Schaich ⟨J. S.⟩ sagt im dritten Buch des Kanon[134]: Hast du dich entschlossen zu operiren, so gebiete dem Star-Kranken, von frischen Fischen sich zu ernähren und mit Speisen, die anfeuchten und den Star eindicken; solche Dinge sollen jetzt verwendet werden, die das Uebel des Stars verstärken: danach mache man die Operation.

Ueber die Operation selbst.

Vorausschicken musst du eine Reinigung des Körpers und besonders des Kopfes. Lass zur Ader, falls es sich als erforderlich herausstellen sollte.

---

[132] Dies sind ausgezeichnete Regeln.

[133] K., S. 160.

[134] K., S. 161.

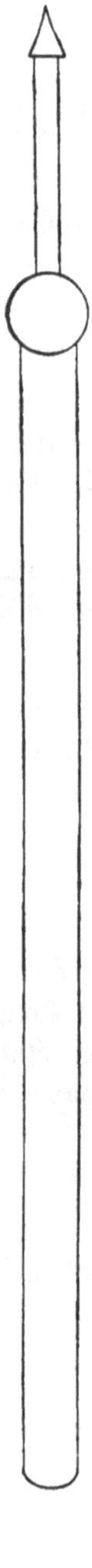

Beschreibung der Nadel.

Aus rothem oder gelbem Kupfer muss sie gemacht werden, damit sie bei der Operation gesehen werde in der Durchsichtigkeit der Hornhaut. Ihre Länge sei $1^{1}/_{2}$ Fäuste[135] unterhalb des Kopf-Endes, mit welchem die Operation ausgeführt wird. Die Länge des Kopf-Endes der Nadel, welches hineingeht in das Auge, sei wie das Nagelglied des Daumens.[136] Ein Halsring[137] werde angebracht auf der Nadel, welche zwischen dem Körper der letzteren und ihrem Kopf-Ende scheidet. Der Kopf soll dreikantig sein, jedoch nicht scharf in Bezug auf die Dreikantigkeit, damit, wie man auch immer die Nadel dreht, eine der drei Kanten auf den Star falle und ihn herunterdrücke. Ihre Herstellung ist derart, damit sie nicht die Traubenhaut durchbohre. So ist die Figur der Nadel.[138] Sie führt den Namen miqdaḥ, der abgeleitet ist von qadaḥa[139], welches bedeutet: „Wenn du ⟨mit dem Stahl⟩ auf einen Stein schlägst, so springen die Funken heraus, und Licht wird davon sichtbar.“ Ebenso ist es mit der Star-Nadel (miqdaḥ); wenn du damit das Auge operirst, so verschaffst du Licht dem Star-blinden; Licht tritt hervor, — er sieht.

Wenn man die Operation auszuführen[140] beabsichtigt, so lass den Kranken sitzen, im Schatten, an einem derartigen Ort, dass sein Gesicht den Strahlen der Sonne

---

[135] = 18 cm, also nicht viel länger als ein Stahlfederhalter. Die Nadel heisst hier miqdaḥ.

[136] = 3—3,5 cm.

[137] Arabisch: Halskette.

[138] In g fehlt die Figur, in p findet sie sich im Star-Kapitel, aber an anderer Stelle (wenigstens in unserer Abschrift).

[139] Allerdings heisst qadaḥa: 1. Er schlug Feuer heraus; 2. er schöpfte; 3. er durchbohrte. Aber trotzdem ist einleuchtend, dass miqdaḥ nur die wörtliche Uebersetzung von παρακεντητήριον darstellt. Die Alten waren schwach in der Etymologie. Vgl. übrigens Ḫalīfa, Anm. 41.

[140] Im wesentlichen nach A. b. J. II, c. 74, doch etwas mehr ausgeführt.

entgegengesetzt ist, an einem nördlichen Sonnentage, nicht an einem südlichen, an einem wolkenlosen Tage. Sein Magen sei frei von Speisen, damit ihm nicht Erbrechen zustosse. Rhabarber-[141]Wein soll er schlürfen und eingekochten[142] Most und Tamarinden. Am besten geschieht die Operation in der Herbst- oder Frühlings-Nachtgleiche.

Der Kranke soll auf einer niedrigen Bank sitzen, seine Kniee zur Brust erheben und seine Hände auf die Schenkel legen. Du sollst auf einem Stuhl sitzen, so dass du ein wenig höher bist, als jener. Sein gesundes Auge sollst du mit einer Binde sorgfältig verbinden. Darin liegt ein zwiefacher Nutzen: einmal, dass das gesunde Auge sich nicht bewegt zur Zeit der Operation, und mit ihm auch das andre, so dass du dann die Operation gar nicht ausführen kannst. Der zweite Nutzen ist der: wenn die Operation geglückt ist, und du dem Operirten einen Gegenstand zeigst, dann kann nicht gesagt werden, dass er denselben mit dem gesunden Auge gesehen habe. Ferner befiehlst du einem Gehilfen, hinter dem Kranken zu stehen und seinen Kopf zu halten. Hierauf hebst du sein oberes Lid in die Höhe, damit dir das ganze Auge zur Ansicht gelangt. Sodann hält ⟨dein⟩ Daumen es von oben her, damit das Auge in fester Lage bleibt. Hierauf befiehlst du dem Kranken nach dem zugehörigen ⟨grösseren⟩ Augenwinkel, d. h. nach seiner Nase hin, zu blicken, als ob es ⟨nach innen⟩ schielte. Diese Haltung soll er bewahren, so wie es die beifolgende Figur[143] angiebt.

Darauf drückst du mit dem Schwanz-Ende der Nadel (miqdaḥ) — in einer Entfernung vom Hornhaut⟨-Rande⟩, welche so gross ist, wie ⟨die Breite⟩[144] dieses Endes — in die Bindehaut, bis ein Eindruck entsteht, damit einerseits der Kranke an Geduld sich gewöhne, und damit andrerseits die scharfe Spitze der Nadel einen Ort (Stützpunkt) gewinne, von dem sie nicht abgleite.

---

[141] ribas, Rheum ribes, A. M. Nr. 274, S. 209.

[142] munaʿnaʿ. (Dozy kennt das Wort nicht.)

[143] Fehlt in der Handschrift.

[144] Oder Dicke, da beide gleich sind. Dass nicht die Länge (= 18 cm) gemeint sein kann, ist selbstverständlich. Dass die Markirung an der Schläfenseite des Augapfels geschieht, ist bei der gebotenen Einwärts-Schiebstellung gleichfalls selbstverständlich. Vgl. hierzu ʿAmmār, Anm. 387.

Antyllos sagt: Der Abstand des Einstichs vom Schwarzen (d. h. vom Hornhaut-Rand) soll so gross sein, wie die Entfernung der Pupille vom Rand des Schwarzen.

Die Marke soll gegenüber dem Pupillen-Rand sein, doch ein wenig höher, damit die Nadel dauernd den Star überrage, wenn sie auf denselben fällt.

Nunmehr drücke kräftig mit der scharfen, dreikantigen Spitze auf den markirten Ort, — am rechten Auge mit der linken Hand, am linken mit der rechten, — bis die Bindehaut zerreisst, und du merkst, dass die Nadel in einen weiten Hohlraum gelangt ist.

Das Maass[145] des Eindringens der Nadel ist nur soviel, wie der Abstand zwischen dem Rand der Pupille und dem der Hornhaut. Wird dies um die Hälfte ⟨der Breite⟩ eines Gerstenkorns überschritten, so ist das noch angängig; ist es aber mehr, so bewirkt dies, dass es die Färbung von der Traubenhaut abschabt.

Der spitze Kopf der Nadel muss ein wenig nach dem kleinen Augenwinkel (nach der Schläfenseite) sich hinneigen; das ist sicherer für die übrigen Augenhäute.[146]

Wenn die Nadel eingedrungen ist, so halte den Kopf des Kranken mit deiner (andren) Hand und lege die Nadel auf den unteren Theil deines Daumens, mit welchem du die Operation vollzogen, damit sie hier aufruhe; dem Kranken unterhalte mit freundlichem Zuspruch und beruhige seine Angst.[147]

Darauf drehe die Nadel ganz allmählich ⟨mit der Spitze nasenwärts⟩, bis du sie hinter der Hornhaut erblickst. Die Traubenhaut wird aber zur Zeit der Drehung der Nadel zurückgestossen und nicht durchbohrt, wegen der Zottenbildung, welche auf ihr sitzt. In diesem Augenblick hebe das untere Ende ⟨den Stiel⟩ der Nadel ganz allmählich ein wenig nach oben; dann senkt der Star sich nach unten, es zieht ihn an die Zottenbildung der Traubenhaut.

Galen sagt im Buch vom Operations-Zimmer[148]: Der Wund-

---

[145] Wörtlich: das Maass, um welches die Nadel eindringt, ist nur das Maass dessen, was bis zur Pupille reicht. Vgl. A. b. J., S. 231.

[146] A. b. J., S. 231.

[147] A. b. J., S. 232.

[148] Vgl. Anm. 50 zu Ḫalīfa.

arzt muss den Star unter der Nadel eine Zeit lang an dem Ort festhalten, wo er ihn haften lassen will, bis er eben festklebt.

Derselbe[148a] sagt in der Schrift von den Krankheiten und Symptomen: Die vorsichtigste und beste Ausführung der Operation besteht darin, dass sie nur mit geringem Schmerz verbunden ist.

Derselbe[149] sagt endlich im dritten Buch von den örtlichen Mitteln: Die Ziegen operiren ihre Augen mit einem spitzen Dorn. Dieser Bemerkung fügt er hinzu, dass dies dem Operateur der menschlichen Augen nichts nützt.

Im Ganzen soll man sich nicht beeilen[150] mit dem Herausziehen der Nadel, damit der Star nicht wieder aufsteige. Ist er aber doch wieder aufgestiegen, so drücke ihn zum zweiten Mal herunter, bis er fest haftet in der Zottenbildung der Traubenhaut.

Oefters ist die Zottenbildung schlüpfrig[150] und nimmt den Star nur mit Mühe an. Oder wegen der dünnen Beschaffenheit des Stars tritt Wiederaufsteigen desselben ein. Allerdings giebt es auch eine solche Art des Stars, der, wenn die Nadel auf ihn drückt, untertaucht, als ob er in einen Brunnen fiele.

Hierauf hebst du die Nadel[151] (d. h. ihr Kopf-Ende) in die Höhe und siehst zu. Folgt der Star nicht der Bewegung des Niederdrückens dahin, wohin er bewegt wird; so stoss' ihn nach andren Orten (Gegenden) und zerstückle ihn daselbst.

Steigt der Star überhaupt nicht herab, so drücke die Nadel[151] nach der Gegend des kleineren Augenwinkels, damit ein wenig Blut austrete, und mische dasselbe mit dem Star und drücke ⟨beides⟩ nieder; denn dann kehrt der Star nicht wieder, weil das Blut ihn beschwert.[152]

Ebenso verfährt man, wenn es ohne unsre Absicht zu einer Blutung kommt, weil dann der Star sich theilt und zerreisst. Man sagt ja, dass der Star in einer Haut sich befindet, die ihn umgiebt; wenn diese in kleine Stücke zerreisst, so tritt das Blut

148a Vgl. Anm. 50 zu Ḫalīfa.

149 Vgl. Anm. 52 zu Ḫalīfa.

150 A. b. J., S. 233.

151 mihatt. Vorher hiess sie miqdaḥ.

152 Aehnlich wie A. b. J., S. 234, nur etwas mehr ausgeführt.

in seine Theile ein und macht ihn schwer, und er steigt hinab, wie ich erwähnt habe.

Der Schaich ⟨I. S. sagt⟩ im dritten Buch des Kanon[153]: Wenn Blut zum ⟨Seh-⟩Loch fliesst, so drücke es gleichfalls herunter und lass es nicht drin bleiben, damit es nicht dort gerinne; denn dafür gäbe es keine Heilung.

Danach befiehl dem Kranken zu schnauben[153] — vom Munde und nicht von der Nase her, — damit der Star nach unten gezogen werde.

Wenn nun der Star herabgestiegen, und der Kranke einen Gegenstand, den du ihm zeigst, erkennt und darauf hindeutet, — dann ziehe die Nadel langsam heraus unter Drehbewegungen.[154]

⟨Hingegen sagt⟩ Ibn al-ʿAbbās im 9. Buch der königlichen Praxis: Hüte dich, den Blick des Kranken zu erproben nach dem Herausziehen der Nadel; denn das gehört zu dem, was den Star nach oben zurücktreibt.

Kommt Blut heraus am ⟨Einstichs-⟩Punkt, so binde von aussen zerstossenes Salz darüber. ⟨Endlich⟩ lege dann auf das Auge Eidotter, mit Rosen-Oel geschlagen, in Baumwolle. Verbinde gleichzeitig auch das gesunde Auge, mit einem festen Verbande, damit es sich nicht bewege, und das kranke an der ⟨Bewegung⟩ theilnehme. Auch den Kopf musst du verbinden. Befiehl dem Kranken, in einem dunklen Zimmer auf dem Hinterkopf zu liegen.[155] Seinen Kopf stütze von beiden Seiten her mit weichen Kissen. Er soll liegen, wie ein Todter[156], und sich nicht bewegen, nicht sprechen, vor Aufregungen sich in Acht nehmen und vor dem Niessen. Wenn er doch einen Reiz dazu verspürt, soll man seine Nasenspitze und einen Theil der Oberlippe reiben. Wenn er Husten verspürt, soll er Rosenwasser mit Mandel-Oel schlürfen.[157]

Nähren soll er sich von Speisen, die gar kein Kauen erfordern[157], wie von dem Gelben von halbgekochten Eiern und gezuckerten Schlürf-Eiern und Gemüse-Suppen mit Nudeln u. dgl.

---

153 A. b. J. S. 234; K., S. 163.

154 Nach Paul. VI, c. 21.

155 „schlafen". Vgl. A. b. J., S. 234.

156 A. b. J., S. 234.

157 A. b. J., S. 235.

Darin soll man auch Brotkrume auflösen. Halte ihn zurück von zu reichlichem Wassertrinken.

Bei ihm muss ein Mensch sein[157a], der ihn beständig bedient. Wenn der Kranke etwas haben will, soll er es jenem mit der Hand andeuten.

Wenn ihm Kopfschmerz zustösst, so behandle ihn mit Umschlägen sowie mit dem, was an richtiger Stelle noch erwähnt werden soll.

Seinen Verband löse am dritten Tage, bezw. nach Maassgabe deines Urtheils über die Wärme des Landes und der Jahreszeit, damit nicht das Auge heiss werde, und eine Entzündung entstehe. Dann wasche das Auge behutsam, während der Kranke liegen[158] bleibt, mittelst eines Baumwollenbäuschchens und Rosen-Abkochung oder Rosen-Wasser.

Wenn du aber Entzündung des Auges befürchtest, so lege Baumwolle auf, die mit Eiweiss befeuchtet ist, und lass ihn sitzen, während Kissen ihn von hinten stützen.

Ṯābit b. Qurra[159] sagt in seinem Buch über den Seher und das Sehen: „Thu' auf das Auge, nach dem Austritt der Nadel, Eigelb und Rosen-Oel im Winter, und im Sommer Eigelb und Eiweiss mit Veilchen-Oel. Die Compresse sei so gross, dass sie über Auge und Nase und Schläfe und Stirn reicht; darauf lege darüber zum Schutz einen ebenfalls grossen Verband. Wenn es Sommer ist, so verbinde für 24 Stunden und löse dann. Wenn Frühling oder Herbst, so verbinde für 48 Stunden, d. h. für zwei Tage und zwei Nächte. Wenn es Winter ist, so verbinde für 72 Stunden, d. h. für 3 Tage ⟨und Nächte⟩. Die Operation des Kranken geschehe auf dem Rande des Teppichs, auf dem du ihn schlafen lässt.“[160]

Vermeiden soll man in der Nähe des ⟨Operirten⟩ Geschrei und Gestampf mit dem Stössel und üble Gerüche und Dinge,

---

[157a] A. b. J., S. 235.

[158] Text „schläft“. Aber das wäre ganz verkehrt und würde das Entgegengesetzte von dem Beabsichtigten bewirken, nämlich heftige, ungeordnete Bewegung des Erwachenden.

[159] Vgl. Anm. 120.

[160] tunawwim, d. h. einschläferst. Doch liegt kein Grund vor, hier an Eingeben betäubender Mittel zu denken.

die Niessen verursachen. [Empfindet er Hustenreiz, so träufle ein wenig Wasser in seinen Schlund, dann schwindet Husten und Niessen.[161]] Sein Lager lass vor Flöhen bewahren und vor allem, was ihn beunruhigen könnte.

Ernähre ihn mit Dattel-Rahm[162] und mit Mehl-Brei[163], der mit heissem Wasser eingerührt und mit süssem Granatapfelwein gemischt ist.

Wenn du das Auge des Kranken aufbindest, so beginne ganz allmählich mit dem Ablösen der Baumwolle an derjenigen Stelle, welche dem kleineren Augenwinkel anliegt. Dabei soll ein grosses schwarzes Tuch auf seinem Kopf liegen, das gleichzeitig auch den Kopf des Arztes bedeckt. Wenn du seine Augen öffnest, so wasche sie sanft mit Frauenmilch aus und lege wieder Eigelb mit Oel auf. Thue dies jeden Tag einmal, bis zum Ablauf des siebenten Tages, wenn es Winter ist; zu jeder andren Jahreszeit fünf Tage lang.

Danach laß den Operirten in ein mässig verdunkeltes Gemach eintreten, hänge über sein Gesicht ein schwarzes Läppchen und wasche seine Augen mit Rosenwasser und streiche[164] darauf mit Rosenwasser zerriebenes Blei⟨-Pulver⟩. Dies thust du bis zur Vollendung von 14 Tagen. Wenn kein Kopfschmerz eintritt, und keine Hitze des Auges, und kein Schaden ihm zustösst; so führe ihn in's Freie am 14. Tage.

Wenn aber Entzündung und Schmerz eintritt, so behandle ihn mit dem, was dabei nothwendig ist.

Wenn du siehst, dass er des Schlafes entbehrt, so besuche ihn 2 bis 3 Mal am Tage, und lass' ihn aufsitzen, damit er Muth fasse; sein Kopf sei hochgelagert. Nachts musst du ihn gleichfalls besuchen und ihn so behandeln bis zum Ablauf von vierzig Tagen.

Geh' mit ihm in's Bad.

Wende kein Kampfer-haltiges Parfüm an, denn das hält ihn wach. Nähre ihn dann auch mit dem, was nöthig scheint,

---

[161] Diesen Satz könnte man für ein Einschiebsel halten, da gegen Husten und Niessen soeben bessere Mittel angegeben worden.

[162] ḫabis, cibus ex dactylis cum cremore lactis mixtis.

[163] sawīq, polenta.

[164] Text undeutlich; es ist zu lesen: wa-lṭaḫ.

nur nicht mit salzigem und frischem Fisch und mit Rindfleisch. Reibe sein ⟨Auge⟩ ein mit Blut-Eisenstein oder Spiessglanz.

Wenn eine Entzündung eintritt, so reibe ein mit weisser Augensalbe.[165] Ihr Recept: Bleiweiss und Kupfer je 5 Drachmen; arabisches Gummi, Stärke, Traganth, von jedem 2 Drachmen: dies wird zerrieben, mit Wasser von frischem Fenchel geknetet, ein Kollyr daraus gemacht, und dieses angewendet.

Wenn der Star wiederkehrt, so wiederhole die Operation, falls keine[166] akute Entzündung eingetreten, in dem Loche ⟨des ersten Einstichs⟩ selbst. Denn dies heilt nicht so schnell zu, da es sich um einen Knorpel handelt. Diese ⟨Heilung⟩ erfolgt erst in etwa sieben Tagen, falls nicht das Loch durch wildes Fleisch (Wundgranulation) klein geworden.[167]

Aber die Zufälle, die zur Zeit der Operation entstehen, sind sehr zahlreich. Deshalb muss der Arzt scharfsinnig und überlegt sein, zur richtigen Leitung der möglichen Zufälle. 'Ammār sagt in seinem Buch „von der Auswahl“: „Fürwahr ich habe eine Beobachtung gemacht bei der Behandlung eines von den Leuten aus Sa'ūd in Diarbekr, der 30 Jahre alt war und nichts sah. Er wurde mit Star auf beiden Augen geboren. Da kam er zu mir, ich sah ihn und beobachtete ihn. Da fand ich, dass es ein guter Star war, und verbürgte ihm, dass er sehen würde. Dann gab ich ihm abzuführen und liess ihn zur Ader und operierte seine beiden Augen. Da sah ich bei diesem Mann etwas, was ich noch nie gesehen hatte. Jedes Mal, wenn ich die Nadel (miqdaḥ) dem Star näherte, wurde der letztere bald roth, bald gelb. So war ich überzeugt, dass er blind bleiben würde. Dabei war der Star in seinem Auge, wie ein Stein, der sich nicht von seinem Platze rührt, — nur dass sich die Farbe unter der Nadel änderte. Da sagte ich in meinem Herzen: Eingedrungen ist die Nadel in sein Auge; ich nehme sie nicht eher heraus, als bis ich diese Krankheit erkannt habe. Nun griff ich den Star gewaltsam mit der Nadel an. Da theilte er

[165] Die bei 'Ammār, Anm. 419, womit nach jeder Star-Operation eingerieben wird, enthält kein Kupfer und weniger Bleiweiss.

[166] Die Verneinung fehlt im Text; steht aber richtig an der entsprechenden Stelle bei A. b. J., S. 236, und bei al-Qaisī.

[167] So auch g, während p hier einen verstümmelten Satz hat.

sich nach Art der Ei-Haut, welche innen über dem Weissen liegt; ich hörte nicht auf, so zu spalten, bis ich den Star bis zum letzten Rest fortgebracht hatte, in der angegebenen Weise und mit grosser Mühe. Da sah der Mann; nun hatte ich keine Angst mehr für sein Auge. Am dritten Tage löste ich den Verband von seinen beiden Augen und fand, dass in beiden Augen kein Star mehr vorhanden war. Ferner beobachtete ich hierbei noch etwas Großes. Geschworen hat mir dieser Mann, dass er nicht auf seinem Rücken gelegen, auch nicht einen einzigen Tag.

Von dieser Zeit an ersann und verfertigte ich eine hohle Nadel (miqdaḥ), operierte aber Niemanden damit, ehe ich nach Tiberias kam. Da brachten sie mir einen Mann, einen Christen, damit ich seine beide Augen operirte. Der sagte zu mir: Mache mit mir, was du willst. Nur vermag ich nicht auf dem Hinterkopf zu liegen. Da operirte ich ihn mit der hohlen Nadel und brachte den Star heraus, und der Mann sah sofort und bedurfte nicht der Rückenlage. Nur verband ich sein Auge sieben Tage lang; er aber lag, wie er wollte.

In der Anwendung dieser ⟨Hohl-⟩Nadel ist mir Niemand zuvorgekommen. Ich habe damit in Aegypten eine grosse Zahl von Menschen operirt.

Beschreibung der Hohl-Nadel. Ihre Gestalt ist wie die der massiven, nur ist die hohle dicker. Ihre Höhlung geht vom Anfang bis zum Ende. Die Stelle, mit welcher der Star gezogen[168] wird, ist ein Loch an einer seiner drei Flächen.

Die Beschreibung der Operation mit der Hohl-Nadel entspricht dem vorher Erwähnten, ich meine die Einführung in's Auge. Wenn die Nadel sich im Innern des Auges befindet, so stosse den Star nieder, nach der ersten Vorschrift. Aber, wenn der Star niedersteigt, und die Hälfte der Pupille dir klar geworden ist; und die Nadel im Innern des Auges dir sichtbar geworden: dann sieh zu, an welcher von den drei Seiten von dem Dreikant der Nadel das Loch sich befindet. Diese lass reiten auf dem Star. Danach befiehl dem Gehilfen, dass er kräftig sauge ⟨am äusseren Ende der Nadel⟩. Denn der

[168] So g (u. 'A., H.); p hat „erprobt".

Star hat einen dicken Körper. Wenn jener ihn ansaugt, und der Star sich anhängt an das Loch der Nadel; dann befiehl jenem weiter, dass er kräftig sauge. Du aber beobachtest dabei den Star mit deinen Augen. Sowie der Star in die Nadel hineingegangen ist, dann ziehe, während der Gehilfe weiter saugt, die Nadel in der üblichen Weise heraus, bis sie aus dem Auge herausgekommen; denn dann ist der Star mit ihr herausgetreten.

Nicht bedarf der Kranke des Liegens bei diesem Verfahren, nur des Verbandes, bis der Ort des Einstichs vernarbt ist. Aber der Gehilfe soll sich in Acht nehmen bei dem Saugen, dass nicht von seinem ⟨Hauch⟩ etwas in's Augen-Innere gelangt und versperrt; und ferner, dass nicht die Nadel auf die Eiweiss-Feuchtigkeit falle und viel von derselben beim Saugen anziehe: denn das würde dem Auge schaden. Der Kranke muss sich vor Licht und glänzenden Gegenständen in Acht nehmen, bis zum 40. Tage, und vor dem Coïtus und dem Erbrechen und dem Schreien und der Verstopfung.“[169]

Ṯābit b. Qurra missbilligte die Operation mit der hohlen Nadel und sagte: „Diese Operation ist eine Täuschung. Es ziemt sich nicht, dass du sie annimmst von demjenigen, der erklärt, damit gut zu operiren, — selbst wenn er darauf hinweist, dass er ein Augenarzt sei, weil eben im Auge eine Feuchtigkeit vorhanden ist, feuchter, als der Körper des Stars. Wenn es zulässig wäre, dass der Star durch das Saugen ausgezogen wird, so würde von den Feuchtigkeiten des Auges mehr angezogen, als vom Star. Übrigens ist der Star von einer Hülle bedeckt, wodurch er behindert wird, in die Hohlnadel einzutreten, bei dem Saugen.“

Rāzī sagt im 2. Buch der Contin., nach Antyllos: „Einige Leute spalteten den unteren Theil der Pupille[170] und führten den Star heraus; das geht nur bei dem dünnen Star, bei dem dicken aber nicht, weil die Eiweissfeuchtigkeit mit ihm heraus-

[169] Bis hierher reicht Ṣalāḥ ad-dīn's Entlehnung aus 'Ammār. Sie ist ziemlich wörtlich, nur hier und da ganz leicht gekürzt. Auch steht in der hebräischen Handschrift des 'A. die Beschreibung des Instruments am Schluss.

[170] ḥadaqa. Die lateinische Uebersetzung des Cont. (fol. 41 B) lautet ungenau: Dixit Antilus: et aliqui aperuerunt sub pupilla.

fliesst. — Einige Leute führten an Stelle der Nadel (miqdaḥ) eine gläserne Röhre ein und saugten die Eiweiss-Feuchtigkeit mit aus.“

Jetzt aber tadelt man den geschickten ʿAmmār nicht wegen seiner Operation des dünnen Stars mit der Hohl-Nadel, da er berühmt ist an Trefflichkeit und durch chirurgische Praxis am Auge. Ich erkläre ebenfalls, dass die eherne Hohl-Nadel nicht so ist, wie die Glasröhre. Denn das Glas muss dick sein, da es erstlich einen Hohlraum enthalten muss, und zweitens sonst bei der Operation leicht zerbrechen könnte, woraus eine grosse Gefahr entstehen würde.

Zu dem, was die Ansicht des ʿAmmār bekräftigt, gehört das Wort des Antyllos vom Spalten des unteren Theiles der Pupille, da dies ja viele Gefahr bietet für die Hornhaut, und dabei eine Narbe entsteht am Orte der Zusammenhangs-Trennung; und wegen der Nähe der letzteren zur Eiweiss-Feuchtigkeit, weshalb diese leicht ausfliesst. Aber ʿAmmār hat die Operation in der Bindehaut ausgeführt, wie es sonst üblich ist.

Einige Leute schickten vor der Nadel eine Lanzette (mibḍaʿ) vor, mit abgerundetem Kopf-Ende, auf der Baumwolle fest umwunden und bester Spiessglanz eingerieben war. Nur der Theil der Lanzette bleibt frei, welcher in die Bindehaut eindringt. Es ist das Maass von $^2/_3$ eines Gerstenkorns.[171]

Dies ist das, was zu erwähnen möglich war in Bezug auf die Behandlung des Stars. Zu Ende ist das 8. Buch von der Schrift „Licht der Augen“. Lob sei Gott allein.

[171] Text „drei Gerstenkörner“. Ḫalīfa's Parallel-Stelle hat „ein G“.

FSC
www.fsc.org
MIX
Papier | Fördert
gute Waldnutzung
FSC® C083411

Zeitfracht Medien GmbH
Ferdinand-Jühlke-Straße 7
99095 Erfurt, Deutschland
produktsicherheit@kolibri360.de